Malika Laabdallaoui und S. Ibrahim Rüschoff

Ratgeber für Muslime bei psychischen und psychosozialen Krisen

W0308012

Psychiatrie-Verlag

Malika Laabdallaoui und S. Ibrahim Rüschoff:
Ratgeber für Muslime bei psychischen und psychosozialen Krisen
ISBN: 3-88414-389-1

Bibliografische Information der Deutschen Bibliothek
Die Deutsche Bibliothek verzeichnet diese Publikation
in der Deutschen Nationalbibliografie; detaillierte bibliografische Daten
sind im Internet über http://dnb.ddb.de abrufbar.

Weitere Bücher zu psychischen Problemen finden Sie im Internet
unter www.psychiatrie-verlag.de

© Psychiatrie-Verlag, Bonn 2005
Alle Rechte vorbehalten. Kein Teil des Werkes darf ohne Zustimmung des Verlags
vervielfältigt oder verbreitet werden.
Umschlaggestaltung: Petra Nyenhuis, Bonn
Die arabische Kalligrafie (Aquarell) auf dem Umschlag stammt von Andreas Ismail Mohr, Köln.
Titel: »Bi-smi-llâhi-r-rahmâni-r-rahîm« (im Namen Gottes, des barmherzigen Erbarmers).
Lektorat: Dorothee Sabriyah Palm, Ockenfels
Typografie: Iga Bielejec, Nierstein
Druck und Bindung: Clausen & Bosse, Leck

Vorwort

In Deutschland leben ca. 3,5 Mio. Muslime. Sie sind Teil unserer Gesellschaft mit ihren Stärken, aber auch mit ihren Sorgen und Nöten. Muslime leben eine Religion, die von ihrem grundsätzlichen Anspruch den gesamten Lebensalltag umfasst und dadurch das Handeln stark bestimmt. Die Gebetszeiten, das Fasten oder Speise- und Kleidungsvorschriften sind nur der von der Gesellschaft am meisten wahrgenommene Teil. Der Bereich der Familie mit dem Eheleben und der Erziehung der Kinder zu verantwortungsvollen, bewussten Muslimen bei Festigung ihrer islamischen Identität, aber auch Fragen einer islamisch erlaubten Geldanlage oder Versicherung stellen Lebensbereiche dar, die von der Religion in einem Umfang beeinflusst werden, der säkularisierten Zeitgenossen nicht immer unmittelbar einleuchtet. So wird Islam in der öffentlichen Diskussion häufig vorschnell mit dem Prädikat »fundamentalistisch« belegt.

Der geschilderte Charakter der islamischen Religion mit ihrem starken Alltagsbezug bedeutet jedoch nicht, dass Muslime nur von muslimischen Beratern oder Therapeuten behandelt werden könnten. Da eine solche Einstellung vor allem bei praktizierenden Muslimen weit verbreitet ist, wendet sich dieser Ratgeber bevorzugt an diese Gruppe. Er soll sie ermutigen, trotz mancher Bedenken auch nichtmuslimische Therapeuten aufzusuchen. Der Maßstab für eine gelungene Therapie ist nicht die Religionszugehörigkeit der Therapeutin, sondern deren therapeutische Qualifikation. Wir möchten daher versuchen, Berührungsängste abzubauen, und dadurch auch zu einer verbesserten Integration beitragen, denn nicht nur Muslime werden nichtmuslimische Therapeuten kennen lernen, sondern Letztere auch etwas über den Islam und die Muslime erfahren.

Daher richtet sich dieser Ratgeber nicht ausschließlich an Muslime, sondern auch an alle diejenigen, die mit praktizierenden Muslimen zu tun haben. Seien es im psychosozialen Bereich tätige Professionelle, aber auch nichtmuslimische Eltern und Verwandte von Menschen, die zum Islam übergetreten sind; seien es nichtmuslimische Ehepartner in gemischtreligiösen Ehen oder nichtmuslimische Frauen, die einen Muslim heiraten wollen. Vielleicht wird auf diese Weise ein Stück der geistigen und psychologischen Zusammenhänge deutlich, die bei praktizierenden Muslimen aus der Sicht ihrer Religion zu beachten sind.

Dieser Ratgeber ist entstanden aus der Erfahrung, dass die psychiatrische, psychotherapeutische und psychosoziale Versorgung der Muslime in Deutschland teilweise erhebliche Defizite aufweist. Dies ist nicht allein durch die Tatsache bestimmt, dass viele Muslime Migranten sind und allein schon deshalb mit spezifischen Problemen zu kämpfen haben, sondern auch dadurch, dass Muslime von ihrem geschilderten Religionsverständnis her im allgemeinen Versorgungssystem erhebliche Schwierigkeiten haben. Sei es, dass sich Vorurteile bei Therapeuten und Beratern finden, sei es, dass aus islamischer Sicht spezielle Lösungen erforderlich sind, für die bei nichtmuslimischen Therapeuten und Beratern keine ausreichende Fachkompetenz erwartet werden kann. Wo sich die Begriffe »Therapie« und »Beratung« inhaltlich decken, werden sie im Folgenden synonym verwendet. Wo es sich um ärztliche und psychotherapeutische Arbeit im engeren Sinne handelt, sprechen wir von »Therapeuten«; wo es um Beratung geht, von »Beratern«.

Hintergrund dieses Ratgebers bilden weiterhin die Erfahrungen aus über zehn Jahren mit den Anliegen und Nöten von praktizierenden muslimischen Patienten und Ratsuchenden sowie aus Supervisionen, Fallbesprechungen und vielen allgemeinen Gesprächen mit muslimischen Kolleginnen und Kollegen, die sich ebenfalls stark im Bereich der psychosozialen Versorgung der Muslime in Deutschland engagieren. Er greift die immer wieder gleichen Fragen auf, die an uns und andere Therapeuten herangetragen wurden und werden und auf fast schon »typische« Problemfelder hinweisen, denen Muslime im Kontakt mit den psychosozialen Versorgungsstrukturen in Deutschland begegnen. Dieses Buch soll darüber hinaus den Betroffenen einen ersten Einblick in die Strukturen der psychosozialen Versorgung in Deutschland geben und die Sicherheit im Umgang damit verbessern.

Im *ersten Kapitel* werden die psychosozialen Versorgungsstrukturen in Deutschland aus islamischer Perspektive beleuchtet. Darüber hinaus gehen wir der Frage nach, was der Koran und die Sunna des Propheten zu den Themen Therapie und Beratung sagen. Nur so sind praktizierende Muslime zu erreichen und zu überzeugen.

Im *zweiten Kapitel* geht es um spezielle Konfliktfelder, die in Gesprächen immer wieder auftauchen. So bringt die Konversion zum Islam einige Konflikte für die Betroffenen mit sich, die im Spannungsfeld zwischen ihrer Herkunftsfamilie und der neu gewählten Religion stehen. Bei manchen neuen Muslimen erkennen Fachleute relativ schnell eine auffällige Persönlichkeitsstruktur oder gar eine psychische Krankheit, aus der heraus die Konversion erfolgt ist. In diesem Buch geht es allerdings nicht um die Frage der Gültigkeit des Übertritts nach islamischem Recht, sondern um das Angebot einer adäquaten Hilfestellung für die Betroffenen.

Weiterhin sollen die Leser über die wichtigsten psychischen Erkrankungen informiert werden, die z. T. auch medikamentöse Behandlung benötigen. Ein spezieller Abschnitt ist den Suchterkrankungen gewidmet, die entgegen mancher Annahme auch unter Muslimen vorkommen. Hier geht es neben Informationen zu den einzelnen Suchtstoffen auch darum, wie man als Muslim mit abhängigen Glaubensgeschwistern hilfreich umgehen kann. Teile dieses Kapitels und die Tabelle entstanden mit freundlicher Genehmigung in Anlehnung und unter Verwendung der Drogeninformationsbroschüre der Interkulturellen Suchthilfe Hannover, die vom Ethnomedizinischen Zentrum e.V. in verschiedenen Sprachen herausgegeben wird und dort bestellt werden kann (Adresse s. Anhang).

Ein ganz besonders wichtiges Problemfeld stellt das Thema Ehe dar. Wie der therapeutische Alltag zeigt, treten hier die meisten und intensivsten Konflikte auf. Besondere Aufmerksamkeit erfährt daher das Thema »Gewalt in der Ehe«. Der Abschnitt »Was ist typisch für Gewalt?« ist in enger Anlehnung an die CD-ROM »AVA 1 – Häusliche Gewalt: Informationen für Betroffene«, herausgegeben von Cristina PERINCIOLI (2003), mit freundlicher Erlaubnis der Herausgeberin entstanden. Diese CD-ROM sowie die Folge-CD »AVA 2 – Häusliche Gewalt: Fortbildung und Sensibilisierung« sind kostenlos über das Bundesministerium für Familie, Senioren, Frauen und Jugend zu beziehen (Adresse s. Anhang).

Da die Frauenbeschneidung in den meisten muslimischen Ländern unbekannt ist, wird dieses Thema in seiner Bedeutung für die Beratungspraxis oft unterschätzt. Besonders Muslime, die aus dem nördlichen Afrika, aus Sudan, Somalia oder Nigeria stammen oder dorthin heiraten, werden jedoch häufig damit konfrontiert. Ihnen soll hier die benötigte Orientierung und Hilfestellung gegeben werden. Hier ist die Mitarbeit von Vanessa Steinmayer eingeflossen, die als Mitarbeiterin der islamischen Frauenorganisation HUDA häufig mit Beratungen zu diesem Thema zu tun hatte und der wir an dieser Stelle für ihren Beitrag ganz herzlich danken.

Im *dritten Kapitel* widmen wir uns dem Thema rechtlicher Betreuungen für Muslime, da diese nicht zuletzt wegen der häufigeren Alterserkrankungen zukünftig eher zunehmen werden. Betreuer haben außerdem einen erheblichen Einfluss auf ihre Klienten und Kompetenzen in vielen Fragen des Alltagslebens, so dass es in Zukunft auch darum gehen wird, vermehrt muslimische Betreuer zu gewinnen.

Im *vierten Kapitel* geht es um die verschiedenen Therapie- und Beratungsformen und eine notwendige Begriffsklärung. Auch sollen Leser die grundsätzliche Einteilung der Psychopharmaka und deren Einschätzung aus islamischer Sicht erfahren. Folgend werden die wichtigsten Psychotherapieformen erläutert, die in der Praxis zur Anwendung kommen. Auch hier soll besonders der Frage nachgegangen werden, ob es für Muslime von ihrer Religion her Einschränkungen gibt.

Im *fünften Kapitel* wird die Praxis der Therapie und Beratung behandelt. Hier wird beschrieben, wie man die richtigen Ansprechpartner und Institutionen findet, was in einer ambulanten oder stationären Therapie und was in der Rehabilitation geschieht. Ein besonderer Abschnitt gilt dem Jugendamt, das ebenfalls beratende Funktionen hat. Das Kapitel wurde maßgeblich von Tahira Beg gestaltet, die als Sozialarbeiterin in einem Jugendamt über langjährige Erfahrungen aus muslimischer Sicht verfügt und der wir für ihre Ausführungen sehr danken.

Da viele Muslime gute Beziehungen in ihre Heimatländer haben, wird in einem weiteren Abschnitt erläutert, wie eine Behandlung im Ausland einzuschätzen ist. Auch soll die Frage behandelt werden, ob die Durchführung der Hadsch oder Umra während einer Krankheit oder Krise anzuraten ist und was man dabei beachten muss. Abschließend werden die Vor- und Nachteile einer Behandlung bei einem traditionellen Heiler besprochen, die für viele Muslime in Deutschland einen recht hohen Stellenwert hat.

Im *Kapitel Ausblick* haben wir Überlegungen dazu angestellt, was wir als Muslime verändern und entwickeln müssen, damit sich die Situation der psychosozialen Versorgung in Deutschland verbessert. Dazu gehören Strukturverbesserungen wie z. B. islamische Beratungsstellen, aber auch inhaltliche Aspekte wie eine verbesserte Integration und Teilhabe am gesellschaftlichen Leben, eine sozialpädagogische Ausbildung der Hodschas, der traditionellen Heiler und der Imame und ein verbesserter Umgang der Muslime miteinander über nationale und andere Gruppeninteressen hinweg.

Im *Anhang* findet sich eine kommentierte Sammlung von Adressen sowohl von muslimischen wie nichtmuslimischen Organisationen, die Interessierten als Ansprechpartner dienen oder weitere Informationen vermitteln können.

Dieser Ratgeber behandelt keine Themen des islamischen Rechts wie z. B. die Frage von Scheidungsmodalitäten oder ob eine Frau das Haar in der Öffentlichkeit bedecken muss. Dazu gibt es inzwischen auch in Deutschland eine Reihe qualifizierter Gelehrter der unterschiedlichen Rechtsschulen. Das Buch widmet sich dagegen wohl den Folgen, die aus einer krisenhaften Ehe bzw. einer Scheidung entstehen können oder die sich z. B. aus einer Diskriminierung ergeben, wenn etwa eine Frau gezwungen wird, ihr Kopftuch zu tragen oder es abzulegen.

Da es in erster Linie darum geht, die vorhandenen Strukturen der psychosozialen Versorgungslandschaft aus islamischer Perspektive zu beleuchten, behandelt dieses Buch ebenfalls nicht die vielfältigen psychotherapeutisch orientierten Ansätze der verschiedenen Sufi-Gemeinschaften. Hier seien Interessierte auf die spezielle Literatur und die im Anhang aufgeführten Adressen verwiesen.

Im Islam ist es Tradition, bei der Erwähnung Gottes / Allahs die Formel »Ta'âlâ« (der Erhabene) und bei der Erwähnung des Namens des Propheten die Formeln »Gott segne und erhalte ihn« oder »Friede sei mit ihm«

einzufügen. Der einfacheren Lesbarkeit halber haben wir im Text weitgehend darauf verzichtet.

Der Islam ist kein monolithischer Block, daher gibt es unterschiedliche Arten, einen Sachverhalt aus »islamischer Sicht« zu beschreiben. Was den eigenen Blickwinkel betrifft, so sind wir uns bewusst, im Koran Gottes unveränderliches Wort vor uns zu haben. Auch halten wir die Sunna unseres Propheten für eine wichtige Richtschnur für unser Verhalten als Muslime und für ein unverzichtbares Element der islamischen Rechtslehre. Gleichwohl sind wir der Überzeugung, dass wir mit den Mitteln, Methoden und Sichtweisen der vergangenen Jahrhunderte heute nicht mehr bestehen können. Die Frage ist: »Wie können wir einen lebendigen Glauben bewahren und den koranischen und prophetischen Lehren in Europa, in unserer neuen historischen, sozialen und politischen Situation treu bleiben?« Die Beantwortung dieser überlebenswichtigen Frage bedarf der gemeinsamen Anstrengung auch über nationale Grenzen hinweg. Alle angestrebten Lösungen, soziale, gesellschaftliche und auch therapeutische, haben bei praktizierenden Muslimen jedoch nur dann eine Chance, wenn sie vom Geist der islamischen Quellen gespeist und getragen werden.

In Anbetracht der islamischen Geschichte und der Vielfalt der islamischen Völker und Kulturen besteht kein Zweifel daran, dass der Islam als Religion dazu in der Lage ist. Nur müssen wir bei uns selbst beginnen und die Aussage Gottes im Koran vernehmen: »Wahrlich, Gott ändert den Zustand, in dem sich ein Volk befindet nicht, ehe sie sich selbst verändert haben« (13 : 11).

Eine bescheidene Hilfe dazu soll dieser Ratgeber sein.

1 Psychosoziale Versorgung für Muslime in Deutschland – islamische Perspektiven

1.1 Die Situation der psychosozialen Versorgung der Muslime in Deutschland

Über die gesundheitliche Versorgung der Migranten und damit eines Großteils der Muslime ist seit den 80er Jahren eine umfangreiche Literatur entstanden. Die intensive Diskussion dieses Themas führte schließlich dazu, dass die Einrichtungen des Gesundheitswesens sich dieser Klientel verstärkt zuwandten. Gleichwohl bestehen weiterhin Probleme, »die überwiegend auf einem Mangel an sprachlicher und kultureller Verständigung beruhen und zu Informations- und Versorgungsdefiziten bei Vorsorge, Erkennung von Krankheiten, Diagnostik, Therapie, Pflege und Rehabilitation führen« (so die Beauftragte der Bundesregierung für Ausländerfragen). Diese Defizite bestimmen nicht nur bei der medizinischen Versorgung das Bild, sondern treffen noch in viel größerem Maße auf die psychosoziale Versorgung der Migranten und insbesondere der Muslime in Deutschland zu. Diese weist mehrere Besonderheiten auf:

Muslime werden nicht nur in der Gesellschaft, sondern auch in der psychosozialen Versorgung in erster Linie in ihrer Eigenschaft als *Migranten* wahrgenommen und behandelt. Während sich zu Beginn der Migration in den 60er Jahren die christlichen Kirchen vorwiegend um die ebenfalls christlichen Spanier, Griechen oder Italiener bemühten, die so auch in Fragen der religiösen Alltagsgestaltung (z. B. Kindererziehung) Hilfe erhalten konnten, wurden die muslimischen Türken oder Bosnier zumeist von der Arbeiterwohlfahrt (AWO) betreut. Deren Bemühen, religiös neutral zu bleiben, führte jedoch dazu, dass der Islam als Religion und lebensbestimmendes Element der Klienten zu wenig in den Blick genommen wurde.

Die etwa 3 Mio. Muslime in Deutschland stammen aus den verschiedensten Ländern mit erheblichen kulturellen und sprachlichen Unterschieden. Weiterhin wird die interne Vielfalt der Muslime in Deutschland auch durch das Vorhandensein verschiedenster religiöser Strömungen bestimmt. Das Spektrum reicht von orthodox-sunnitischen Orientierungen wahabitischer Prägung über verschiedene schiitische Gruppen, die (türkischen) Aleviten eingeschlossen, mystische Strömungen, der Ausrichtung am jeweiligen traditionellen Volksislam oder der Ahmadijja, weiterhin über politisch-religiöse Gruppen bis hin zu Befürwortern von Laizismus und Säkularismus. Außerdem gibt es eine wachsende Zahl deutschstämmiger Konvertiten. Alle diese Menschen bezeichnen sich als Muslime, hinzu kommen die unterschiedlichen Grade der persönlichen religiösen Praxis. Diese Vielfalt erschwert eine psychosoziale Versorgung naturgemäß sehr.

Die psychosoziale Versorgung von Muslimen erfolgt in organisierter Form (z. B. durch Beratungsstellen) überwiegend durch Nichtmuslime. Hier ist zwar langsam ein Wandel sichtbar, doch eine interkulturelle Öffnung sozialer Dienste sowie muttersprachliche Mitarbeiter bedeuten nicht automatisch, dass die Religion der Klienten als lebensgestaltendes Element ausreichend berücksichtigt wird. Erfahrungsgemäß ist kaum jemand der Berater praktizierender Muslim, teilweise findet sich sogar eine aggressive Ablehnung des Islam als Integrationshindernis.

Diese besondere Situation muslimischer Migranten hat beispielsweise zur Folge, dass die Inanspruchnahme von Einrichtungen der psychosozialen Versorgung durch Muslime gering ist. Und zwar umso geringer, je mehr die Menschen in ihren traditionellen Milieus verhaftet oder sie praktizierende Muslime sind. Dafür gibt es mehrere Gründe:

Beide Gruppen befürchten nicht ganz zu Unrecht, mit ihren Anliegen nicht ernst genommen zu werden, oder haben bereits die Erfahrung von Diskriminierung gemacht. Sie vermuten außerdem, dass nichtmuslimische Berater ihre traditionelle Lebensweise nicht kennen und nicht verstehen und daher auch keine Lösungswege aufzeigen können.

Praktizierende Muslime, zumindest soweit sie in den großen Verbänden organisiert sind oder einer Moschee angehören, gehen mit ihren Fragen zumeist zu ihrem Imam oder Hodscha, und zwar wieder umso eher, je mehr sie spezielle Vorschriften befolgen oder islamischen Sondergruppen (z. B. Sufis) angehören.

Imame oder Hodschas leisten oft psychosoziale Beratung ihrer Gläubigen. Sie besitzen großen Einfluss, aber leider oft (noch) keine ausreichenden Kenntnisse auf sozialem oder pädagogischem Gebiet. Diejenigen von ihnen, die als Heiler tätig sind, haben weder eine ensprechende Ausbildung noch unterliegen sie einer Kontrolle.

Die Respektierung der Privatsphäre anderer hat im Islam einen hohen Stellenwert. Es ist nicht ohne weiteres erlaubt, familiäre bzw. intime Dinge nach außen zu tragen. Das gilt vor allem für die Beziehung zwischen den Ehegatten.

Dennoch ist in den letzten Jahren auf dem Gebiet der psychosozialen Versorgung der Muslime in Deutschland einiges in Bewegung geraten. Waren zu Beginn dieser Zeit Sprachprobleme das größte Hindernis in der psychosozialen Versorgung, so ist das heute nur noch bei den älteren Klienten oder bei nachgeholten Eheleuten der Fall. Die jüngeren Muslime sind zumeist hier aufgewachsen, so dass die Sprache kein Hindernis mehr darstellt und der Umgang mit dem eigenen kulturellen und religiösen Hintergrund stärker in den Mittelpunkt rückt. Außerdem gibt es inzwischen eine zunehmende Zahl Deutschstämmiger, die Muslime geworden sind und sowohl in den Islam hineinwachsen als auch mit ihrer Religion einen Platz in unserer Gesellschaft finden müssen. Allein der Übertritt zieht in vielen Fällen durch die Reaktion der Familie und der Umwelt eine Krise nach sich. Besonders Frauen, die ein Kopftuch tragen oder einen ausländischen Muslim heiraten, wissen um diese Umstände.

Die großen türkischen Moscheeverbände sind in den letzten Jahren ebenfalls im sozialen Bereich tätig geworden, z. T. werden Hausaufgabenhilfe, Deutschkurse und im Jugendbereich besonders sportliche Aktivitäten durchgeführt. Psychosoziale Beratungsangebote, evtl. auch außerhalb der Verbände (z. B. Initiativen in der Kranken- oder Gefangenenbetreuung), sind jedoch die Ausnahme und werden nur von Einzelnen durchgeführt.

Es gibt dennoch professionelle islamische Aktivitäten auf dem psychosozialen Sektor. In München existierte einige Jahre eine »Beratungsstelle für Muslime und ihre Angehörigen«, die von muslimischen Psychologinnen betrieben wurde und in der fachlichen Öffentlichkeit einen hervorragenden Ruf genoss. Nach der Schließung behandeln die Kolleginnen muslimische Patienten in ihren privaten Psychotherapiepraxen. Auch in anderen Städten führen immer mehr muslimische Fachleute Beratungen und Therapien durch, teils in eigener Praxis, teils als Mitarbeiter von Organisationen.

Weiterhin werden Muslime in zunehmendem Maße auch als Wirtschaftsfaktor wichtig. Das führte z. B. konkret dazu, dass eine ostwestfälische Reha-Klinik vermehrt muslimische Patienten gewinnen wollte. Es wurde ein Konzept für diese Klinik erarbeitet, das sich inzwischen seit mehreren Jahren bewährt und insbesondere vielen praktizierenden muslimischen Frauen erstmals eine Kur erlaubt, die bisher trotz dringender Indikation wegen der fehlenden Umstände (z. B. getrenntgeschlechtliche Anwendungen) nicht möglich war.

Der Islam als Lebensweise

Der Islam vertritt eine konsequent monotheistische Gottesauffassung. Gott allein ist der Schöpfer aller Dinge, seine Schöpfungsordnung ist allumfassend und lässt daher keinen profanen Raum zu, in dem seine Wirkung nicht zur Entfaltung kommt und seine Macht nicht gilt. Für Muslime gibt es keinen Raum, in dem Gott nicht wirkt. Kein Aspekt des täglichen Lebens ist daher zu gering, um nicht als Gottesdienst verstanden zu werden. *Jede* Handlung, die Muslime im Bewusstsein der Gegenwart Gottes vollziehen, ist damit eine religiöse Handlung, ob sie beten oder ein Auto kaufen, fasten, einem Beruf nachgehen oder den Hof fegen. Sogar Schlafen, Wachen, Essen und Trinken zählen dazu.

Das verleiht dem Islam einen ausgeprägten Handlungscharakter. Er wird (wie das Judentum) zu einer »geheiligten« Lebensweise, die dem Menschen auf dem Weg zu seiner Vervollkommnung Unterstützung leisten soll. Daher haben Erbangelegenheiten, Fragen der Geldanlage, der Kindererziehung und des Ehelebens für praktizierende Muslime dieselbe Bedeutung wie etwa das Gebet und sind keineswegs beliebig lösbar.

Praktizierende Muslime bewegen sich also *immer* auf religiösem Gebiet. Dieser Aspekt ist dem säkularisierten Menschen der westlichen Welt erfahrungsgemäß am schwierigsten zugänglich und führt immer wieder zu schwerwiegenden Missverständnissen.

Die Frage der Integration

Was bedeutet die Auffassung der Religion als Glaubens- und Lebensweise für die Frage der Integration der Muslime in unsere Gesellschaft?

Ist zur Integration die Annahme der hiesigen Verfassungs- und Rechtsordnung sowie das Erlernen der deutschen Sprache ausreichend, wie der langjährige Bundesinnenminister Schily meint? Der CSU-Politiker Beckstein fordert dazu noch das Bekenntnis zu unserer Werteordnung, den Verzicht auf »übersteigerte national-religiöse Verhaltensweisen« und die Anerkennung der so genannten deutschen Leitkultur. Er erwartet außerdem vom Islam, sich einer historisch-kritischen Forschung zu stellen und wie das Christentum eine Aufklärung durchzumachen, um dann zu einem »Euro-Islam« zu kommen. Ist Integration gar das Bekenntnis zur »Trias von Kirchgang, Frühschoppen und Schweinebraten«, wie der »Spiegel« formuliert?

Den unterschiedlichen Vorstellungen von Integration entsprechen auf islamischer Seite ebenfalls verschiedene Auffassungen. An den Rändern des Spektrums der muslimischen Kommunität gibt es wie überall Einzelpersonen und Gruppierungen, die entweder einer totalen Assimilation oder einer totalen gesellschaftlichen Abgrenzung das Wort reden. Doch die überwiegende Mehrheit der hier lebenden Muslime wird ohne Probleme Herrn Schily zustimmen, denn die Anerkennung der Rechtsordnung eines Landes gehört für die dort lebenden Muslime zu ihren religiösen Pflichten. Auch Deutsch zu lernen halten die meisten für wichtig, doch das ist nicht immer einfach, wenn man in der Türkei irgendwann einmal fünf Jahre in der Schule war und hier den ganzen Tag alle Hände voll zu tun hat. Bei den Begriffen »Werteordnung« und erst recht »Leitkultur« besteht erheblicher Diskussionsbedarf. Und »übersteigerte national-religiöse Verhaltensweisen« sind natürlich höchst subjektive Kriterien, die schnell zum Beliebigkeitsargument werden können.

Muslime erleben die Forderung nach Integration als sehr widersprüchlich. Sie spüren deutlich, dass trotz aller gegenteiligen Beteuerungen zumeist Assimilation und die Anpassung an bestehende und bekannte Strukturen (»Aufklärung«, historisch-kritische Koranforschung, Religionsausübung nur im privaten Raum und anderes mehr) gefordert werden, die ihrem religiösen Selbstverständnis häufig fremd sind und die Erwartungen des Gesprächspartners zwangsläufig enttäuschen müssen. Deutlich wird dieser Anpassungsdruck im Alltag. In Deutschland – anders als etwa in England oder Österreich – stoßen Muslime auf große Probleme, wenn sie versuchen, eine Moschee zu bauen, einen islamischen Kindergarten oder gar eine Schule zu eröffnen. Die bestenfalls ambivalente Haltung ihnen gegenüber wird deutlich, wenn Erzieherinnen, Lehrerinnen oder Putzfrauen und Ärztinnen an öffentlichen Institutionen mit Bezug auf Gerichtsurteile nicht eingestellt oder gar entlassen werden, weil sie ein Kopftuch tragen.

Für Muslime in Deutschland ergibt sich die Notwendigkeit, Anforderungen der Umwelt in Schule, Beruf, Erziehung etc. mit der Lehre des Islam und ihren eigenen Vorstellungen einer islamischen Lebensweise in Einklang zu bringen. Nun verfügen viele der ursprünglich als Arbeitsmigranten eingereisten Muslime nur über eine unzureichende allgemeine und religiöse Bildung. Sie halten ihre oft seit Jahrhunderten unveränderte Lebensweise für islamisch und bemerken die Verquickung mit ihren heimatlichen Traditionen nicht. Nicht der Islam, sondern gerade diese unreflektierte Vermischung erweist sich als größtes Integrationshindernis, was besonders bei der Behandlung der Frau deutlich wird. Wegen mangelnder islamischer Bildung erkennen viele Muslime die islamischen Prinzipien nicht, nach denen sie Neues beurteilen könnten. Die Menschen haben daher verständlicherweise Angst, gegen die Gebote Gottes zu verstoßen, wenn sie ihre Lebensweise einfach verändern und an eine nichtmuslimische Umwelt anpassen. Dies führt schon in der innerislamischen Diskussion zu Problemen, wie viel schwerer ist es da, Vertrauen zu einer Welt zu gewinnen, die offensichtlich an nichts mehr glaubt und der anscheinend nichts mehr heilig ist, die tagtäglich bereits Kinder in der Schule mit dem Negativimage und der angeblich schwierigen integrationsfeindlichen Seite ihrer Religion konfrontiert und ihnen durch ihre Reaktionen zeigt, dass sie nicht verstanden und akzeptiert werden. Im Gegenteil spüren sie, dass sie als Gefahr erscheinen, die es zu kontrollieren oder gar zu bekämpfen gilt. Die Folgen dieser Widersprüchlichkeit, die Integration praktizierender Muslime zu fordern, sie jedoch gleichzeitig unmöglich zu machen oder sie zumindest nur nach den eigenen Regeln zu ermöglichen (s. Kopftuch bei Lehrerinnen) sind fatal: sozialer Rückzug, Abkapselung, die Entstehung subjektiv unlösbarer persönlicher und familiärer Konflikte, Krankheit oder einfach »nur« der Abfall von der Religion. Verantwortlich ist dann stets »der Islam« und nicht etwa die mangelnde Bereitschaft der Gesellschaft, alternative Lebensentwürfe zuzulassen.

Doch wie sieht aus islamischer Sicht eine gelungene und wohlverstandene Integration aus? Die Frage nach einem gut integrierten Deutschen und den Kriterien für Integration ist in unserer pluralen Gesellschaft nur ansatzweise zu beantworten. »Die Kultur Deutschlands ist die Kultur seiner Bürger. Und diese Kultur ihrer Bürger ist nichts Statisches, sie wandelt und pluralisiert sich«, formuliert Dieter Oberndörfer in der »Frankfurter Rundschau« vom 24.10.2000.

Was Muslime anbieten können, ist die Bereitschaft zur eigenverantwortlichen Mitgestaltung unserer Gesellschaft auf der Grundlage der bereits erwähnten Anerkennung und Respektierung der Verfassung und der bestehenden Rechtsordnung. Dazu gehört gerade auch die islamische Ethik als gottergebene Lebensweise. Diese Möglichkeit, hier und dort auch anders sein zu dürfen, könnte eine Bereicherung für eine zunehmend vom Materiellen bestimmte Gesellschaft sein. Muslime sollten wählen, sich politisch und sozial engagieren, Kindergärten und Schulen betreiben wie andere auch, unser Land verteidigen oder Ersatzdienst leisten, als Frauen und Männer Berufe lernen und studieren und ihre Kinder zu gottesfürchtigen Menschen erziehen. Die Möglichkeiten und Grenzen dieser Teilhabe sind allerdings nicht fertig vorhanden und können vor allem auch nicht aus den sog. »islamischen« Ländern importiert werden, sondern müssen in Europa von europäischen Muslimen auf den Grundlagen und im Geiste ihrer Religion ohne Ratschläge von außen entwickelt werden. Dies ist ein Prozess, der viel Kompetenz und vor allem auch Zeit benötigt.

Was bedeutet islamisches Religionsverständnis für die psychiatrische und psychosoziale Versorgung der Muslime in Deutschland?

Für die *Versorgungsstrukturen* ergibt sich als wichtige Konsequenz, muslimische Patienten und Klienten nicht nur als Migranten und Ausländer wahrzunehmen, sondern in der Art und Auswahl der therapeutischen Angebote auch die Religion als lebensgestaltendes Element ausreichend zu würdigen (zumal die Zahl muslimischer Deutscher wächst). Hier sind z. B. in Krankenhäusern vor allem islamisch unbedenkliche Speisen, Behandlungen durch gleichgeschlechtliche Therapeuten, getrenntgeschlechtliche Anwendungen oder Hilfe und Unterstützung bei der Möglichkeit, die Gebete zu verrichten (z. B. Gebetswaschung, -zeiten und -richtung), zu nennen. Um das notwendige Vertrauen auf der Patientenseite zu schaffen, ist der Einsatz praktizierender Muslime beim Personal von großer Bedeutung, die sich in ihrer Religion auskennen und Patienten entsprechend beraten können.

Neben der Öffnung der vorhandenen Regeleinrichtungen sollten sich Muslime in ihrer Rolle als mitgestaltender Teil unserer pluralistischen Gesellschaft ähnlich den jüdischen und christlichen Deutschen auch darum bemühen, eigene Wohlfahrtseinrichtungen, Krankenhäuser oder Beratungsstellen zu schaffen. Diese wären als Teil des pluralistischen Versorgungsangebotes zwar neutral und für alle Bürger offen. Sie ermöglichen darüber hinaus jedoch auch einer praktizierenden muslimischen Klientel Zugang zu psychosozialen Versorgungssystemen, die bisher mit ihren Schwierigkeiten allein geblieben ist.

Für *Therapeuten oder Beraterinnen* ergibt sich aus dem skizzierten Selbstverständnis des Islam als wichtigste und konsequenzenreiche Folgerung, dass sie sich in der Therapie mit praktizierenden muslimischen Patienten immer auf religiösem Gebiet befinden. Dadurch übernehmen Therapeuten in einem gewissen Sinn auch Funktionen, die sie bei einem christlichen Patienten dem Pfarrer überlassen würden. Es erwächst daraus eine seelsorgerliche Verantwortung, der Nichtmuslime nur unzureichend gerecht werden können, deren sie sich aber bewusst sein müssen. In dieser Situation ist es daher entscheidend, in Therapie und Beratung *Patienten und Klientinnen* das Ziel der Therapie bestimmen zu lassen.

1.2 Hilfe durch Therapie und Beratung – Grundlegung in den islamischen Quellen

Elemente des Sozialen im Islam

Das Soziale ist ein grundlegender und unabdingbarer Bestandteil des Islam. Es ist sogar in einem Maße bestimmend, »dass gesagt werden kann, dass es keine echte Ausübung der Religion gibt ohne persönliches Engagement in der Gemeinschaft: der Seelenfriede unserer Einsamkeit vor dem Schöpfer kann nur bestehen, wenn er von unserer täglich erneuerten Beziehung zu unseresgleichen genährt ist« (Ramadan 2001). Das Gemeinschaftsgebet, die Armensteuer Zakat, alles weist auf den Nächsten hin, den man keine drei Tage meiden soll oder der z. B. als Nachbar besondere Aufmerksamkeit hat – egal ob Muslim oder Nichtmuslim. Ahmad von Denffer führt folgende Hadithe (Prophetenworte) an: »Der Prophet hat gesagt: ›Gabriel hat mir so lange den Nachbarn ans Herz gelegt, bis ich meinte, er würde ihn zum Erben einsetzen‹ und ›Es ist nicht statthaft, dass ein Mensch seinen Bruder länger als drei Tage meidet‹ (überliefert von al-Ansari)«.

Im Koran finden sich viele Verse, die den Umgang miteinander behandeln: »Ihr sollt niemandem außer Allah dienen, euch den Eltern, Verwandten, Waisen und Armen (gegenüber) wohltätig erweisen, und sprecht freundlich zu den Menschen und verrichtet das Gebet und gebt Zakat« (2:83). Das Verhältnis der Muslime untereinander wird oft angesprochen: »Die gläubigen Männer und die gläubigen Frauen sind einander Beschützer und Helfer« (9:71). »Die Gläubigen sind doch Brüder, darum stiftet Frieden zwischen euren (zerstrittenen) Brüdern« (49:10).

Auch in der Sunna finden sich viele Überlieferungen, die nicht nur die gemeinschaftliche Hilfe unter den Muslimen zum Thema haben, sondern auch das Verhalten allen Menschen gegenüber charakterisieren: »Allah ist dem nicht barmherzig, der den Menschen nicht barmherzig ist.«

Weitere bekannte Hadithe lauten:

»Der Beste von euch ist, wer am besten zu den Leuten ist« (al-Bayhaqi, zit. nach Ramadan 2001).

»Sucht mich unter den Schwachen von euch, denn nur wegen der Schwachen unter euch werdet ihr versorgt oder wird euch geholfen« (Haus des Islam 1983). Oder auch:

»Wer einem Gläubigen eine Sorge von den Sorgen dieser Welt nimmt, dem wird Allah eine Sorge von den Sorgen des Tages der Auferstehung nehmen. Wer es einem Menschen in Bedrängnis erleichtert, dem wird es Allah in dieser Welt und im Jenseits erleichtern. Wer einen Muslim schützt, den wird Allah schützen, in dieser Welt und im Jenseits. Allah ist dem Knecht Beistand, so, wie der Knecht seinem Bruder Beistand ist.« (al-Nawawi, übers. Denffer).

Aus dieser Betonung des Sozialen ergeben sich bedeutsame Folgen für den Umgang mit Menschen in Krisensituationen und Krankheiten.

Aspekte von Therapie und Beratung in Koran und Sunna

Bei der Frage, was die islamischen Quellen zu den Themenbereichen »Therapie« und »Beratung« sagen, ist eine erste Unterscheidung wichtig, die später noch vertieft werden soll. »Therapie« richtet sich an einen kranken Menschen und ist daher Bestandteil der Medizin oder Psychologie. »Beratung« wendet sich an eigentlich Gesunde, die sich jedoch in Krisen- und Problemsituationen befinden.

Was sagt der Koran über Krankheit und Heilung?

Im Koran finden wir den Begriff »Krankheit« an verschiedenen Stellen. In seiner häufigeren und metaphorischen Bedeutung wird der Begriff *»Krankheit im Herzen«* benutzt, wobei die Aufgabe des Herzens die Erkenntnis Gottes und das Schauen der göttlichen Schönheit ist. »Krankheit im Herzen« bezeichnet Dinge wie »Heuchelei«, »Glaubenszweifel«, »fehlende Frömmigkeit« (also auch mangelhafte islamische Lebensweise), »Zweifel am Dasein Gottes«. Bei der zweiten, medizinischen Bedeutung des Wortes im Koran geht es um körperliche Leiden und die daraus resultierenden Erleichterungen der religiösen Praxis (Beten, Fasten etc.).

Sowohl beim medizinischen als auch beim metaphorischen Krankheitsbegriff im Koran geht es um die Einschränkung oder den Verlust der natürlichen Harmonie und des Gleichgewichts sowohl im Gott-Mensch-Verhältnis als auch im Menschen selbst und in seinem Verhältnis zur Welt. Auf der metaphorischen Ebene bedeutet dies, dass der Mensch sein Angewiesensein auf Gott und seine innere Gottesausgerichtetheit nicht wahrnimmt oder leugnet und nicht verwirklicht. Er lehnt ab, was Gott ihm mitgegeben hat, und trennt sich von dem, wozu er erschaffen wurde, nämlich Gott zu dienen, d.h., seinem Weg zu folgen.

Wird das Thema »Krankheit« im Koran unter dem Gesichtspunkt des Gleichgewichts von Gott-Mensch-Welt behandelt, das im Krankheitsfalle gestört ist, so beinhaltet »Heilung« aus islamischer Perspektive die Wiederherstellung dieses Gleichgewichtes und findet sowohl auf der leiblichen als auch auf der seelischen und sozialen Ebene statt.

Der Mensch ist verpflichtet, mit der Schöpfung sorgsam umzugehen, da er nur ihr Nutznießer ist. Das gilt auch für den Körper und die Gesundheit, so dass er im Fall einer Erkrankung alles tun muss, diese wieder zu gewinnen. Dabei sind die Medizin und der Arzt Werkzeuge Gottes, denn »wenn ich krank bin, so heilt er mich« (Koran 26:80). Gottes Wirken ist auch hier erste Ursache.

Der Koran macht wie beim medizinischen Krankheitsbegriff nur wenig Aussagen über die Heilung im medizinischen Sinne. Auf der metaphorischen Ebene dagegen wird der Begriff »Heilung« häufig benutzt, vor allem bezeichnet sich der Koran selbst als eine Heilung und Rechtleitung (z. B. 10:57; 17:82; 41:44). Heilung durch den Koran geschieht in der Verwirklichung der Religion in ihrem oben genannten umfassenden Verständnis als Lebensweise, die uns hilft, das Gute zu verwirklichen und damit Gottes Schöpfungsordnung zu entsprechen und das Böse zu bekämpfen. Dies geschieht auf der *Ebene des Leibes* (Fasten, Aufforderung zur Mäßigung, Alkoholverbot etc.), auf der *Ebene der Seele* (stetes Gedenken der Gegenwart Gottes, Gebet, Böses mit Gutem vergelten, Lernen von Koran und Sunna etc.) und der *Ebene des Sozialen* (Schutz des Nächsten, friedlicher Umgang miteinander, Zakat, gerechte Sozial- und Wirtschaftsordnung etc.).

Wo der Mensch seine tiefe, innere Beziehung zu Gott in allen Lebenslagen verwirklicht, wo er die Hilfe der göttlichen Rechtleitung in freier Entscheidung annimmt, sich Gottes Willen ganz zu Eigen macht und ihn sowohl im Persönlichen als auch im Sozialen wirken lässt, dort ist jemand »muslimisch« als Zustandsbeschreibung im eigentlichen Sinne des Wortes »Islam«, nämlich »heil sein«, im Einklang mit Gott, also gottergeben sein,

»unversehrt sein«. In diesem gottergebenen Zustand ist Heil, dort herrscht Harmonie mit der Schöpfungsordnung, wo der Wille Gottes und der menschliche Wille identisch sind, auch wenn es aus menschlicher Sicht oft nicht so scheint, wie z. B. bei einer schweren Erkrankung.

Hilfe durch Beratung

Im Koran finden wir viele Verse, die im Zusammenhang mit der Gestaltung zwischenmenschlicher Beziehungen stehen. Sie sind oft als Antwort auf Situationen herabgesandt worden, in denen die Muslime den Propheten um Rat gefragt hatten, weil Anliegen und Probleme eine Klärung erforderten.

Sehr eindrucksvoll finden wir diese Situation in der Sure Al-Muğadala (»Das Streitgespräch«) beschrieben: »Gott hat sehr wohl die Worte derjenigen gehört, die mit dir über ihren Mann stritt und ihre Klage (auch) Gott vortrug. Und Gott hörte euren Wortwechsel. Denn Gott ist allhörend und allsehend« (58 : 1). Anlass der Offenbarung dieser Sure war Haula Bint Talaba, deren muslimischer Mann sich nach einer alten heidnischen Formel von ihr losgesagt hatte, ohne sie wirklich freizugeben. Sie wandte sich daraufhin an den Propheten, der die Ehe zunächst für geschieden erklärte, womit sie jedoch nicht einverstanden war und ihr Leid Gott klagte, da sie ihren Mann liebte und auch schon älter und ohne Versorgung war. Durch die Offenbarung wurde die heidnische Form der Scheidung (»Zihar«) verboten und das Einvernehmen der Ehepartner wiederhergestellt.

Ein weiterer grundlegender Vers findet sich in der Sure Al-Šura: »Und die auf ihren Herrn hören und das Gebet verrichten und ihre Angelegenheiten in gegenseitiger Beratung regeln …« (42 : 38). Dieser Vers wurde lange vor der Gründung des ersten islamischen Staates verkündet und betrifft daher nicht nur öffentliche, sondern auch private Angelegenheiten wie die der Familie. Im Falle von Konflikten betreffen Entscheidungen immer mehrere Personen, darunter auch abhängige Kinder, so dass sie immer abgewogen und unter Berücksichtigung des Interesses aller Beteiligten erfolgen sollen.

Deutlich wird dies auch bei einer drohenden Scheidung aufgrund familiärer Konflikte. Im Koran lesen wir: »Und wenn ihr Zwietracht zwischen den Eheleuten befürchtet, dann setzt einen Schiedsrichter aus (den Reihen) seiner Angehörigen und einen Schiedsrichter aus (den Reihen) ihrer Angehörigen ein. Und wenn sie eine Versöhnung wollen, dann wird Gott einen Ausgleich zwischen ihnen herbeiführen. Wahrlich, Gott ist wissend, kundig« (4:35). Hier wird der Konflikt nicht allein zwischen den Eheleuten ausgetragen, sondern bereits eine Art »familiärer Öffentlichkeit« hergestellt. Die zu Rate gezogenen Personen müssen um die Hintergründe der Schwierigkeiten wissen und sind daher je nach Art der Probleme möglicherweise auch über intime Einzelheiten des Ehelebens informiert, was eine besondere Vertrauenswürdigkeit der Gewählten voraussetzt.

Auch in der Sunna finden wir viele Überlieferungen, in denen der Prophet um seinen Rat in privaten (Konflikt-)Situationen gefragt wurde, die häufig auch das eheliche Sexualleben berührten. Dabei war den frühen Muslimen ein falsch verstandenes Schamgefühl besonders in Problemlagen fremd. Nach heutigen Maßstäben überrascht manchmal die Offenheit, mit der über sexuelle Gefühle und Praktiken gesprochen wurde. So wird von Buchari und Ibn Abbas überliefert: »Die Frau von Thabit Ibn Qais kam zum Propheten (s) und sagte: ›Allahs Gesandter, ich finde nichts auszusetzen an Benehmen und Frömmigkeit von Thabit Ibn Qais, aber ich hasse den Unglauben im Islam‹ [Anm.: gemeint ist die Heuchelei, sie sah sich außerstande, den ehelichen Pflichten nachzukommen]. Allahs Gesandter (s) erwiderte: ›Willst du ihm seinen Obstgarten zurückgeben?‹ Sie sagte: ›Ja.‹ Da sagte der Prophet (s) (zu Thabit): ›Nimm den Obstgarten und scheide dich von ihr.‹«

Der spätere Kalif Umar wandte sich an den Propheten, nachdem er mit seiner Frau vaginal von hinten verkehrt hatte und große Zweifel hegte, ob dies erlaubt sei. Später sagte der Prophet zu ihm: »Von vorn oder von hinten, aber hüte dich vor Verkehr während der Monatsblutung und Analverkehr.« Der Anlass dieser Bemerkung war die Offenbarung des Verses 2:223, in der die Frauen als Saatfeld bezeichnet werden (also in einer Wüstengegend das Kostbarste, was es gibt!). Es heißt dort an die Männer: »Eure Frauen sind euch ein Feld. So kommt zu eurem Feld, wann und wie ihr wollt. Doch schickt (Gutes) für euch selbst voraus.«

Für das Thema von besonderer Bedeutung ist der Satzteil »doch schickt Gutes für euch selbst voraus«. Dieser Satz wird durch einen Hadith verdeutlicht: »Falle nicht über deine Frau her wie ein Tier und lasst Botschaften zwischen euch beiden vorausgehen.« Al-Buchari erläutert: »Als er [der Prophet, Anm. der Verf.] nach den Botschaften gefragt wurde, antwortete er: ›(liebkosende) Wörter und Küsse‹«.

Die überlieferte Praxis des Umganges mit Träumen zeigt ebenfalls eine Haltung, die für unser Thema von Bedeutung ist. Es sind eine Reihe von Hadithen überliefert, in denen Frauen den Propheten um seine Meinung zu den Reinigungsvorschriften nach einem Traum sexuellen Inhalts ersuchten. Auch war die Auslegung von Träumen an der Tagesordnung. So pflegte der Prophet die Muslime nach dem Morgengebet nach ihren Träumen zu fragen, um sie zu deuten, empfahl aber auch, sie nur jemandem zu erzählen, der einem sehr nahe steht oder aufgrund seiner Gelehrsamkeit und Urteilsfähigkeit dazu geeignet ist, sie auszulegen.

Kann man mit Außenstehenden über familiäre Probleme sprechen?

Das Beispiel Muhammads zeigt, dass er nicht nur Muslime, sondern auch Nichtmuslime, die er für kompetent und vertrauenswürdig hielt, um Rat und Hilfe fragte. So vertraute er sogar bei seiner Auswanderung nach Medina einem loyalen Polytheisten, den er als Führer wählte, sein Leben an. Ausdruck dieser Haltung ist auch eine bekannte Überlieferung, nach der man Wissen erwerben soll, selbst wenn man dafür nach China reisen müsste. So kommt auch Ramadan zu dem Schluss, dass den Muslimen geboten ist, »gerecht zu sein und die Fähigkeiten ihrer Mitbürger und ihrer Partner, wer diese auch immer sein mögen, anzuerkennen, um mit ihnen zusammenzuarbeiten und von ihnen zu lernen«.

Viele Betroffene, die einen Therapeuten oder eine Beratungsstelle aufsuchen, haben mit der Frage zu kämpfen, ob sie mit der Schilderung ihrer Probleme in der Ehe oder Familie nicht auch die Belange Dritter berühren. So lesen wir z. B. im Koran: »Darum sind tugendhafte Frauen jene, die in Abwesenheit das bewahren, das Gott ihnen zu bewahren aufgab« (4:34). Al Qaradawi (1989) meint, dass zu diesen Geheimnissen auch die intime Beziehung der Ehegatten gehört, über die man nicht in der Öffentlichkeit oder mit Freunden spricht, und führt folgenden Hadith an: »Zu denen, die vor Allah am Jüngsten Tag den schlechtesten Stand haben, gehört der Mann, der mit seiner Frau Geschlechtsverkehr hat und sie mit ihm, und er verbreitet dann ihr Geheimnis.«

Unter Bezug auf diese und ähnliche Verse und Hadithe sehen sich viele Frauen, die sich in der Ehe in ihren Rechten verletzt sehen oder auch massiv misshandelt werden, von ihren Männern mit der Behauptung unter Druck gesetzt, dass der Islam ihnen verbiete, Dinge aus der Ehe nach außen zu tragen. Gestützt wird diese Ansicht auch durch muslimische Autoren, die befürchten, dass durch Beratungsstellen oder Frauenhäuser Frauen dazu ermutigt werden könnten, sich bei jedem Streit dorthin zu flüchten, und dadurch eine Versöhnung unmöglich gemacht werde. Auch wird der Hadith »Wer die Schwäche seines Muslim-Bruders aufdeckt, dessen Schwäche wird Allah aufdecken ...« immer wieder angeführt, um Bedenken zu begründen oder zu untermauern, in der Therapie oder Beratung über andere zu sprechen. Wägt man allerdings die grundsätzlichen Aussagen des Korans und der Überlieferung mit dem sozialen Verhalten und der Praxis der Muslime in Fragen gegenseitiger Hilfestellung in Form von Therapie und Beratung ab, dann kann man viele Argumente für die Inanspruchnahme professioneller Angebote festhalten:

ARGUMENTE FÜR THERAPIE UND BERATUNG

- **Der Mensch ist immer Teil der Gemeinschaft. Er reagiert auf seine Umgebung und diese wiederum auf ihn. Es gibt daher kaum Konflikte, die sich allein im einzelnen Menschen manifestieren, ohne dass er seine ihn umgebende Welt mehr oder weniger einbezieht. Um diese Wechselwirkung therapeutisch verstehen zu können, sind auch Informationen über die Sicht des Ratsuchenden von seiner Welt, also auch der wichtigen Menschen in ihr, unerlässlich.**
- **Der Prophet Muhammad selbst fragte vertrauenswürdige und kompetente Nichtmuslime auch in wichtigen Angelegenheiten um Rat und Hilfe.**
- **Die Muslime haben ihn in Angelegenheiten um Rat gefragt, die sehr privat waren und z. T. auch intime Belange der Ehepartner berührten.**
- **Auch die Deutung von Träumen, die in einigen Psychotherapieverfahren eine große Rolle spielt, ist in der islamischen Tradition bekannt. Träume, in denen**

auch immer wieder Personen mit bestimmten Rollen und Verhaltensweisen auftauchen, sind stets sehr persönlich und offenbaren oft das Innerste der Träumenden. Daher ist sorgfältiger und vorsichtiger Umgang bei der Deutung vonnöten, wobei der Überlieferung nicht zu entnehmen ist, dass, wer den Traum interpretiert, ein Muslim oder eine Muslima sein muss.

- **Die Möglichkeit im Islam, Angehörige bei Ehestreitigkeiten zu Schiedsrichtern zu machen oder auch einen Richter in Scheidungsangelegenheiten anzurufen, hat notwendigerweise zur Voraussetzung, dass man sich mit seinen Schwierigkeiten an andere wenden kann.**
- **In Therapie und Beratung geht es um Krankheiten, Krisen- und Notsituationen, also Ausnahmen. Es geht nicht darum, aus Gründen von Neid, Eifersucht oder Angeberei intime Dinge aus dem Ehe- oder Familienleben in die Öffentlichkeit zu tragen. Ziel ist, soweit überhaupt erforderlich, zur Lösung dieser Konflikte mit einem Fachberater oder einer Fachtherapeutin zu sprechen, der / die zu strenger Geheimhaltung verpflichtet ist.**
- **Wenn jemand mit einem Therapeuten über seine Probleme und damit auch über beteiligte Dritte spricht, ist diesem klar, dass der Patient oder Ratsuchende hier sein Bild des anderen zeichnet und nicht unbedingt beschreibt, wie dieser wirklich ist, auch wenn das oft so formuliert wird. Als Therapeut erlebt man diesen Unterschied, wenn man irgendwann den Partner persönlich kennen lernt und sich dann ein eigenes Bild über ihn machen kann.**
- **Gewalt in der Ehe ist in Deutschland eine Straftat. Muslime sind gehalten, die Gesetze des Landes, in dem sie leben, zu befolgen, solange diese nicht ein Handeln gegen die Religion erzwingen. Da im Islam Gewalt in der Ehe ebenso verboten ist, entsteht hier eine ganz klare Verpflichtung bzw. das Recht und die Pflicht, gegen einen Verstoß anzugehen.**
- **In der Praxis entsteht eher der Eindruck, dass vor allem die Frauen, insbesondere wenn sie mit massiven Problemen in der Ehe zu kämpfen haben, von ihren Männern mit dem Hinweis auf den Islam dazu gedrängt werden, ihre Probleme mit niemandem zu besprechen.**

Betrachtet man die Situation, so kann kein Zweifel daran bestehen, dass es grundsätzlich erlaubt ist, mit anderen (Ärzten, Therapeuten oder Beratern) über die eigenen Konflikte und Schwierigkeiten zu sprechen, auch wenn sie die Belange Dritter berühren. Zu den Voraussetzungen gehört allerdings, dass es sich hier um Fachleute handelt, die ernst und angemessen mit einem solchen Thema umgehen und einer strengen Schweigepflicht unterliegen. Da für einen Muslim nicht nur die Pflicht zur Gesunderhaltung seines Körpers, sondern auch seines Seelenlebens besteht, ist es in vielen Fällen nicht nur erlaubt, sondern geradezu verpflichtend geboten, sich von Fachleuten beraten zu lassen, wenn Konflikte nicht anders lösbar sind.

1.3 Gibt es eine »islamische« Therapie oder Beratung?

Um die Frage zu beantworten, ob es eine *islamische Psychotherapie* gibt, ist zunächst eine Klärung dessen notwendig, was in diesem Zusammenhang »islamisch« bedeutet. Dazu schreibt Ramadan:

»(...) es gibt nur einen Islam als prinzipielle Grundlage, aber seine Verwirklichung verlangt die Berücksichtigung der Geschichte und des sozialen und kulturellen Raumes, in dem er gelebt wird. (...) Anpassung aus islamischer Sicht und hinsichtlich der neuen Generationen bedeutet nicht, Konzessionen zu machen, sondern vielmehr die Glaubenstreue unter steter Berücksichtigung der Entwicklung zu begründen, zu entfalten und anzustreben. In diesem Sinne sollten Muslime Nutzen ziehen aus den wirkungsvollsten Methoden (bezüglich Bildung, Verwaltung usw.) und den wissenschaftlichen Entdeckungen und Technologien (die an sich nicht im Widerspruch zu den Lehren des Islam stehen), um ihrer Umgebung mit angemessenen Mitteln begegnen zu können. Diese Errungenschaften gehören zum Erbe der Menschheit und sind Bestandteil der westlichen Gesellschaften; und die Muslime, insbesondere die im Westen lebenden, dürfen sie nicht ignorieren oder einfach als nicht ›islamisch‹ ablehnen. Die Lehre des Islam ist in diesem Punkt freilich klar: im Bereich der sozialen Angelegenheiten (mu'âmalât) sind alle Mittel oder Instrumente, Traditionen, Künste oder Bekleidungen, die nicht an sich oder durch den Gebrauch, der von ihnen gemacht wird, in Widerspruch zu islamischen Geboten stehen, nicht nur annehmbar, sondern per definitionem islamisch. Folglich müssen Muslime eine Auswahl innerhalb des europäischen Kontextes treffen, um sich anzueignen, was im Einklang mit ihrer Identität steht, und zugleich das Bild ihrer gegenwärtigen und zukünftigen europäischen Identität zu entwickeln und zu gestalten« (Ramadan 2001, S. 245).

Wie sind nun Psychotherapie, Psychiatrie und psychosoziale Beratung mit ihren Methoden unter diesem Aspekt zu beurteilen?

Die Diskussion um die Frage einer »islamischen Psychotherapie« wird teilweise sehr kontrovers geführt. Die Positionen reichen von einer totalen Ablehnung westlicher Methoden und Schulen bis hin zu deren unkritischer Übernahme. Die Psychoanalyse ist zumeist das Paradebeispiel einer »gottlosen« Psychotherapie, die den Menschen ausschließlich als Triebbündel sieht. Hier wird von den Kritikern auch heute noch selektiv auf die Aussagen der Begründer der verschiedenen Therapierichtungen zurückgegriffen, die zum Teil schon fast 100 Jahre alt sind, und die weitere Entwicklung der Therapierichtung in der Diskussion kaum berücksichtigt.

Das Weltbild der Naturwissenschaften, zu denen sich ja auch die Medizin zählt, beschränkt sich methodisch darauf, die Welt unter dem Aspekt zu betrachten, was sich an ihr zählen, wiegen, messen und nach den Gesetzen der Logik erfassen lässt. Gott lässt sich auf diese Weise nicht handhaben und erfahren und bleibt daher außerhalb der Diskussion, obwohl muslimische Wissenschaftler natürlich wissen, dass er sehr wohl ständig präsent ist und in der Welt wirkt. Durch diese methodische Beschränkung können Wissenschaftler aller Religionen und Kulturen miteinander diskutieren und zu denselben Ergebnissen gelangen. Auch muslimische Wissenschaftler rechnen und forschen nach denselben mathematischen und chemischen Formeln und benutzen dieselben Methoden. Das können sie auch getrost, denn sie wissen, dass es sich hier nur um Abbildungen, um *methodisch abstrahierte Vorstellungen der Wirklichkeit* handelt. Die wissenschaftlichen Methoden sind gewissermaßen mehr oder weniger genaue »Landkarten« des Menschen und der Welt.

Dasselbe gilt natürlich auch für die Psychologie. Folgt man den Kritikern, so scheint vor allem in dieser Wissenschaft die Gefahr zu bestehen, die Landkarten für die Landschaft selbst zu halten.

Jede Psychotherapierichtung geht von einer bestimmten Vorstellung über das Seelenleben des Menschen und damit verbundene Konflikte aus.

Alle zeichnen daher eine »Landkarte« des Menschen, die keinesfalls mit der »Landschaft«, also dem Menschen selbst, verwechselt werden darf. Die Aussage eines Verhaltenstherapeuten, dass Konflikte das Ergebnis eines Lernprozesses darstellen, besagt nicht, dass der Mensch nur ein blindes Reiz-Reaktions-Bündel ist. Gleiches gilt für einen Mathematiker oder Chemiker, der ebenfalls nicht behaupten wird, die Welt bestehe nur aus einer Aneinanderreihung von Molekülen.

So wie sich eine Wanderkarte von einer Straßenkarte oder einer Seekarte unterscheidet, sind auch Psychotherapieverfahren für unterschiedliche Störungen unterschiedlich geeignet. Wenn man z. B. einen Patienten, ob Muslim oder Nichtmuslim, mit einer isolierten Spinnenfurcht oder Höhenangst behandeln muss, dann wird ein Therapeut die Verhaltenstherapie anwenden, weil das die Methode der Wahl ist und schnell hilft, auch wenn der Begründer der Verhaltenstherapie möglicherweise ein Menschenbild hatte, das aus islamischer Sicht viel zu kurz greift. Ähnliches gilt für bestimmte Persönlichkeitsstörungen, die mit extremen Stimmungsschwankungen, Selbstverletzungen und Leistungsversagen einhergehen. Mit diesen Patienten arbeiten einige muslimische Therapeuten seit Jahren recht erfolgreich mit einem aus der Psychoanalyse und verwandten Schulen abgeleiteten Therapieverfahren, auch wenn Freud völlig inakzeptable Aussagen über die Religion gemacht hat. Die Erfahrung mit den Patienten zeigt es: Sie werden ausgeglichener, bestehen besser in schwierigen Lebenssituationen, im Beruf und in ihrer Familie. Auch ihr Verhältnis zu Gott entspannt sich: Wo vorher vielleicht nur Angst war, ist mehr Vertrauen entstanden, ist das Gebet nicht mehr nur ängstliche Pflicht, die bei Verletzung mit Strafe bedroht wird, sondern vermittelt Ruhe und Geborgenheit.

Das Problem der Verwendung »westlicher« Therapieschulen sind weniger die Methoden selbst, sondern ihre unterschiedliche Durchführbarkeit bei verschiedenen Patienten, wie z. B. muslimischen Migranten (s. Kap. 4.6: Sind alle Therapieformen für Muslime geeignet?). Ein Problem sind ferner eher die Therapeuten, die Patienten ihre Vorstellungen überstülpen und mit Muslimen, die in ihrer eigenen Religion schlecht bewandert sind, zweifelhafte oder sogar unzulässige Therapieziele absprechen.

Man muss den muslimischen Reformern unbedingt zustimmen, die fordern, dass wir Muslime eine Auswahl treffen müssen aus dem, was mit unserer Identität in Einklang steht. »Sich auf den Islam zu beziehen, bedeutet, einen Horizont des Glaubens, des Denkens, der Kultur und Zivilisation zu eröffnen. Es bedeutet noch nicht, die Lösungen ausgearbeitet zu haben« (Ramadan 2001). Daher erfordert die Benutzung üblicher Therapieverfahren, dass wir sie kritisch im Licht des Islam betrachten und dort aussortieren, wo sie in ihrer Intention und Durchführung gegen den Islam verstoßen, was z. B. bei einigen exotischen Körpertherapieformen der Fall ist. Zumal es ausreichend Alternativen gibt. Die Situation erfordert aber auch, dass wir ständig darum bemüht sein müssen, psychotherapeutische Methoden bzw. »Landkarten« zu entwickeln, die der Landschaft möglichst nahe kommen, d.h. unser islamisches Menschen- und Weltbild umfassend enthalten.

1.4 Brauchen Muslime muslimische Therapeuten und Beraterinnen?

Viele rat- und hilfesuchende Muslime beklagen eine gewisse Voreingenommenheit auf Seiten von Therapeuten, von denen sie sich als Muslime nicht verstanden fühlten, da sie ihre Probleme zu schnell auf den Islam zurückführten und Lösungen nahe legten, die am islamischen Selbstverständnis ihrer Patienten vorbeigingen. Andererseits berichten Patienten, die bereits Erfahrungen mit praktizierenden muslimischen Therapeuten gemacht haben, davon, dass es für sie sehr erleichternd war, in der Beratung oder der Therapie nicht so viel von ihrem religiösen Hintergrund erklären zu müssen.

Hier wird ein grundsätzliches therapeutisches Problem deutlich: Ein Patient soll in der Therapie möglichst freimütig über sich berichten. Viele Dinge wird er dem Therapeuten allerdings nicht einfach sagen können oder sie auch bewusst verschweigen, weil sie ihm zu peinlich sind. Andere Dinge wird er aber auch deswegen nicht berichten, weil sie für ihn so selbstverständlich sind, als wenn er sie schon gesagt hätte. Hier entsteht für einen nichtmuslimischen Therapeuten das Problem, dass er nicht einmal ahnt, welche Dinge das sein könnten, so dass er auch nicht danach fragen kann. Ihm bleiben daher zumindest in der ersten Zeit der Therapie viele Erlebnisbereiche des Patienten verschlossen.

Während sich die genannten Schwierigkeiten in unterschiedlichem Ausmaß prinzipiell in jeder Therapie stellen und daher von der Therapeutin professionell gehandhabt werden müssen, trifft man bei praktizierenden muslimischen Patienten auf eine weitere Schwierigkeit, die sich besonders in den eher kürzeren Beratungen bemerkbar macht, in denen Klient und Berater keine 50 oder 70 Stunden Zeit haben, einen Problembereich in Ruhe anzugehen. Der Islam ist in der Lebenspraxis seiner Anhänger so verwurzelt und durchdringt diese in einem so großen Maße, dass selbst eine muslimische Beraterin bei der Erarbeitung von Lösungen immer wieder die Hilfe von Kollegen und Gelehrten benötigt. Hinzu kommen unterschiedliche Grade religiöser Praxis, so dass eine Patientin ihrer Therapeutin »doppelt« vertrauen muss: als Therapeutin, dass sie ihr hilft, Konflikte und Schwierigkeiten zu bewältigen, und als Muslima, dass die erarbeiteten Lösungen islamischen Auffassungen nicht widersprechen. Nichtmuslime dürften auf diesem Feld in der Regel schnell überfordert sein.

Obwohl Therapeuten und Berater ohne fundierte Kenntnisse über den Islam und ohne Zugang zur Lebenswirklichkeit ihrer muslimischen Patienten für diese eine Art »Notlösung« bleiben, muss man die Frage, ob diese dennoch einen nichtmuslimischen Therapeuten aufsuchen können, trotz der diskutierten Bedenken und Einschränkungen mit »ja« beantworten. Zwei Gründe sind dafür entscheidend:

Ein guter nichtmuslimischer Therapeut kann seine Unkenntnis des Islam leichter ausgleichen bzw. sich Hilfe holen als ein schlechterer muslimischer Therapeut seine therapeutischen Defizite. Mitfühlen allein ist nicht ausreichend – ein guter Therapeut wird man nur durch eine gute Ausbildung, viel Erfahrung und Engagement. Die Klienten wissen oft selbst, wie fragwürdig bis falsch ihr Verhalten im Licht von Koran und Sunna ist und wie es aus islamischer Sicht eigentlich richtig wäre, es gelingt ihnen aber dennoch keine Änderung. Um die Gründe dafür verstehen und Hilfe zur Bewältigung anbieten zu können, ist es mit dem »gesunden Menschenverstand« des Therapeuten allein nicht getan.

Ein guter Therapeut wird die Lebenswelt des Klienten immer als dessen eigene respektieren, auch wenn er sie nicht teilt oder zu Beginn einer Therapie noch nicht kennt. Er wird das Kopftuch einer muslimischen Patientin oder bestimmte islamische Verhaltensweisen in der Ehe nicht einfach als schädlich oder überflüssig bezeichnen. Daher können Muslime selbstverständlich auch von nichtmuslimischen Therapeuten profitieren. Ein guter Therapeut wird dem Patienten oder Ratsuchenden helfen, dass sein Handeln nicht von unbewussten, sich immer wieder aufdrängenden Motiven wie z. B. Angst oder Wut bestimmt wird, sondern möglichst von eigenen, freien und dadurch vor Gott zu verantwortenden Entscheidungen. Eigenverantwortlichkeit ist das Ziel, letztlich entscheidet immer der Patient (s. auch Kap. 5.3.3: Woran erkenne ich eine gute Therapie?).

Aber auch der zweite Fall, ein *muslimischer Therapeut*, ist nicht immer ohne Probleme. Muslim ist nicht gleich Muslim, und ein arabischer oder türkischer Name sagt nichts über die Einstellung des Trägers zum Islam. Es ist eine betrübliche Tatsache, dass man unter den Therapeuten, die selbst oder deren Eltern aus dem Ausland stammen, die also so genannte »interkulturelle Kompetenz« besitzen und als muttersprachliche Therapeuten in vielen Fällen unersetzlich sind, solche findet, die sich zwar als Muslime bezeichnen, jedoch der Religionspraxis indifferent gegenüberstehen. Bei manchen stößt man sogar auf eine aggressive Ablehnung des Islam als lebensgestaltendes Element. Solche Therapeuten sind schwerlich geeignet für praktizierende muslimische Patienten. Es ist fraglich, ob sie ihre persönliche Haltung aus ihrer Arbeit heraushalten können.

Diese Gefahr besteht allerdings auch bei engagierten, praktizierenden Muslimen, die therapeutisch oder beraterisch tätig sind. Die meisten sind zu Beginn ihrer Arbeit regelmäßig schockiert, mit welchen menschlichen Abgründen sie es zu tun bekommen, vor allem wenn ihre Patienten selbst praktizierende Muslime sind. Wir dürfen unsere Augen nicht davor verschließen, dass es auch unter Muslimen Konflikte und Dramen gibt, die man bisher nur anderswo vermutet hat. Sexueller Missbrauch von Kindern kommt auch bei Muslimen vor, die regelmäßig beten, fasten und zum Freitagsgebet in die Moschee gehen. Nicht ohne Grund spricht der Koran so häufig von den Heuchlern.

Es ist für muslimische Therapeuten besonders zu Beginn ihrer Tätigkeit nicht leicht, hier eine so genannte »therapeutische Haltung« zu entwickeln. Dazu sind viele Fallbesprechungen bei guten Supervisoren notwendig. Letztlich ist es allerdings eine Frage der Ausbildung, mit Phänomenen beim Patienten umgehen zu lernen, die man konsequent für sich selbst ablehnt. Daher sind – entgegen gelegentlich geäußerter Zweifel – grundsätzlich natürlich auch praktizierende Muslime für Therapien und Beratungen von Muslimen geeignet.

Muslimische Therapeuten stoßen allerdings auch dort an Grenzen, wo es um sprachliche oder kulturelle Unterschiede geht. Durch die enge Verbindung der Religion mit lokalen Traditionen sind einem deutsch- oder türkischstämmigen muslimischen Therapeuten die Lebenswelten eines marokkanischen Berbers aus der Kabylei wahrscheinlich ebenso fremd wie einem nichtmuslimischen Therapeuten, obwohl ihm verschiedene Aspekte der Religionspraxis bekannt sind und die religiösen Grundüberzeugungen übereinstimmen. Daher sind auch in Zukunft muttersprachliche Berater und Therapeuten von außerordentlicher Bedeutung.

1.5 Dschinne und »böser Blick« – Ursachen für Probleme und psychische Erkrankungen

Die Existenz von Dschinnen ist Bestandteil des islamischen Glaubens. Alles, was über sie bekannt ist, wissen wir aus dem Koran oder von den Aussprüchen des Propheten Muhammad. Dschinne gehören zu den Geschöpfen Gottes und zählen zu den so genannten verborgenen Dingen, von denen wir nur wenig wissen können und mit denen wir uns daher nicht zu sehr beschäftigen sollten, um den Aberglauben nicht zu fördern. Trotz dieser einschränkenden Empfehlung hat der islamische Volksglaube die Existenz von Dschinnen stark ausgestaltet, ihnen spezielle Gestalten gegeben und Einflusssphären zugeordnet.

Dschinne sind Geschöpfe Gottes mit eigenen Eigenschaften. So können sie uns beispielsweise hören und sehen, wir sie aber nicht (46, 29-31). Der Koran ist nicht nur für die Menschen offenbart worden, sondern auch ein Buch für die Dschinne. Unter ihnen gibt es gläubige und ungläubige

(6 : 130). Über ihre Schöpfung sagt der Koran in Sure 15 : 27, dass sie aus Feuer sind.

Während Dschinne ein Bestandteil des islamischen Glaubens sind, lehnt der Islam den Glauben an Zauber und Magie mit Bezug auf den Koran bekanntlich scharf ab. So heißt es in Sure 27 : 65: »Sag: ›Diejenigen in den Himmeln und auf Erden kennen das Verborgene nicht, nur Gott kennt es!‹« Auch die Verwendung von Glücksbringern verstößt gegen den Islam, da einer magischen Handlung ihrem Charakter nach eine weitgehend automatische Wirkung zugeschrieben wird. Der Mensch will so seinen Willen zwingend auf die Umwelt übertragen und verstößt damit gegen die islamische Auffassung, dass Gott allmächtig und alleiniger Urheber aller Handlungen ist. Beim Gebet hingegen spricht der Mensch Gott an im Wissen um dessen alleinige Macht und im Vertrauen auf Gottes Fürsorge und Schutz.

Unter den Muslimen ist der Glaube an die Wirksamkeit von Magie, Wahrsagerei oder Glücksbringern jedoch weit verbreitet. Ähnlich wie im christlichen Kulturkreis haben sich auch im Bereich der islamischen Kulturen vorislamische Bräuche und Einstellungen gehalten und werden entweder parallel oder integriert in die Religion gepflegt. Viele Muslime betrachten diese Dinge daher auch als Bestandteil ihrer Religion.

Magie und Zauber sind als Phänomene zwar existent, allerdings nicht in dem Sinne, dass es sie eine objektive Wirkung haben, sondern in der Weise, dass der Glaube daran viel Konfusion und Unheil stiftet und zu Täuschung, Betrug und Suggestion verleitet, indem mit den Ängsten der Menschen gespielt wird.

Fast alle Patienten, muslimische wie nichtmuslimische, haben eine Vermutung über die Herkunft ihrer Beschwerden und ihrer Krankheit. Manche machen die Vererbung verantwortlich. Mütter neigen dazu, eine falsche Erziehung als Teilursache anzunehmen. Mennonitische Christen fürchten z. B. oft, dem Einfluss des Teufels zu unterliegen. Von muslimischen Patienten wird häufig die Vermutung geäußert, dass sie von einem bösen Dschinn besessen sind oder dem Einfluss des »bösen Blicks« (türk. »nazar«) oder gar eines bösen Zaubers (türk. »büyü«) unterliegen. Dies ist vor allem bei psychiatrischen Krankheiten wie Schizophrenie mit Halluzinationen, Manien usw. der Fall, aber auch bei Familien- oder Eheproblemen.

Während aus islamischer Sicht Magie und Zauber als Ursachen psychiatrischer Erkrankungen ausgeschlossen werden müssen, ist es zwar prinzipiell denkbar, dass eine psychische Störung vom Einfluss eines Dschinns herrührt, die Gleichförmigkeit der bekannten Krankheitsbilder bei den verschiedenen Patienten macht das allerdings sehr unwahrscheinlich. Außerdem scheint es oft so, dass Patienten ihre Angst davor, einen Psychiater aufzusuchen, dadurch kaschieren, dass sie einen Dschinn oder den »bösen Blick« für ihre Beschwerden verantwortlich machen, womit ein Psychiater (und ein nichtmuslimischer allemal) nichts anfangen kann.

Für den Erfolg einer psychiatrischen Behandlung ist die Frage, ob ein Dschinn oder der »böse Blick« für die Erkrankung verantwortlich ist oder nicht, allerdings nicht von so ausschlaggebender Bedeutung, wie man zunächst annehmen könnte. Ob der Psychiater der Meinung ist, dass die Medikamente die Überträgerstoffe in den Gehirnzellen und dadurch eine schizophrene Symptomatik positiv beeinflussen, oder ob eine Patientin der Meinung ist, dass durch die Medikamente der Einfluss des Dschinns oder des »bösen Blickes« vermindert werden kann, ist so lange von untergeordneter Wichtigkeit, wie der Patient die notwendige Medikation einnimmt. In beiden Fällen wird es ihm nach einiger Zeit vermutlich deutlich besser gehen. Daher ist eine Diskussion über die Ursachen der Erkrankung vor allem in der Zeit der akuten Krankheitsphase kaum hilfreich. Eher sollte der Arzt den muslimischen Patienten ermutigen, die Behandlung mit den notwendigen Medikamenten durchzuführen. Ebenso ist der Patient gut beraten, die Medikamente wie verordnet einzunehmen, da sie bei diesen Krankheiten ganz hervorragend wirken, unabhängig von der Krankheitsursache. Selbstverständlich kann die Patientin parallel auch einen traditionellen Heiler aufsuchen. Solange dieser die medizinische Behandlung nicht hintertreibt, wird die Bereitschaft beim Patienten sicherlich gefördert, sich auf die moderne Medizin einzulassen, die eigentlich einen guten Ruf unter den Muslimen hat. Es ist also nicht so sehr die Frage nach der *objektiven* Existenz des Einflusses eines Dschinns oder des »bösen Blickes«, sondern die *subjektive* Wirklichkeit und Sicht des einzelnen

Patienten, die einen großen Einfluss auf das Behandlungsergebnis einer psychiatrischen Erkrankung hat.

Bei vorwiegend psychotherapeutisch zu behandelnden Krankheitsbildern, bei denen Medikamente kaum eine Rolle spielen, ist die Situation etwas komplizierter, da die Motivation, sich einem Therapieverfahren zu unterziehen, stark von der Auffassung über die Krankheitsursachen abhängt. Ist jemand der Meinung, dass ein Dschinn oder der »böse Blick« körperliche oder seelische Beschwerden (Angstzustände, Depressionen oder Lähmungen ohne körperliche Ursache) verursacht, scheint es wenig Sinn zu machen, Gespräche über die eigene Kindheit oder die Eltern zu führen. Verhaltenstherapeutische Übungen dagegen können sicherlich eher helfen, den vermuteten Einflüssen entgegenzutreten.

Während traditionelle Heiler und Heilerinnen (Hodscha, Marabut; s. auch Kap. 5.6) verschiedene naturkundliche oder manchmal auch magische Praktiken anwenden, wird auch ein muslimischer Psychiater oder Psychologe in Europa keine Behandlungen durchführen, die nicht zu den anerkannten Methoden seiner Wissenschaft gehören. Das bedeutet jedoch nicht, dass er die religiösen Quellen wie den Koran, die Sunna oder Beispiele aus der Sira, der Biografie des Propheten, in seinen Gesprächen mit dem Patienten nicht beispielhaft heranzieht. Er wird mit seinem Patienten jedoch keine speziellen Rituale durchführen, wie z. B. das Einatmen von Rauch nach dem Verbrennen eines mit Koranversen beschriebenen Papiers oder das Trinken von »geweihtem« Wasser. Es ist zwar durchaus möglich, dass die genannten Beispiele bei bestimmten Formen von psychischen Krankheiten (sog. »funktionellen Störungen«) wirksam sein können, weil z. B. der Ratsuchende ebenfalls von diesem Zusammenhang überzeugt ist. So kann sicher das Trinken von Wasser der Quelle Zemzem in Mekka, wie es die Pilger tun, eine heilsame Wirkung haben, eine Psychotherapeutin wird diese Methoden jedoch nicht benutzen.

Es ist allerdings durchaus denkbar, dass ein muslimischer Therapeut seinen ebenfalls muslimischen Patienten auffordert, im Koran zu lesen oder Gebete zu sprechen, er wird diese Dinge aber nur im Gesamtzusammenhang seiner Therapie anwenden.

Für die Betroffenen bedeutet das: Dschinne können grundsätzlich sehr wohl Krankheiten und ihre Symptome verursachen, tun das allerdings sehr viel seltener, als von den Betroffenen angenommen wird. Unabhängig davon spricht daher nichts dagegen, sondern eher alles dafür, die vom Arzt empfohlene Therapie zu akzeptieren, selbst wenn dieser nicht an die Existenz oder den konkreten Einfluss von Dschinnen glaubt.

2 Konfliktfelder – Lösungsansätze

2.1 Gemeinsamkeiten und Besonderheiten

Psychiatrische Krankheiten wie schwere Depressionen und Schizophrenien befallen Muslime ebenso wie andere Gruppen. Menschliche Grundthemen wie Sicherheit, Selbstwertgefühl, Ängste, Macht, Aggression oder Scham sind natürlich auch bei Muslimen vorhanden, auch sie müssen wie andere Menschen lernen, ihre Persönlichkeit zu entwickeln und zu festigen. Auch bei Muslimen können sich hieraus Konflikte ergeben. Das führt zu der eigentlich selbstverständlichen Erkenntnis, dass auch unter praktizierenden Muslimen alle Laster und Fehlentwicklungen vorkommen, die auch sonst in der Gesellschaft existieren. Das gilt für üble Nachrede, Diebstahl und Betrug ebenso wie für Psychoterror in der Familie, Gewalt gegen Frau und Kinder, sexuellen Missbrauch und Mord. Dies sind schwer erträgliche Realitäten, denen wir uns jedoch stellen müssen.

Auch wenn Muslime und Nichtmuslime sich in ihren Konflikten ähnlich sind, gibt der Islam als Wertesystem und Lebensweise diesen Konflikten jedoch ein eigenes Gepräge, sie finden hier oft einen charakteristischen Ausdruck.

2.2 Konfliktbedingungen von Muslimen in Deutschland

Im Folgenden sollen die Einflussfaktoren näher beschrieben werden, die Konflikte von Muslimen in Deutschland oft entscheidend prägen und entsprechende Berücksichtigung in Diagnostik, Therapie und Beratung finden müssen.

Persönlichkeit

Unabhängig von der Religion werden Entstehung, Ausgestaltung und Verlauf von Konflikten sowohl beim Einzelnen als auch in einer Familie oder im sozialen Umfeld maßgeblich von der Persönlichkeitsstruktur der Beteiligten bestimmt. Die Persönlichkeitsstruktur eines Menschen entwickelt sich aus dem Zusammenspiel von Anlage und Umwelt. Besonders prägend sind hier die ersten Lebensjahre. Riemann führt hier in seinem Standardwerk »Grundformen der Angst« Beispiele für den Umgang verschiedener Persönlichkeitstypen mit Aggression, Liebe und Religion an.

In der Persönlichkeitsstruktur eines Menschen erkennt man ein für diese Person typisches Erlebens- und Verhaltensmuster, das in den unterschiedlichsten Situationen immer wieder auftritt.

Ein »zwanghafter Charakter« ist z. B. nicht nur besonders ordentlich, pünktlich und sparsam, er tut sich auch mit Gefühlen und ihren Äußerungen schwerer. An den Eigenschaften Gottes wird er z. B. besonders die betonen, die Gottes Gerechtigkeit und seine Allmacht beschreiben (»al-muhsi«, der alles Registrierende, »al-dschabbar«, der Durchsetzende seiner Befehle) oder die Freiheit von Mängeln (»al-quddus«). Ein »depressiver Charakter« hingegen neigt dazu, sich für andere aufzuopfern, sucht enge Beziehungen und geht Konflikten meist aus dem Wege. Gott wird für ihn vor allem der Liebevollste (»al-wadud«), der Gütigste (»al-barr«), der absolut Geduldigste (»as-sabur«) oder der absolut Großzügigste sein, der seine Diener ohne jede Gegenleistung beschenkt (»al-karim«).

Der Einfluss von Familie und Erziehung prägt die Persönlichkeit in hohem Maße. Hatte das Kind verlässliche stabile Beziehungen, fühlte es sich in der Familie aufgehoben und sicher, hat die Mutter seine Bedürfnisse erkannt und befriedigt, ohne das Kind zu verwöhnen, so konnte es wahrscheinlich ein Vertrauen darauf entwickeln, dass die Welt und die Menschen darin grundsätzlich gut sind – von Ausnahmen abgesehen. Ist es geliebt und bestätigt und ermutigt worden und hat es Vertrauen in die eigenen Fähigkeiten, so wird es später auch in schwierigen Situationen nicht versagen und Konflikte konstruktiv lösen können.

Die Persönlichkeitsstruktur des einzelnen Menschen und seine frühen Erfahrungen in der Familie haben einen deutlichen Einfluss auf seine Religiosität. Jemand, der auf das Gute im Menschen vertraut, kann in vielen Situationen gelassener reagieren als ein anderer, der ängstlich meint, ständig alles regeln zu müssen, da die Dinge sonst durcheinander geraten. Daher werden wir auch unter Muslimen immer unterschiedliche Formen religiösen Lebens finden, von großzügiger Auslegung der Gebote bis hin zu fanatischem Bestehen auf die kleinste Kleinigkeit. Es ließe sich viel Streit unter uns vermeiden, wenn diese Hintergründe stärker beachtet würden.

Der Islam

Konflikte von Muslimen in Deutschland werden stark davon geprägt, in welchem Umfang sie den Islam leben. Ist jemand völlig assimiliert in seiner nichtmuslimischen Umwelt, wird er wegen seiner Religion wenig Probleme bekommen, denn diese wird ja im Alltag nirgendwo sichtbar. Lebt eine Muslima jedoch bewusst nach den Regeln des Islam, so bringt sie das in manchen Lebensbereichen in Konflikte. Die Teilnahme von Jungen und Mädchen am gemischtgeschlechtlichen Schwimmunterricht oder an mehrtägigen Klassenfahrten, die Möglichkeit, während Schule und Arbeit am Freitagsgebet teilnehmen zu können, oder die Schwierigkeit als Frau, mit einem Kopftuch eine angemessene Arbeitsstelle zu finden, sind nur einige Stichworte. Klassenfeste und -fahrten, Nachbarschaftsfeste, enge Zusammenarbeit mit Personen des anderen Geschlechtes: Häufig stößt ein praktizierender Muslim auf Grenzen, die ihm die islamische Lebensweise setzt. Das Anderssein kann provozieren, verunsichern oder Konflikte schaffen, auf jeden Fall erfordert es einen ständigen Austausch mit der nichtmuslimischen Umwelt, ein ständiges neues Ausloten von Möglichkeiten und Grenzen.

Auch im Verhalten der Muslime untereinander prägt der Islam viele Konflikte. Besonders der Bereich der Ehe- und Familienbeziehungen ist davon betroffen. Die unterschiedlichen Vorstellungen von Männern und Frauen aus patriachalen Mittelmeerkulturen vom angemessenen Verhalten einer (muslimischen) Ehefrau und den gegenseitigen Rechten und Pflichten sind ein Beispiel dafür. Auch der Umgang mit muslimischen Minderheiten (Schiiten, Ahmadijja und andere) oder Muslimen, die ihre Religion anders, weniger oder gar nicht praktizieren, sich aber dennoch als Muslime fühlen und bezeichnen, ist sehr unterschiedlich.

Zu wissen, wie man sich als Muslim benimmt, was erlaubt ist und wo man sich versagen muss, ist in hohem Maße eine Frage der islamischen Bildung. Hier hat der islamische Religionsunterricht mit seiner Breitenwirkung eine wichtige Funktion, denn auch aus islamischer Sicht sind Koranschulen unbefriedigend, in denen ein Imam (mit hoffentlich fundierter islamischer Bildung, möglicherweise aber ohne Deutschkenntnisse und ohne jede Erfahrung der Lebenswelt seiner Schüler) den Kindern nach Gutdünken und mit zweifelhaften pädagogischen Maßnahmen seine Sicht des Islam und der Welt vermittelt.

Migration und Kultur des Herkunftslandes

Die überwiegende Zahl der Muslime in Deutschland sind Migranten. Die Haltung der hiesigen Gesellschaft zu sowohl Muslimen als auch Migranten trägt zu Konflikten und deren Ausgestaltung bei. TUNA (1999) nennt eine Reihe möglicher Belastungsfaktoren, die in der Migrationssituation generell wirksam werden können:

Der Einzelne wird durch die Migration mit Trennungserfahrungen und Verlustgefühlen konfrontiert. Migranten erleben den Verlust und die *Aufweichung bisher klarer Rollen* als Vater, Mutter, Ehemann/-frau oder Nachbar, es droht die langsame Auflösung des stabilisierenden Familienverbandes. Die Autorität der Erwachsenen gerät ins Wanken, die Kinder haben in vielen Dingen einen erheblichen Wissensvorsprung. Aus Unsicherheit greifen viele Eltern auf teilweise archaische Verhaltensmuster zurück, die auch in ihrer Heimat schon nicht mehr praktiziert werden, und verschärfen familiäre Konflikte dadurch noch. Sie begründen traditionelle Werte und Verhaltensweisen (z. B. Ehre, Scham oder das Schlagen der Frau) mit dem Islam und machen sie dadurch vordergründig unangreifbar. *Kommunikationsschwierigkeiten* bestehen sowohl mit der Umwelt als auch innerhalb der eigenen Familie.

Die Jugendlichen sehen sich den kulturellen Konflikten der Eltern ausgesetzt und erleben unterschiedliche Erziehungsstile in Familie und Koranschule einerseits, Schule und Sportverein andererseits. Durch die Konflikte der Eltern erleben sie häufig widersprüchliche Anforderungen (»Werde erfolgreich in der neuen Welt, doch bleibe in unserer!«, »Sei gut in der Schule, doch lerne nicht mit anderen, bleibe nachmittags zu Hause und passe auf die Geschwister!«) und müssen lernen, beiden Kulturen gerecht zu werden, was oft zu einer *Orientierungslosigkeit* führt. Sie müssen mit erschwerten Schul- und Ausbildungsbedingungen zurechtkommen und erreichen insgesamt weniger qualifizierte Schulabschlüsse als ihre heimischen Altersgenossen. Ungünstige Wohn- und Arbeitsbedingungen sowie eine schlechtere medizinische Versorgung der Migranten kommen hinzu.

Oft macht allein schon die aufenthaltsrechtliche Situation eine vernünftige Zukunftsplanung unmöglich und verhindert eine berufliche und private Orientierung. Haben die Älteren unter den Migranten immerhin noch einen sicheren emotionalen Anker in ihrem Heimatland, so erleben die Jüngeren dagegen auch dort oft Ausgrenzung (»Almanci«).

In Deutschland erfahren muslimische Migranten eine doppelte Ablehnung durch die Mehrheitsbevölkerung. Nicht nur ihre Herkunftskultur wird gering geschätzt, auch ihre Religion erscheint immer und überall nur als Bedrohung und Gefahr. Dies wirkt besonders negativ auf das Selbstbild muslimischer Jugendlicher, die in Schule, Beruf und Privatleben ständig Rechtfertigungszwängen ausgesetzt sind und Experten ihrer Religion sein müssen. Muslime erleben sich häufig *ausgegrenzt* und sehen sich ständigem Generalverdacht ausgesetzt. Ihnen wird gesagt, sie sollten sich *integrieren*. Zu oft ist damit aber »assimilieren« gemeint. Kann der Islam für sie also die Richtschnur der Integrationsbemühungen sein?

Lösungsansätze

Nicht nur die Konflikte muslimischer Familien erhalten durch den Islam ihr eigenes Gepräge, auch zu erarbeitende Lösungen und Hilfen müssen islamisch kompatibel sein, um von den Menschen angenommen zu werden. Ein Beispielfall soll die Komplexität der Problemlage und mögliche Lösungsansätze verdeutlichen:

> Z., eine zierliche, stille Frau von 23 Jahren, ist als Tochter türkischer Eltern in Deutschland geboren und aufgewachsen. Sie spricht trotz normaler Intelligenz kein gutes Deutsch, schaffte die Schule gerade und arbeitet in einer Fabrik. Z. wäre gerne Krankenschwester geworden.
> Die Familie ist religiös praktizierend und kulturell konservativ eingestellt. Zu einer Schwester, die einen Mann gegen den Willen der Eltern geheiratet hat, bestand seitens des Vaters jahrelang kein Kontakt. Die Mutter spricht auch nach 20 Jahren in Deutschland kaum ein

Wort Deutsch. Obwohl Z. einen in Deutschland aufgewachsenen türkischen Muslim heiraten möchte, kommt sie nach langen Auseinandersetzungen dem Drängen ihrer Eltern nach und heiratet einen Verwandten aus der Türkei, der ihr intellektuell unterlegen und wenig sympathisch ist. In Deutschland kommt er nicht zurecht, lernt die Sprache nicht und hält sich nur im Umkreis der Moschee auf. Z. ist in dieser Zeit wegen Depressionen in stationärer Behandlung, der Ehemann steht der Situation hilflos gegenüber. Er kann Z. in keiner Weise unterstützen, sondern fordert im Gegenteil Gehorsam von seiner Frau. Im Streit schlägt er sie gelegentlich. Die Eltern holen gegen den Willen von Z. einen Hodscha, der »den Fluch lösen« soll, der auf ihr lastet. Als das nicht funktioniert und die häusliche Situation unerträglich wird, betreibt Z. mit schließlicher Zustimmung der Eltern die Scheidung, fliegt allein in die Türkei und regelt alles Notwendige. Gleichzeitig lernt sie dort während des Aufenthaltes einen zehn Jahre älteren Mann kennen und verliebt sich in ihn. Dieser ist geschieden und hat einen elfjährigen Sohn, lebt aber noch mit seiner Exfrau in einer Wohnung.

Z. geht es nach ihrer Rückkehr in Deutschland schlecht, sie ist depressiv, magert auf 40 kg ab und lebt wieder bei den Eltern. Ein Versuch, wegen der heimischen Konflikte allein zu wohnen, scheitert, da immer wieder türkisch-muslimische Männer (auch aus der Moschee, in der ihr Vater verkehrt) bei ihr klingeln und ihr unsittliche Angebote machen, obwohl sie ein Kopftuch trägt und sich dadurch als praktizierende Muslima zu erkennen gibt.

Nach einem Besuch des Mannes in Deutschland stimmen die Eltern trotz mancher Bedenken einer Hochzeit zu, obwohl sie die Eltern des Mannes nicht kennen und auch kein Kontakt besteht. Für Z. ist die Ehe die einzige Möglichkeit, dem Elternhaus zu entkommen. Die beiden heiraten in Deutschland auf dem Konsulat und in der Moschee. Z. kennt zu diesem Zeitpunkt weder die Schwiegereltern noch ihren Stiefsohn, die auch von der Ehe nichts wissen, ihr Mann will sie ihr trotz Bittens erst vorstellen, wenn sie »dazu reif« sei.

Die Ehe verläuft in den ersten Monaten zufrieden stellend, der Mann arbeitet im Laden einer Moschee und lernt etwas Deutsch. Er ist sexuell überaus aktiv und nötigt Z. gegen ihren Willen zu sexuellen Praktiken, die islamisch verboten sind, worunter sie sehr leidet, auch weil sie mit niemandem darüber sprechen kann. Obwohl er selbst ein wenig verdient, lebt er überwiegend vom Geld seiner Frau, verbittet sich jede Einmischung in seine persönlichen Angelegenheiten, kommt und geht nach Gutdünken und besucht über Tage Freunde im Ruhrgebiet, zu denen er Z. nicht mitnehmen möchte. Das Ehepaar hat keine gemeinsamen Kontakte zu anderen Familien.

Bei einem Türkeibesuch verhindert der Mann Kontakte seiner Frau zu seiner Familie, die von der erneuten Heirat ihres Sohnes noch gar nichts weiß. Z. ist sehr enttäuscht und beginnt zu ahnen, dass es ihrem Mann wohl eher um die Aufenthaltsberechtigung in Deutschland geht, zumal sein Verhalten ihr gegenüber sich noch verschlechtert, als er ein eigenständiges Aufenthaltsrecht erhält. Als der Mann schließlich ohne Absprache mit Z. seinen Sohn nach Deutschland holen will, den sie dann versorgen soll, spitzt sich die Situation zu. Er fährt allein über das Opferfest in die Türkei, ohne zu sagen, wann er zurückkommt. Z. wird wieder depressiv, weiß nicht weiter und begibt sich erneut in psychotherapeutische Behandlung. Bezüglich einer Scheidung ist sie ambivalent, will sich aber andererseits nicht mehr so behandeln lassen.

Das Verhältnis zur Familie hat sich in der Zwischenzeit zwar deutlich verbessert, insbesondere zum Vater, dieser hat jedoch mit seinen anderen Kindern und eigener Arbeitslosigkeit selbst genug Probleme, so dass Z. wenig Hilfe bekommt, vor allem auch nicht von der Mutter, die völlig hilflos reagiert und ihrerseits mit ihrem Mann nichts besprechen kann.

Dieses in der Beratungs- und Therapiepraxis wohl häufige und nicht besonders spektakuläre Beispiel macht die Komplexität dieses und ähnlicher Fälle deutlich:

Aus einer *allgemeinen Perspektive* sind von Bedeutung:

- das Problem der Selbstbestimmung einer jungen Frau und deren Loslösung von der Familie,

- psychische Erkrankungen wie Depressionen und anorektische (magersüchtige) Tendenzen.

Aus einer *kulturellen* und *migrationspsychologischen Perspektive* sind von Bedeutung:

- Z. soll jemanden aus der Türkei heiraten, die Hochzeit erfolgt auf Druck der Eltern, die den Ehepartner ausgesucht haben.
- Die Mutter kann keine Hilfe bieten, da sie ohne Deutschkenntnisse ausschließlich in ihrer traditionellen Orientierung verharrt.
- »Importehe«; der Ehemann erträgt den intellektuellen und sozialen Vorsprung der Frau nicht, eigener Anspruch und Wirklichkeit kollidieren, Frustrationen führen zu Gewalt in der Ehe.
- Der Ehemann fordert Gehorsam im Alltag und geht ausschließlich seinen Interessen nach (traditionelle patriarchale Rollenverteilung).
- Der Ehemann ist in erster Linie an einer Aufenthaltsgenehmigung interessiert.
- Konsultation eines Hodschas mit magischen Praktiken, die Z. »zur Vernunft bringen« sollen, obwohl diese die Zusammenhänge anders versteht.

Aus *islamischer Perspektive* sind von Bedeutung:

- Heirat auf Druck der Eltern gegen den Willen der Ehepartner ist im Islam nicht erlaubt.
- Schlagen der Frau; Gewalt in der Ehe ist im Islam nicht erlaubt.
- Ehemann kommt seinen Unterhaltsverpflichtungen nicht nach und lebt auf Kosten seiner Frau.
- Z. wird zu im Islam verbotenen Sexualpraktiken genötigt.
- Z. heiratet ihren zweiten Mann, weil sie verliebt ist und von zu Hause weg will. Die Eltern stimmen schnell zu, da Z. als Geschiedene in ihrer Partnerwahl aus islamischer Sicht völlig unabhängig ist.

Die geschilderten Perspektiven zeigen, dass die Konflikte vielfältig determiniert sind und kulturelle und islamische Aspekte ineinander übergehen. Die Familie liebt ihre Tochter zweifellos und ist stets der ehrlichen Meinung gewesen, in Übereinstimmung mit dem Islam und zum Besten der Betroffenen zu handeln.

Lösungen haben nur dann eine Chance, von den Betroffenen akzeptiert zu werden, wenn sie mit dem Islam vereinbar sind. Da im Islam die Regel gilt, dass grundsätzlich alles erlaubt ist, was nicht ausdrücklich verboten ist, reicht es grundsätzlich aus, dass gefundene Lösungen dem Islam nicht widersprechen. Doch selbst dann sind therapeutisch oder in der Beratung noch erhebliche Widerstände zu überwinden, weil alle Patienten dieser Welt dazu neigen, bei Problemen auf vertraute, althergebrachte Lösungen zu bauen, auch wenn diese in einer veränderten Welt keine Lösungen mehr bieten.

Neben allgemeinpsychologischen Konflikten (z. B. zwischen Autonomie und Abhängigkeit) und speziell migrationspsychologischen Gesichtspunkten (z. B. Heiratsmigration, Rollendiffusion) sind beim aufgezeigten Beispiel *aus islamischer Sicht* zusätzlich folgende Aspekte zu berücksichtigen:

- Eltern sollen ihre Kinder bei der Wahl der Ehepartner durchaus beraten, sie sollen sie jedoch nicht unter Druck setzen und dürfen sie nicht gegen ihren Willen zu einer Heirat zwingen. Die Heirat mit einem praktizierenden Muslim, der in Deutschland aufgewachsen ist, hätte vielleicht weniger Konfliktstoff erzeugt.
- Die Ehepartner sollten einen islamischen Ehevertrag schließen, spätestens vor der zweiten Ehe hätte dieses zusammen mit einer ausführlichen Beratung erfolgen müssen. Hier hätten dann Unterhaltsverpflichtungen usw. festgehalten werden müssen. Im Islam ist der Mann verpflichtet, seine Frau und Kinder zu unterhalten. Nach islamischem Recht kann sie ihr selbstverdientes Geld behalten und muss es nicht zum Haushalt beisteuern (dies gilt in allen Rechtsschulen).
- Das Ehepaar oder die einzelnen Partner benötigen eine psychosoziale Beratung vor allem zum Thema Sexualität bzw. Sexualpraktiken. Obwohl dieses Problem eine große Hemmschwelle bedeutete, hat sich Z. gegenüber ihrem muslimischen Therapeuten geöffnet.
- Das Schlagen der Frau muss aus islamischer Sicht thematisiert werden, da es dafür keine religiöse Rechtfertigung gibt (mehr dazu im Kapitel »Ehe«).
- Der Konflikt unter den Eheleuten muss unter traditionellem volksislamischem Aspekt betrachtet werden, da bis auf Z. selbst alle Beteiligten

der Meinung waren, sie leide an den Folgen des »bösen Blicks« oder sei von einem Dschinn besessen.

2.3 Die Konversion zum Islam

Konvertiten befinden sich in einer eigentümlichen Lage. Mit dem Glaubensbekenntnis, der Schahada, haben sie ihre alte, vertraute Welt verlassen, sind aber in der neuen noch lange nicht richtig angekommen. So bedeutsam daher der Übertritt zum Islam für den Einzelnen auch immer sein mag, er ist auch ein kritisches Ereignis. Muhammad Asad vergleicht den Übertritt mit dem Gang über eine Brücke, auf der man das alte Ufer nicht mehr und das neue noch nicht sieht. Die Zeit des Übertritts kann einen Menschen tief erschüttern, sie ist eine Zeit neuer Perspektiven, aber auch vieler Unsicherheiten.

Konvertiten provozieren, zumal wenn sie zum Islam übertreten. Warum gerade zu dieser Religion, die, wie doch jeder weiß, Frauen unterdrückt, unmenschliche Strafen kennt und Terroristen hervorbringt? Mehr noch: Wenn man plötzlich keinen Alkohol mehr trinkt und kein Schweinefleisch mehr isst, wenn man an einem heißen Sommertag nicht mehr einfach ins Schwimmbad geht und auch sonst im Alltag anders lebt und vieles meidet, was früher selbstverständlich war, dann bedeutet das für die Umgebung zwangsläufig eine Ablehnung ihrer als allgemein gültig empfundenen Verhaltensweisen, ob das nun explizit ausgesprochen wird oder nicht.

Daher reagiert die Umwelt auf den Religionswechsel. Kollegen amüsieren sich und machen ihre Sprüche über Gebet und Fasten, Eltern und Verwandtschaft reagieren mit Unverständnis oder sind in verzweifelter Sorge, ihr Kind in sein Unglück laufen zu sehen. Wenn es nur um eine Glaubensentscheidung ginge, doch plötzlich verhält sich der Betreffende auch anders: Er betet mehrfach am Tag, lehnt plötzlich Speisen ab, die bisher kein Problem waren, trinkt keinen Alkohol mehr, meidet Anlässe, wo welcher konsumiert wird, und geht nicht mehr tanzen. Ist bei der Tochter dazu noch ein muslimischer Mann im Spiel, den sie heiraten möchte und der ihr den Islam nahe gebracht hat, ist die Katastrophe komplett. In funktionierenden Familien gewinnt nach einer anfänglichen Schockphase die Vernunft wieder die Oberhand, man spricht miteinander und kommt zu Lösungen. Viele Familien stellen ihre Töchter jedoch vor die Alternative »wir oder der« und brechen den Kontakt weitgehend ab, ohne die Situation in Gesprächen zu klären, wenn diese bei ihren Plänen bleiben.

Konvertiten legen naturgemäß eine konsequentere Religionspraxis an den Tag als mancher Muslim, der in seiner Religion groß geworden ist. Das ist in der bewussten und entschiedenen Hinwendung zum Islam begründet und dürfte bei anderen Religionen und auch sonst im Leben bei bewussten Entscheidungen nicht viel anders sein. Dies stets als typischen Eifer von Konvertiten abzutun und die laxe Praxis vieler Durchschnittsmuslime als »gemäßigt« zu loben, wird der Sache und den Einstellungen der Betroffenen nicht gerecht. Gleichwohl gibt es natürlich ein Eiferertum Einzelner, die in jeder Diskussion ungefragt ihr (oft durchaus profundes) Wissen darüber von sich geben, was erlaubt und was verboten ist. Sie vergessen zumeist, dass die ersten Muslime 23 Jahre Zeit hatten, in den Islam hineinzuwachsen, bis er mit dem Tode unseres Propheten vollendet war. Häufig vernachlässigen sie mit ihrer ständigen Betonung des Erlaubten und Verbotenen die spirituelle Seite des Islam und beeinflussen das Bild unserer Religion in der nichtmuslimischen Öffentlichkeit negativ.

Die meisten neuen Muslime überstehen die schwierige Phase der Neuorientierung nach ihrem Übertritt jedoch ohne nennenswerte Probleme. Sie finden in ihrer muslimischen Umgebung Einzelpersonen und Gruppen, bei denen sie sich wohl fühlen und wo sie die notwendige geschwisterliche Hilfe erfahren.

Dennoch besteht die Gefahr, dass in den Familien durch den Übertritt eines ihrer Mitglieder zum Islam alte Konflikte aktiviert werden, die bis dato nicht offen zutage getreten sind. Gibt es z. B. auch schon vor dem Übertritt Ablösungsprobleme der Kinder aus symbiotischen Beziehungsformen, sehen sich diese manchmal zu einem radikalen Trennungsschnitt gezwungen, da die ständige Vorwurfshaltung der Familie (»Tu uns das nicht an!«) und das Leid, besonders der Mütter, nicht anders zu ertragen sind. So erreichen Eltern tragischerweise manchmal gerade das, was sie unter allen Umständen verhindern wollen. In anderen Fällen treten Autoritätsprobleme auf (»Solange du deine Füße unter unseren Tisch stellst ...!«), die dann nur die Alternativen lassen: bleiben wie bisher oder gehen. In solchen und ähnlichen Situationen zeigt sich, wie tragfähig familiäre Beziehungen wirklich sind und ob Kinder auch in Zeiten persönlicher Schwierigkeiten bei ihren Eltern Rat und Hilfe finden.

In Einzelfällen ist ersichtlich, dass entweder der Übertritt eine latente psychische Problematik manifest zum Ausbruch gebracht hat oder auch schon vorher teilweise erhebliche Auffälligkeiten bestanden. Aus therapeutischer Perspektive scheint es oft, als suchten die neuen Muslime im Islam Hilfe für ihre psychischen Probleme, die sie vermutlich auch nicht dadurch finden werden, dass sie versuchen, ein »richtiger Muslim« zu sein. Beim Eintritt in den Islam deckt Gott zwar den Mantel des Vergessens über unsere Sünden, wie ein Hadith sagt, dennoch bringen wir unsere Persönlichkeit mit, unsere Stärken, aber auch unsere Schwächen. Muslim sein ist keine theoretische Angelegenheit in einem luftleeren Raum, sondern eine eminent praktische, die sich auch im Alltag erweisen muss. Der Islam kann und soll zwar den Menschen verändern, vervollkommnen und seine besten und wertvollsten Seiten zur Entfaltung bringen, das geschieht jedoch nicht automatisch und von allein: der Mensch muss offen, aufnahmebereit und fähig sein, das Erzieherische und Bildende im Islam auch anzunehmen und umzusetzen. Therapeuten wissen, dass z. B. Menschen, die nie lernen konnten, Vertrauen zu entwickeln, weil sie immer wieder missbraucht und enttäuscht wurden, auch zu Gott nicht einfach Vertrauen haben können, weil es diesen Begriff in ihrer Welt nicht gibt.

Konvertiten mit psychischen Krankheiten glauben zuweilen, dass es keine Probleme mehr geben wird, wenn sie nur richtige Muslime sind. Leider werden sie oft von anderen Muslimen darin bestärkt. Es ist zu hoffen, dass sie Geschwister finden, die sie zu einer Therapie motivieren. Ob sie allerdings danach mit ihrer neugewonnenen inneren Freiheit immer noch Muslim sein werden, liegt allein in der Hand Gottes.

2.4 Psychische Erkrankungen

Woher kommen psychische Krankheiten?

Die Diskussion um die Ursachen psychischer Krankheiten ist so alt wie die Krankheiten selbst. Sie war immer stark vom Weltbild der jeweiligen Zeit geprägt. Lange Zeit galten sie als Frucht der Sünden eines Menschen, gegen Ende des 19. Jahrhunderts, im Gefolge der aufkommenden Naturwissenschaften, wurden sie als Symptome von Krankheiten des Gehirns oder als Folge von Veranlagung verstanden. Freud beschrieb zur selben Zeit erstmals systematisch die möglichen Einflüsse der Lebensgeschichte auf die Entstehung psychischer Erkrankungen.

Bei einigen psychischen Erkrankungen sind die Ursachen eindeutig festzustellen. Das ist etwa bei einigen Krankheiten des Gehirns der Fall, die zu typischen psychischen Symptomen führen, z. B. nach Schädelverletzungen oder entzündlichen Hirnerkrankungen, aber auch bei den Folgen von Alkohol- oder Drogenmissbrauch.

Bei vielen anderen Krankheiten ist auch heute das Ergebnis noch offen. Sicher ist jedoch, dass psychische Erkrankungen sowohl mit der Anlage eines Menschen als auch mit dessen Lebensgeschichte zu tun haben. Wie viel von beidem jeweils eine Rolle spielt, ist ebenfalls Gegenstand langer Diskussionen und wie die Frage der Ursache stark von der Auffassung der einzelnen Forschenden geprägt.

Das Vorhandensein einer *Veranlagung* heißt jedoch nicht, dass jemand die Erkrankung auch bekommt. Bei deren Entstehung müssen sehr viel mehr Faktoren zusammenkommen: Da ist einmal der Mensch selbst mit seiner *Persönlichkeit* und seinem Temperament: Ist er still oder lebhaft, abwartend oder zupackend, zart oder robust besaitet? Weiterhin spielt die *Umwelt* (Familie, Freunde, Schule, Berufskollegen etc.) eine wichtige Rolle: Bietet sie eher Hilfe oder ist sie mehr Belastung bei der Lösung von Konflikten, fördert, hemmt oder überfordert sie die Möglichkeiten der Einzelnen, ist sie klar gegliedert in erkennbare Strukturen oder diffus, ist die Kommunikation offen und klar oder mehrdeutig? Auch ist oftmals eine bestimmte *Situation* für die Entstehung einer Krankheit wichtig, ohne die sie sonst vielleicht gar nicht entstanden wäre: eine schwere Beziehungskrise etwa, eine Kündigung oder eine persönliche Kränkung, aber auch eine Beförderung, ein Umzug oder ein Unfall. Selbst eine so normale Situation wie die Geburt eines Kindes kann ein Auslöser für eine schwere psychische Krankheit sein. Hier wirken alle Faktoren mit: eine evtl. vorhandene Anlage, bei Frauen starke hormonelle Umstellungen in der Mutterschaft, die zusätzlichen Unsicherheiten und Verantwortlichkeiten einer Elternschaft und dies jeweils vor dem Hintergrund einer bestimmten Persönlichkeit mit ihren individuellen Fähigkeiten zur Verarbeitung und Lösung von Konflikten.

So wie man eine Anlage nicht alleine für eine Entstehung einer psychischen Erkrankung verantwortlich machen kann, sind auch nicht einfach nur Umweltfaktoren wie z. B. die Familie auslösend. Besonders Mütter machen sich bei einer Erkrankung eines ihrer Kinder oft fälschlicherweise Vorwürfe, dieses nicht richtig erzogen zu haben und damit für die Entstehung der Krankheit mitverantwortlich zu sein. Dabei zeigt eigentlich schon das Vorhandensein gesunder Geschwister, die sie ja auch erzogen haben, dass die Lage so einfach nicht ist und noch viele andere Dinge bei der Entstehung der Erkrankung ihres Kindes mitgewirkt haben, mit denen sie wenig oder gar nichts zu tun hat.

Wie stark jeweils Anlage oder Umwelt eine Krankheit bedingen, ist durchaus von praktischem Interesse. Der Hinweis auf eine Veranlagung oder eine Stoffwechselstörung des Gehirns kann bei schweren Depressionen einen Patienten, der sich mit Selbstvorwürfen quält, zwar aktuell entlasten, ihn aber später nach Abklingen der Depression auch daran hindern, sich im Rahmen einer psychotherapeutisch orientierten Behandlung mit weiteren Ursachen bzw. Auslösemechanismen auseinander zu setzen.

Manchmal dient der Hinweis auf eine angebliche Anlage sogar als Ausrede, keine Therapie machen zu müssen, obwohl sie sehr wichtig wäre, wie z. B. bei Essstörungen. Denn vieles von dem, was als Anlage erscheint, ist in Wirklichkeit gelernt. Kinder orientieren sich im frühen Kindesalter immer an ihren Eltern und übernehmen wie selbstverständlich viel von deren Verhaltensweisen. Wo schwache, ängstliche und überbehütende Eltern stets die Gefahren des Lebens beschwören, ist es nicht verwunderlich, wenn sich deren Kinder später nichts zutrauen und oft scheitern, das hat nichts mit familiärer »Nervenschwäche« zu tun. Wo übergewichtige Eltern jeden persönlichen Ärger und alles Unwohlsein mit vermehrtem Essen und Süßigkeiten bekämpfen, ist für das Übergewicht ihrer Kinder ebenfalls keine Vererbung verantwortlich.

An diesen Beispielen wird deutlich, dass für viele spätere psychische Erkrankungen auch die Lebensgeschichte eines Patienten eine Rolle spielt. Da der Mensch besonders in der Kindheit noch sehr wenig gefestigt ist, wirken die Einflüsse hier besonders stark. Das gilt auch für völlig normale und alltägliche Ereignisse, die vom Kind manchmal nicht richtig verarbeitet werden und dann später zu Schwierigkeiten führen können. So z. B. bei einer Patientin, die von Beruf Altenpflegerin war: Sie wurde von starker Angst geplagt, dass eine der ihr anvertrauten Bewohner durch ihre Schuld versterben könnte, so dass sie im Nachtdienst oft leise von Zimmer zu Zimmer ging, um zu lauschen, ob sie noch atmeten. Im Verlaufe der Therapie stellte sich heraus, dass die Patientin als kleines Kind einmal ihrer Großmutter kräftig vor das Schienbein getreten hatte, weil diese ihr etwas verboten hatte. Einige Wochen später starb die Großmutter – natürlich nicht an den Folgen des Tritts gegen das Schienbein. Diesen Zusammenhang stellte das kleine Kind jedoch für sich her und fühlte sich am Tod der geliebten Großmutter mitschuldig. Obwohl die Patientin diese Dinge später vergessen hat, sind sowohl der Berufswunsch als Altenpflegerin als auch die Angstsymptomatik von diesem Erlebnis beeinflusst worden.

Die Frage nach der Herkunft psychischer Erkrankungen lässt sich nicht abschließend beantworten. Man kann jedoch sagen, dass meistens mehrere Ursachen und Entstehungsfaktoren beteiligt sind. Bei den schweren psychiatrischen Krankheitsbildern wie z. B. der Schizophrenie fallen sog. »endogene« Faktoren, also solche, die im Patienten selbst zu suchen sind und zu denen auch die Anlage wie auch eine bestimmte Verletzlichkeit zählen, stärker ins Gewicht, bei anderen, die vor allem psychotherapeutisch behandelt werden, steht eher die Lebensgeschichte mit ihrer alltäglichen Konfliktverarbeitung und dem Erlernen von bestimmten Verhaltensweisen im Vordergrund.

Sind psychische Erkrankungen »ansteckend«?

Da psychische Erkrankungen nicht durch Erreger verursacht werden, können sie auch nicht auf andere Menschen übertragen werden. Ein gesunder, stabiler Mensch bleibt gesund, auch wenn er Kontakt mit psychisch Kranken hat.

Dennoch befürchten viele Patienten, besonders wenn sie in einer psychiatrischen Klinik behandelt werden müssen, bald auch irgendwann so zu sein wie ihre schwerer kranken Mitpatienten. Die meisten neigen dazu, sich mit anderen zu vergleichen. Dazu muss man wissen, dass es auch in der Psychiatrie verschiedene Krankheitsbilder gibt, die wenig oder nichts miteinander zu tun haben, obwohl die Patienten an einem gemeinsamen Symptom leiden, wie z.B. einer depressiven Stimmungslage. So wie eine Grippe oder ein gebrochener Arm etwas anderes sind als eine Lungenentzündung oder Gallensteine, auch wenn beide Patienten Fieber oder Schmerzen haben, so kann man eine schwere Depression nicht mit einer Suchterkrankung oder einer Schizophrenie vergleichen.

Daher sollen nachfolgend einige wichtige Krankheitsbilder kurz dargestellt werden, die in der Psychiatrie oft behandelt werden.

2.4.1 Schizophrenie

Was ist Schizophrenie?

Schizophrenie ist der Begriff für eine Gruppe von Krankheiten, die in Schüben verläuft und oft jüngere Menschen trifft. Das wichtigste Merkmal ist die unterschiedlich starke Auflösung der inneren Ordnung einer Person. Die »natürliche Selbstverständlichkeit«, mit der man sein Leben bisher gelebt hat, geht verloren, wie es der deutsche Psychiater Blankenburg ausgedrückt hat. Das bisher sichere Gefühl, gestern noch derselbe Mensch gewesen zu sein, der man heute ist, schwindet. Es entsteht ein inneres Chaos, die innere Orientierung geht verloren, bisher Vertrautes wird fremd, Fremdes erscheint plötzlich bekannt oder gar bedrohlich, die Unterscheidung zwischen Wirklichkeit und Fantasie ist nicht mehr sicher möglich. Der Kranke erlebt Dinge, die ihn ängstigen und die er sich nicht erklären kann. Er hört möglicherweise Stimmen, die ihn beschimpfen oder ihm Befehle erteilen, oder fühlt sich verfolgt oder bedroht. Er wird in einen Strudel hineingezogen, aus dem er sich nicht mehr befreien kann und der ihn in einen Abgrund stürzt.

Wenn man diese Erlebnisse bedenkt, kann man sich vorstellen, dass Angst das alles bestimmende Gefühl eines akut erkrankten Schizophrenen ist. Er kann keinen klaren Gedanken mehr fassen, die Konzentration ist gestört, er ist depressiv oder in Panik, unruhig oder erstarrt. Er klammert sich an die Familie und sucht bei ihr Hilfe, kann aber gleichzeitig deren Nähe nicht ertragen. Er will allein sein, doch dann wird die Angst noch größer. Es ist alles durcheinander. Man bemerkt es auch an seiner Sprache oder seinen Gedankengängen, sie verlieren für den Außenstehenden den Sinnzusammenhang, man kann dem Patienten nicht mehr folgen. Erschwerend für die Hilfe kommt hinzu, dass sich viele Patienten nicht als krank erleben, sondern die Umwelt für ihren Zustand verantwortlich machen.

Hat der Patient mit ärztlicher Hilfe diese akute Phase überstanden oder ist im Laufe der Zeit mehrfach erkrankt, ist es möglich, dass er nicht wieder ganz gesund wird und die Krankheit Spuren hinterlässt. Viele Schizophrene erholen sich zwar gut, doch manche Kranke werden von Krankheit zu Krankheit unsicherer, depressiver oder stumpfen mehr ab, ziehen sich vermehrt zurück, sind inaktiver und immer weniger belastbar. Manchen geht das Gefühl für sich selbst verloren, sie pflegen sich nicht mehr und müssen zu allem angehalten werden. Mütter können den Haushalt und die Kinder nicht mehr versorgen, Väter ihrer Arbeit nicht mehr nachgehen. Diese so genannten »Defizite« sind aber auch Schutz vor Wiedererkrankung, indem sie den Patienten von den belastenden Höhen und Tiefen des Lebens abschirmen.

Gerade die Gefahr einer stetigen Verschlechterung vor Krankheitsphase zu Krankheitsphase macht die Bedeutung einer guten Therapie mit dem wichtigen Ziel deutlich, zukünftige Schübe auf jeden Fall zu verhindern.

Was ist Wahn?

Wahn nennt man eine falsche Wahrnehmung, an der ein Patient unerschütterlich festhält und die auch nicht durch andersartige Erfahrungen oder Argumente verändert werden kann. Er kommt bei den meisten schizophren Erkrankten vor. Wie es Olbrich u.a. (1999) beschreiben: Zu Beginn hat der Patient »das allgemeine, unbestimmte Gefühl, dass etwas los ist, in der Luft liegt. Die Vorgänge der Umgebung erscheinen ihm merkwürdig und seltsam. Viele Handlungen und belanglose Vorgänge bekommen eine geheimnisvolle, aber nicht entschlüsselbare Bedeutung. Der Patient fühlt sich im Mittelpunkt des Geschehens. Alles ist auf ihn gemünzt, und er neigt dazu, alle möglichen Andeutungen und Zeichen auf sich zu beziehen, ohne ihnen jedoch einen bestimmten Sinn geben zu können. Eine tiefgreifende Unsicherheit erfasst ihn, er wird ängstlich, ratlos und möglicherweise auch suizidal«.

Ist der Wahn erst einmal gefestigt, gewinnt die Patientin Gewissheit über die bisher vielleicht unklare Bedeutung. Sie verliert das Gefühl, möglicherweise krank zu sein, es gibt für sie dann keinen Zweifel mehr an ihrer Wahrnehmung. Der Patient »weiß« einfach, dass ihm ein zufälliger Passant in der Stadt mit seinem Hüsteln mitteilt, dass er beobachtet wird und in seinem Haus Mikrofone und Kameras angebracht sind; er »weiß« einfach, dass sein Kribbeln in den Füßen von einem elektrischen Gerät verursacht wird, das die Polizei finden und abstellen soll und nichts mit seiner Zuckerkrankheit zu tun hat, wie der Arzt immer sagt.

Wie wird eine Schizophrenie behandelt?

Eine gute Therapie findet auf mehreren Ebenen statt, die Teil eines Gesamtkonzeptes sind. Besonders im akuten Schub sind *Medikamente* (Neuroleptika) dringend erforderlich. Erst sie versetzen den Patienten wieder in die Lage, sich zu konzentrieren, beseitigen die Angst und verbessern das Gefühl für sich selbst. Nur so kann der Kranke dann von weiteren Therapieangeboten profitieren. Doch auch nach Abklingen der Symptome müssen die Medikamente über einen langen Zeitraum weitergegeben werden, da sonst ein erneuter Schub droht. Hier liegt der wichtigste Grund für die hohe Rückfallquote bei den Patienten.

Das frühzeitige Einbeziehen der *Angehörigen* ist ein weiterer wichtiger Teil der Therapie. Sie benötigen ausreichend Information über den Charakter der Erkrankung und vor allem konkreten Rat im Umgang mit dem Patienten. Wie dieser müssen sie lernen Frühwarnsymptome zu erkennen und einen Plan für zukünftige Krisen zu entwickeln.

Ein weiterer wichtiger Aspekt der Therapie ist die Organisation von Hilfen bei der *Regelung sozialer Belange* (Arbeitsplatz, Rehabilitation, Zeitrente) und der Gestaltung des *Milieus*, in dem der Patient lebt. Unterforderung, aber auch Überforderung müssen dabei vermieden werden.

Wie geht man mit einem schizophren Erkrankten um?

Es gibt einige wichtige Grundsätze, die man im Umgang mit schizophren Erkrankten beachten sollte:

EMPFEHLUNGEN FÜR DEN UMGANG MIT SCHIZOPHREN ERKRANKTEN

- **Man muss den Kranken in seinem Erleben ernst nehmen, auch wenn es noch so »verrückt« ist, denn er hat mit seiner Krankheit wahrscheinlich die bisher schlimmste Erfahrung seines Lebens gemacht.**
- **Man soll stets den Patienten das für ihn zuträgliche Maß an Nähe bestimmen lassen, emotionale Überfürsorge ist schlimmer als eine »lange Leine«. Aggressivität ist meistens Zeichen von Angst bei zu großer emotionaler oder räumlicher Nähe. Daher muss der Kranke die Möglichkeiten haben, sich auch räumlich zurückzuziehen! Das kann bei Herkunftskulturen problematisch sein, wo Rückzug aus der Gemeinschaft an sich bereits als auffälliges Verhalten betrachtet wird. Hier sind die Angehörigen gefordert, sich im Sinne des Kranken auch einmal konträr zu ihrer sonstigen sozialen Gewohnheit zu verhalten. Man sollte mit dem Patienten keine langen, belastenden Gespräche führen, sondern es eher bei kurzen Kontakten belassen.**
- **Die Kommunikation soll offen und konkret sein, dem Patienten muss stets klar sein, wann wer mit wem über ihn redet, wer was über ihn weiß. Das ist deshalb besonders wichtig, weil der Kranke oft ja schon wegen seines Wahns vermutet, dass hinter seinem Rücken etwas vorgeht, das gegen ihn gerichtet ist. Daher legen Therapeuten ihre Schweigepflicht sehr streng aus, besonders auch Menschen aus dem persönlichen Umfeld des Patienten gegenüber.**

- **Aus mangelhafter »innerer« Struktur benötigt der Patient oft strukturierende Elemente von außen, um seine Ängste zu bewältigen. Das können u. a. sein:**
  - **Tagespläne mit Aktivitäten und Zeiten, auch für die Gebete,**
  - **feste Eckzeiten (Arbeitsbeginn, Essen, Medikamenteneinnahme),**
  - **stabile, konsequente Beziehungen in der Umgebung.**
- **Der behandelnde Psychiater ist der Dreh- und Angelpunkt der Therapie. Er koordiniert die therapeutisch notwendigen Maßnahmen und ist Ansprechpartner für alle Beteiligten, so dass auch für den Patienten eine Linie deutlich wird, an der er sich orientieren kann.**

Wie geht man mit einem Wahnkranken um?

Auch Wahnkranken ist zumeist klar, dass z. B. das Hören von Stimmen ohne Anwesenheit einer Person in der Gesellschaft als Zeichen von Verrücktheit gilt. Deswegen ist beim Umgang mit ihm oder ihr sehr viel Takt gefordert. Wenn man bedenkt, dass die Wahnwelt für die Kranken so wirklich ist wie die »normale« Welt für die Gesunden, dann ist jeder Versuch, ihnen ihre Eindrücke auszureden, zum Scheitern verurteilt. Andererseits darf man auch nicht so tun, als sähe man die Dinge und ihre Bedeutung genau so wie der Patient. Er wird es bald merken und noch mehr verunsichert sein.

Man sollte daher dem Kranken gegenüber eine Haltung einnehmen, die ihn einerseits mit seiner Wahrnehmung ernst nimmt und sie ihm als seine Wahrnehmung auch glaubt, andererseits aber auch deutlich macht, dass man selbst die Dinge anders sieht. Ernst nehmen bedeutet dann auch, sich seiner Not anzunehmen und z. B. seinem Bedürfnis nach Sicherheit nachzukommen und dennoch vorsichtig darauf hinzuwirken, sich in ärztliche Behandlung zu begeben, und sei es nur deswegen, weil er so verängstigt ist oder sich sonst schlecht fühlt.

2.4.2 Depressionen

Was sind Depressionen, welche Formen gibt es?

Bei den psychiatrischen Erkrankungen nehmen die Depressionen einen breiten Raum ein. Bei der Einteilung geht man heute von den Symptomen, der Dauer und dem Schweregrad aus und nicht mehr von angenommenen Ursachen wie endogen (von innen heraus, unbekannt) oder neurotisch (lebensgeschichtlich bedingt). Die einzelnen Formen der Depression können an dieser Stelle nicht ausführlich beschrieben werden. Dennoch kann man etwas vereinfachend sagen, dass eine Art der Depressivität einmal oder öfter im Leben mit unterschiedlichem Schweregrad periodisch auftritt und dann wieder abklingt (»depressive Episode«), eine andere dagegen chronisch besteht, wenn auch in etwas leichterer Form (»Dysthymie«).

Bei der *episodisch auftretenden* Depression klagen die Patienten über Niedergeschlagenheit, Hoffnungslosigkeit oder auch ein Gefühl von Gefühllosigkeit. Weiterhin ist der Schlaf massiv gestört, die Konzentrationsfähigkeit vermindert, der Patient neigt zum Grübeln, schwere Schuldgefühle quälen sein Gewissen, das Selbstwertgefühl ist vermindert. Der Antrieb ist gestört, sonst aktive Personen können sich zu nichts mehr aufraffen. In schweren Fällen findet sich eine Bewegungsarmut, so dass der Patient wie versteinert ist. Selbstmordgedanken sind sehr häufig, auch Selbstmordversuche kommen nicht selten vor, so dass der Patient in dieser Zeit vor sich selbst geschützt werden muss.

Die beschriebenen Symptome verändern das Gefühlsleben der sonst unauffälligen, gesunden und aktiven Patienten sehr. Sie quälen sich mit Selbstvorwürfen, ihren Iman (Glauben) verloren zu haben, nicht mehr beten zu können und keinen Trost mehr im Koran zu finden. Sie beklagen sich und leiden darunter, dass ihre Liebe zu Gott und seinem Gesandten verschwunden ist. Das Schicksal ihrer Angehörigen ist ihnen egal. Sie sind der festen Meinung, die größten Sünder zu sein und von Gott für ihre Vergehen bestraft zu werden. Auch die Selbstmordgedanken belasten sie sehr, da sie eine Sünde gegen Gott sind. Wer schwer depressive Menschen erlebt hat, weiß, wie sehr sie sich mit diesen Krankheitssymptomen quälen.

Da Hoffnung ein Gefühl ist, das sich auf die Zukunft richtet, ist ihr

Verlust besonders schwerwiegend. Hoffnungslosigkeit bedeutet, dass die Zukunft verschlossen ist, dass man keine Chance mehr hat, seine Sünden der Vergangenheit zu bereuen und wieder gutzumachen. Der Patient erlebt sich am Endpunkt seiner Geschichte, einsam und allein. Nichts geht mehr. In dieser Situation wird die Vergangenheit überwältigend, alle kleinen und großen Verfehlungen stehen ihm vor Augen. Vor allem die Hoffnungslosigkeit, das Gefühl, dass das Ende der Zeit gekommen ist und sich dieser schreckliche Seelenzustand nie wieder ändern wird, bedingt die Selbstmordgefahr bei Depressiven.

Welcher Muslim denkt bei diesen Schilderungen nicht an die Situation der Menschen am Tag der Auferstehung! Wir lesen in einigen der gewaltigsten Verse im Koran:

»Wenn die Sonne umwunden wird; und wenn die Sterne zerfallen; und wenn die Berge vergangen sein werden; und wenn die hochträchtigen Kamelweibchen vernachlässigt werden; und wenn die wilden Tiere versammelt werden; und wenn die Meere angezündet/überflutet werden; und wenn die Seelen (mit ihren Leibern) gepaart werden; und wenn das lebendig begrabene Mädchen gefragt wird, für welche Verfehlungen es getötet wurde; und wenn die Blätter entfaltet werden; und wenn der Himmel abgetragen wird; und wenn die Hölle entfacht wird; und wenn die Dschanna nahe gebracht wird, dann weiß bereits jede Seele, was sie vollbrachte« (81:1–14).

Der Mensch steht ganz allein, inmitten der untergehenden Welt, ohne Fürsprache, niemand kann ihm helfen: »Und fürchtet den Tag, an dem keine Seele etwas (sei es Schuld oder Verdienst) für eine andere wird übernehmen können und (an dem) von ihr kein Lösegeld angenommen noch ihr eine Fürsprache nützen wird, und (an dem) ihnen (den Menschen) kein Beistand zuteil wird.« (2:123). Wenn man diese Verse auf sich wirken lässt, ahnt man ein wenig von dem, was Depressive als die schrecklichste Zeit ihres Lebens beschreiben. Für sie ist es in ihrer Krankheit allerdings kein Trost, dass Gottes Barmherzigkeit allumfassend ist (7:156), er keiner Seele mehr aufträgt, als sie zu tragen vermag (7:42), keiner Seele Unrecht widerfahren lässt (16:111) und dass vor Gott auch das Gewicht eines Stäubchen Gutes zählt (99:7). Die Depressive sieht alles durch eine dunkle Brille.

Von der geschilderten, periodisch auftretenden Form der Depression unterscheidet sich die *Dysthymie* durch einen etwas leichteren, aber chronifizierten Verlauf. Hier ist die Depression an der überwiegenden Zahl der Tage vorhanden. Dazu kommen möglicherweise zusätzliche Symptome wie geringes Selbstvertrauen, Energieverlust, Schlafprobleme oder Konzentrationsstörungen. Die periodisch auftretende Form kann manchmal bis in die Kindheit hinein zurückverfolgt werden.

Wie sieht die Therapie depressiver Erkrankungen aus?

Schwere und mittelschwere episodisch auftretende Depressionen werden in erster Linie mit Medikamenten behandelt. Ähnliches gilt auch für die Dysthymien, obwohl hier nicht so viele Patienten auf die Behandlung ansprechen. Die Medikamente müssen eine gewisse Zeit über die eigentliche depressive Phase hinaus gegeben werden, da es sonst zu Rückfällen kommt. Bei häufigem Auftreten ist sogar eine langjährige Phasenprophylaxe erforderlich, für die es spezielle Medikamente gibt. Neben der Medikamentengabe muss eine stützende Psychotherapie erfolgen und die Patientin von ihren Aufgaben entlastet werden.

Bei leichteren Formen von Depressionen oder nach einer deutlichen Besserung des Zustandes kann man psychotherapeutische Therapieverfahren anwenden. Hier haben sich die sog. kognitive Verhaltenstherapie nach Beck und die interpersonelle Psychotherapie besonders bewährt. Sie werden zumeist von Psychologen durchgeführt.

Wie soll man mit einer depressiven Person umgehen?

Für die Familie ist der Umgang mit depressiven Angehörigen sehr belastend. Deren Klagen klingen oft wie Anklagen (»Mir kann ja doch niemand helfen!«), alle gut gemeinten Ratschläge nützen nichts, man kann eigentlich nichts richtig machen. Man spürt die Hilflosigkeit und Ausweglosigkeit des Kranken förmlich bei sich selber und wird irgendwann darüber regelrecht wütend.

Dennoch ist ein dem Krankheitsbild angemessener Umgang mit dem Patienten wichtig. Versuche, den Kranken aufzuheitern, oder Hinweise, doch zu beten oder sich über das schöne Wetter zu freuen, sind nicht hilfreich und zum Scheitern verurteilt, da sie ihm den Verlust dieser Fähigkeiten noch mehr verdeutlichen und er selbst doch der Erste wäre, der sich wieder freuen würde, wenn er es denn nur könnte. Auch das Besprechen von vermuteten Ursachen der Depression, nach denen der Patient oft bei sich sucht, muss in der akuten Krankheitsphase unbedingt unterbleiben, da das seine Schuld- und Versagensgefühle und damit auch die Selbstmordgefahr verstärken würde. Das gilt besonders auch für Themen der religiösen Alltags- und Glaubenspraxis – Vorwürfe wie jemand habe seine Gebete nicht regelmäßig verrichtet oder grundsätzlich nicht genug Iman, sollten unbedingt unterbleiben. Hilfreich ist dagegen ein ernster, freundlicher und mitfühlender Umgang und der immer wieder gegebene Hinweis, dass es sich hier um eine Krankheit handelt, die wieder vergeht.

Der Gesunde muss sozusagen stellvertretend für den Kranken dessen Hoffnung und Zuversicht haben. Diese Zuversicht der Umgebung wird vom Patienten trotz aller Zweifel als hilfreich erlebt, wie viele Kranke nach ihrer Gesundung berichten. In der Familie sollte man dem Kranken helfen, seinen gewohnten Tagesrhythmus (z.B. Gebets- oder Essenszeiten) trotz seiner Antriebsschwäche beizubehalten, wenn auch mit eingeschränkten oder zeitweise sogar aufgehobenen Aktivitäten. Die Übertragung leichter, konkreter Aufgaben vermindert das Gefühl, zu nichts nutze zu sein.

2.4.3 Suizid und Suizidalität

Allgemeines

Mit den Themen Selbstmord und Selbstmordgedanken erreichen wir ein besonders schwieriges Kapitel dieses Ratgebers. Hier gelangen wir an die Grenzen unserer Existenz als Menschen und als Muslime, hier stellt sich die Frage nach dem Woher und Wohin, kurz, nach dem Sinn unseres Lebens besonders scharf.

Therapeuten und Fachleute benutzen den Begriff Suizid (lateinisch Selbsttötung) und Suizidalität (Neigung zur Selbsttötung) statt Selbstmord und Selbstmordgedanken, weil für einen »-mord« niedere Beweggründe und Heimtücke gegenüber jemand anderem typisch sind, die beim Suizid fehlen. Außerdem werden wir mit dem stark negativ belasteten

Wort »Selbstmord« den Menschen nicht gerecht, die diesen begehen oder die »Selbstmordgedanken« hegen. Die betroffenen Menschen brauchen nicht unsere Verurteilung, sondern unsere Hilfe.

In Deutschland betrug im Jahre 2001 die Suizidrate 13,5 / 100.000 Menschen, wobei eine hohe Dunkelziffer angenommen wird (z. B. bei ungeklärten Unfällen). Die Suizidrate bei Männern ist dreimal so hoch wie bei Frauen, hier überwiegen allerdings die Suizidversuche. Für eine Großstadt wie Köln bedeutet das 137 Personen im Jahr! Vergleicht man diese Zahlen mit denen von Ländern mit muslimischer Bevölkerung, so fallen die niedrigen Zahlen in der Statistik der WHO auf. So wird für Ägypten für 1987 eine Suizidrate bei Männern von 0,1 / 100.000 und Frauen von 0,0 / 100.000 angegeben, in Jordanien für 1979 sogar bei beiden Geschlechtern 0,0 / 100.000! Obwohl die Suizidrate in islamischen Ländern niedriger liegt als in westlich geprägten Kulturkreisen, sind solche Zahlen angesichts der Realität in diesen Ländern kaum glaubhaft. Gründe dafür dürften neben den Problemen einer flächendeckenden Erfassung in einem Land wie z. B. Jordanien auch Schwierigkeiten im Umgang mit einem solchen Thema sein.

Einige Ergebnisse der Suizidforschung

Über das durchschnittliche »statistische Risiko« hinaus, an Suizid zu versterben, sind einige gesellschaftliche Gruppen stärker gefährdet. Hierzu zählen vor allem psychisch Kranke. Hinzu kommen alte Menschen, besonders nach Partnerverlust. Weiterhin sind Alleinstehende stärker gefährdet. Ledige begehen doppelt so häufig Suizid wie Verheiratete, Geschiedene und Verwitwete ca. fünfmal mehr. *Suizidversuche* kommen um ein Vielfaches häufiger vor als Suizide und weisen eine hohe Dunkelziffer auf.

Mit den Ursachen und Hintergründen befasst sich die Wissenschaft seit vielen Jahren aus den verschiedensten Blickwinkeln. Es hat sich herausgestellt, dass der Suizid ein sehr komplexes Geschehen ist, in dem u. a. gesellschaftliche, wirtschaftliche und persönliche Faktoren zusammenwirken. Die Erfahrungen von Ärzten, Psychotherapeuten und Seelsorgern zeigen, dass die allermeisten Suizide in erheblichen psychischen Krisen oder auch in Zuständen krankhafter seelischer Veränderung begangen werden. Nur in den seltensten Fällen entscheidet sich ein psychisch unbelasteter Mensch zu einem freiwilligen Ausscheiden aus dem Leben.

Ärzte und Psychologen haben verschiedene Versuche unternommen, die Entstehung von Suizidalität zu erklären. Unter den derzeit vorliegenden Modellen scheinen uns das Krankheitsmodell und das Krisenmodell dazu besonders geeignet.

Das *Krankheitsmodell* versteht Suizidalität als Folge einer zumeist psychischen Erkrankung. Hier sind besonders depressive Patienten gefährdet, aber auch Suchtkranke und schizophrene Patienten. Hoffnungslosigkeit, Verlust sozialer Beziehungen und körperlicher Abbau nach wiederholtem Scheitern des Versuchs, vom Alkohol zu lassen, wahnhafte Verfolgungsängste oder auch akustische Halluzinationen, die zum Suizid auffordern oder den Patienten ständig beschimpfen, so dass die Situation irgendwann unerträglich wird, lassen irgendwann für den Betroffenen keine andere Lösung mehr zu.

Das *Krisenmodell* geht davon aus, dass ein bisher psychisch gesunder und unauffälliger Mensch in eine belastende Situation gerät, die er mit seinen bisherigen Möglichkeiten nicht mehr bewältigen kann. Es kann sich hierbei z. B. um ein kritisches Lebensereignis handeln, ein verschuldetes tragisches Unglück, die Erwartung eines langsamen Sterbens bei einer Krebserkrankung, eine Vergewaltigung, die Erwartung von Folter (Asylsuchende!) oder Misshandlungen, besonders auch in erzwungenen Ehen, aber auch um äußerlich »normale« Dinge wie Schwangerschaft, Pensionierung oder den Auszug aus dem Elternhaus. Der Suizid erscheint dabei als einziger Ausweg aus einer unerträglichen und nicht anders zu lösenden Situation.

Suizidalität entsteht auch durch massive Selbstwertkrisen oder als Endpunkt ungelöster Aggressionsprobleme, wo die eigentlich jemand anderem geltende Wut (z. B. aus Schuldgefühlen diesem gegenüber heraus) gegen sich selbst gerichtet wird. Sie entsteht zumeist nicht plötzlich, sondern ist das Ergebnis einer längeren Entwicklung, während der der Betroffene sich immer mehr mit diesem Gedanken beschäftigt, so dass dieser zunehmend seinen Schrecken verliert.

Was sagen Koran und Sunna zum Thema Suizid?

Da die Fähigkeit, sich selbst das Leben zu nehmen, allen Menschen eigen ist, nehmen auch die verschiedenen Religionen dazu Stellung. Wie im Christentum ist auch im Islam der Suizid streng verboten, weil nur Allah als Schöpfer aller Dinge das Leben geben und nehmen darf. Das Leben des Menschen ist ein uns anvertrautes Gut, mit dem wir sehr sorgsam umgehen müssen und über das wir nicht nach Belieben verfügen dürfen. So heißt es im Koran: »Und tötet euch nicht selbst. Wahrlich, Gott ist barmherzig gegen euch« (4:29).

Auch in der Sunna finden sich eine Reihe Hadithe, die dazu Stellung nehmen: »Der Prophet hat gesagt: ›Wer sich selbst erdrosselt, wird sich im Feuer erdrosseln, und wer sich selbst ersticht, wird sich im Feuer erstechen.‹« In einem anderen Hadith heißt es: »Wer sich von einem Berg herabstürzt und Selbstmord begeht, ist im Höllenfeuer und stürzt sich dort immer wieder herab. Wer Gift zu sich nimmt und Selbstmord begeht, hat das Gift in der Hand und nimmt es in der Hölle für immer zu sich, und wer sich mit einer Waffe tötet, hat die Waffe in der Hand und ersticht sich damit im Höllenfeuer für immer.«

Wie man aus folgender Überlieferung erkennen kann, gilt das Verbot des Selbstmordes auch für Situationen, die jemand nicht ertragen zu können glaubt: »Vor euch gab es einen Mann, der verwundet war. Seine Wunde machte ihm so sehr Beschwerden, dass er ein Messer nahm und in sein Handgelenk schnitt und verblutete. Daraufhin sagte Allah: ›Mein Knecht hatte es in der Sache seines Lebens eilig. Darum hat er den Paradiesgarten verloren.‹« Das Ertragen schwieriger Zustände im Vertrauen auf Gott wird im Islam mit dem Begriff »Sabr« bezeichnet und gilt als hohe Tugend.

Wie sollten wir als Muslime mit diesem Thema umgehen?

Soweit bekannt, existiert keine Untersuchung über das Vorkommen von Suizidalität und Suiziden bei Muslimen in Deutschland. Dennoch wissen wir aus unserer therapeutischen Arbeit, dass dieses Thema bei ihnen ebenso vorkommt wie bei anderen Patienten und Ratsuchenden auch. Die Betroffenen scheuen sich oft, darüber zu sprechen, da sie die Haltung des Islam dazu kennen und auch wissen, wie ihre Angehörigen darüber denken. Außerdem verurteilen sie sich zumeist auch selbst dafür. Immer wieder berichten Betroffene, dass oft nur ihr Glaube und das Verbot des Suizides sie davon abgehalten haben. Das bedeutet umgekehrt jedoch nicht, dass jemand mit Suizidgedanken, bei einem Suizidversuch oder einem Suizid einen Mangel an Iman hätte, wie sich die Betroffenen immer wieder vorwerfen.

Legt man das *Krankheitsmodell* zugrunde, dann ist bei Muslimen wie Nichtmuslimen bei Vorliegen schwerer Depression die Suizidalität ein häufiges Symptom. Die Patienten können sich bei schweren Depressionen nicht dagegen wehren, sie leiden sehr darunter und werfen sich mangelnden Glauben vor. Diese Patienten sind in höchstem Maße unfrei, sich anders zu entscheiden. Gleiches gilt für schizophrene Patienten, die unter dem Eindruck von Wahnerleben handeln. Die Suizidalität muss hier wie alle anderen Symptome fachgerecht behandelt und der Patient auch manchmal vor sich selbst geschützt werden, da er die Verantwortung für sich in dieser Zeit krankheitsbedingt nur begrenzt oder auch gar nicht übernehmen kann.

Aus der Sicht des *Krisenmodells* scheint die Lage schon komplizierter. Ist es z. B. ein »Grund«, in seiner Verzweiflung einen Suizidversuch zu unternehmen, wenn man im Verkehr unachtsam war und den Tod eines Kindes verschuldet hat? Ist es ein »Grund«, in suizidaler Absicht aus dem Fenster zu springen, wenn man nicht anders einem gewalttätigen Ehemann ausweichen zu können glaubt? Oder ist es gar ein »Grund«, wenn man unglücklich verliebt ist, jemanden heiraten soll, den man nicht kennt oder will, oder wenn man sich von seinen Eltern und sonst niemandem verstanden fühlt?

Nach unseren Erfahrungen mit Betroffenen machen es sich viele Muslime mit einer Verurteilung von Suizidalität und suizidalen Handlungen zu leicht. Das gilt z. B. auch für Al Qaradawi, der in seinem weit verbreiteten Buch »Erlaubtes und Verbotenes« (1989) zum Thema »Selbstmord« schreibt: »Der Gläubige ist zum ständigen Bemühen geschaffen, nicht dazu, herumzusitzen, zum Kampf, nicht zur Flucht. Sein Glaube und sein Charakter lassen es nicht zu, dass er dem Kampf des Lebens entflieht, und er besitzt eine Waffe, die nie versagt. Die Waffe ist sein unerschütterlicher Glaube, und die Munition ist seine moralische Standkraft.« Er führt als Beispiel den oben genannten Hadith über einen verwundeten Mann an, der seine Schmerzen nicht ertragen konnte, sich deswegen umbrachte und so den Paradiesgarten verlor und fragt, was dann erst mit dem sei, der sich wegen eines geschäftlichen Verlustes, einer nicht bestandenen Prüfung oder einer Zurückweisung durch eine Frau umbringe. Solche Menschen sind für ihn willensschwach.

Therapeuten haben immer wieder mit (psychisch gesunden) Menschen zu tun, die wegen solcher Dinge suizidal wurden oder auch einen Suizidversuch unternommen haben. Man wird dem Leid dieser Menschen nicht gerecht, wenn man sie einfach als willens- oder auch glaubensschwach bezeichnet, keiner ist einfach nur zu übermütig, gleichgültig oder zu faul, sich mit seinem Problem auseinander zu setzen. Meistens geht es bei solchen nach außen hin unverhältnismäßig und geringfügig erscheinenden Anlässen auch gar nicht um das vordergründige Thema, sondern um komplizierte, dahinter versteckte psychologische Prozesse.

So kann ein Muslim über einen fahrlässig verursachten Todesfall, z. B. bei einem Verkehrsunfall, so verzweifelt sein, dass er nur die schlimmste denkbare Strafe für sein Handeln für angemessen hält, die er durch den Suizid sozusagen »garantiert« sieht. Der geschäftliche Misserfolg oder die nicht bestandene Prüfung berühren vielleicht eine uralte und nie verheilte Wunde in der Seele, niemals das Gefühl gehabt zu haben, etwas wert zu sein und geliebt zu werden, die Zurückweisung durch eine Frau alte, tief sitzende und nicht bewusste Ängste, von seiner Mutter verlassen zu werden, was für ein kleines Kind (auf dieser Ebene erlebt sich der Betroffene in dieser Situation) eine Frage von Leben und Tod ist und entsprechende Panik auslöst.

Muslime machen es sich oft nicht nur zu leicht mit der Verurteilung eines solchen Handelns, die allein Gott zusteht, sondern in manchen Fällen erzeugen und fördern sie Suizidalität erst durch ihr Handeln und ihre Einstellungen. Das kann z. B. der Fall sein, wenn sich eine Frau nach einer erlittenen Vergewaltigung oder unehelichen Schwangerschaft der Gefahr ausgesetzt sieht, von ihrer Familie verstoßen oder gar umgebracht zu werden, weil sie deren »Ehre beschmutzt« hat, oder wenn sie daraufhin gezwungen wird, ihren Vergewaltiger oder Verführer zu heiraten.

Wenn eine lange und schwer misshandelte Frau nicht einmal bei ihrer Familie Hilfe findet, dann wird deutlich, dass Suizidalität nicht einfach nur die Einzelne angeht, die mit Problemen nicht fertig wird, sondern auch ganz wesentlich davon abhängt, wie die Umgebung ihr entgegentritt. Auf diese Weise werden die Opfer erneut zu Opfern gemacht, eine Ungerechtigkeit, die allen islamischen Grundsätzen zuwiderläuft und gegen die jeder Muslim im Namen seiner Religion entschieden auftreten muss.

Empfehlungen für Betroffene und Angehörige

Der Umgang mit dem Thema Suizid ist für alle Beteiligten mit großen Unsicherheiten und oft auch mit Vorurteilen behaftet. So ist z. B. die Annahme falsch, dass man mit dem Ansprechen von Suizidalität den Betroffenen erst auf die Idee bringt. Meistens sind es die eigenen Hemmnisse, die einen daran hindern, ein solches Thema anzusprechen. Ebenso falsch ist es zu glauben, dass Menschen, die über Suizidideen sprechen, diese nicht umsetzen. Im Gegenteil sind Bemerkungen in diese Richtung (»Was soll ich noch auf dieser Welt« oder »Es lohnt sich doch nichts mehr«) wichtige Signale, die man nicht überhören sollte.

Hinweise auf Suizidalität

- Depressionen.
- Der Betroffene äußert, dass er das Leben nicht mehr ertrage, nicht mehr weiterwisse oder am liebsten morgens nicht wieder erwache.
- Jemand äußert schwere Schuldgefühle, Gefühle von Sinnlosigkeit und Hoffnungslosigkeit oder macht sich schwere Vorwürfe.
- Jemand zeigt ungewöhnliche Verhaltensweisen, zieht sich mehr und mehr zurück, ist in sich gekehrt.
- Jemand ordnet seine Verhältnisse und verschenkt persönliche Dinge.

EMPFEHLUNGEN FÜR DEN UMGANG MIT SUIZIDALITÄT

Was man tun sollte:

Die genannten Hinweise sind nicht immer leicht zu deuten, sollten aber Anlass sein, die Betroffenen auf ihr Befinden anzusprechen. Das ist für Familienmitglieder naturgemäß besonders schwierig, da sie zumeist von großen Schuldgefühlen, Ängsten und Sorgen um ihren Angehörigen, aber auch um den Ruf der Familie heimgesucht werden. Daher gilt:

- Suizidale Menschen gehören in psychiatrische oder psychologische Behandlung! Hat man daher einen Verdacht oder spricht jemand davon, dass das Leben nicht mehr erträglich ist, sollte man dringend den Rat eines Fachmannes, eines Arztes oder Psychologen, einholen, die mit diesem Thema viel Erfahrung haben. Auch die Telefonseelsorge ist eine wichtige Einrichtung, zumal hier Anonymität sichergestellt ist. Auch Muslime sollten nicht zögern, sich in solchen Situationen dorthin zu wenden.
- Suizidale Menschen brauchen unsere Hilfe und nicht unsere Verurteilung. Besonders gilt dies für Suizidversuche, die immer ein Hilferuf sind. Hilfe ist auch deshalb wichtig, da die meisten Suizidalen eigentlich gar nicht sterben wollen, sondern nur nach einer Möglichkeit suchen, einer unerträglichen Situation zu entkommen.
- Beim Umgang mit Betroffenen sollte man eine Atmosphäre schaffen, in der sie sich ohne Angst vor Verurteilung und Ablehnung öffnen können, in der sie Akzeptanz und ein offenes Ohr für ihre Nöte erfahren.
- Man sollte den Betroffenen wirklich zuhören, ihnen das Gefühl des Alleinseins nehmen und die Hilflosigkeit der Betroffenen erst einmal aushalten und mittragen.
- Man sollte die Betroffenen dazu bringen, sich einer Fachperson anzuvertrauen und bis dahin mit ihm in Kontakt bleiben.
- Man sollte durchaus nach konkreten Suizidplänen oder vorangegangenen Suizidversuchen fragen. Bei konkreten Vorhaben kann es dazu kommen, dass der Betroffene zeitweise vor sich selbst geschützt werden und in eine Klinik eingewiesen werden muss, notfalls auch gegen seinen Willen. Hier ist eine enge Zusammenarbeit mit dem Hausarzt oder einem Psychiater besonders wichtig.

- **Diese Hilfen erfordern manchmal einige Selbstüberwindung, Mut und Selbstvertrauen. Daher sollten wir immer wieder Hilfe im Gebet und der Lektüre des Koran suchen.**

Was man nicht tun sollte:

- **Man sollte die Betroffenen nicht verurteilen. Ebenso ist es falsch, einfach Ratschläge zu erteilen, den Betroffenen einfach nur aufzumuntern (»Ist doch halb so schlimm!« oder »Kopf hoch!«) oder die Situation zu verharmlosen.**
- **Man sollte keinesfalls in einer konfrontativen Art den Betroffenen auffordern, es dann eben zu tun. Wer längere Zeit mit einem suizidalen (z. B. schwer depressiven) Menschen zusammenlebt und die Sorgen um ihn ertragen muss, aber auch nicht recht helfen kann, kennt solche Fantasien, die stets erhebliche Schuldgefühle auslösen.**

Als Muslime sollten wir wissen, dass Gott alle jene Bedingungen, Beweggründe und Absichten bei den Menschen sieht, die wir nicht wahrnehmen. Wir können daher Menschen und ihr Handeln immer nur unvollkommen beurteilen und sollten in diesem Punkt mehr als zurückhaltend sein und Gott die letzte Bewertung überlassen. Muslime kennen die Barmherzigkeit als die wichtigste Eigenschaft Gottes, sie sollte auch unsere grundlegende Haltung im Umgang mit diesem Thema und den Betroffenen sein.

2.4.4 Zwangserkrankungen

Was sind Zwangserkrankungen?

Rituale mit »Zwangscharakter« gehören in einem gewissen Umfang zum täglichen Leben. Manche müssen den Türschlüssel zweimal drehen oder den Küchenherd vor dem Verlassen der Wohnung kontrollieren, um sich wohl und sicher zu fühlen. Für die Entwicklung von Kindern sind Rituale (vor dem Einschlafen, Spiele, Reime) sogar positiv zu bewerten.

Von Zwangserkrankungen dagegen spricht man erst, wenn Zwänge von Patienten als quälend erlebt werden und die normalen Aktivitäten stören. Zwänge treten einmal in Form von Zwangsgedanken auf, die sich dem Patienten gegen seinen Willen immer wieder aufdrängen und sich meistens mit aggressiven Inhalten oder z. B. auch Sorge vor Verschmutzung befassen. In einer zweiten Form äußern sich Zwänge als Zwangshandlungen, die ursprünglich vernünftig und normal waren (z. B. das Waschen der Hände vor dem Essen), jetzt aber ritualisiert immer wieder vollzogen werden müssen, obwohl der Patient sie als völlig unsinnig erlebt. Macht er es jedoch nicht, stellt sich starke Angst und Anspannung ein.

Beispiele für *Zwangsgedanken*:

- Befürchtungen, sich oder andere schwer zu verletzen; Überprüfung, dass das nicht der Fall ist.
- Befürchtungen, sich mit Aids oder anderen Erregern zu infizieren.

Beispiele für *Zwangshandlungen*:

- Zwanghaftes Waschen der Hände bis zu 100-mal am Tag aus Furcht vor Verunreinigung, stundenlanges Duschen.
- Extreme Genauigkeit bei der Morgentoilette, Dauer manchmal mehrere Stunden.
- Vor dem Schlafengehen Räume kontrollieren, sich nach einem zeitintensiven Rhythmus im Bett drehen.
- Zigfache Kontrolle des Türschlosses / der Herdplatten beim Verlassen des Hauses.
- Merken der Nummern vorbeifahrender Autos, Zählen der Platten auf dem Gehweg, Aufheben von Müll oder Zigarettenkippen.

Zwangserkrankungen gehören zu den häufigsten psychischen Erkrankungen, die jedoch nicht so sehr in Erscheinung treten, weil sie zumeist als peinlich empfunden und daher verheimlicht werden. Männer und Frauen sind gleich betroffen; die Erkrankung verläuft oft chronisch und führt zu erheblichen sozialen Beeinträchtigungen.

Im muslimischen Lebensalltag können Zwangserkrankungen zu besonderen Problemen führen, weil sie die Religionsausübung stark beeinträchtigen. So können bei Waschzwängen die *Gebetswaschungen* ein großes Problem werden, evtl. stundenlang dauern und in schweren Fällen das Gebet auch ganz verhindern. Der Patient ist sich nie ganz sicher, ob er nicht doch etwas vergessen oder sich inzwischen nicht wieder verunreinigt hat, obwohl er sich vor einer Minute noch gewaschen hat. Als Imam zu fungieren ist ihm absolut unmöglich, da er nicht sicher ist, ob durch ihn möglicherweise das Gebet aller ungültig wird.

Auch die *Durchführung des Gebetes* selbst bereitet möglicherweise große Probleme. Da ist vielleicht die Sorge, dass die Qibla, die vorgeschriebene Gebetsrichtung, nicht genau stimmen könnte, bei anderen Patienten ist die Konzentration auf das Gebet nicht möglich, weil sich ihnen immer wieder aggressive oder obszöne Gedanken aufdrängen oder sie innerlich vor kurzem gesprochene Gespräche wiederholen oder Zahlenreihen hersagen müssen. Manche befällt der Zweifel über die Anzahl der Rakas (Einheiten des Ritualgebetes), die sie verrichtet haben. Aus Unsicherheit und Scham wiederholen sie dann das Gebet mit dem festen Vorsatz, jetzt konzentrierter zu sein, doch je mehr sie es sich vornehmen, desto schlimmer wird es.

Auch Muslime, die die Sunna des Propheten genau befolgen, haben durch Zwangserkrankungen erhebliche Probleme, weil sich dadurch viele Anlässe zum Zweifel ergeben. Habe ich das richtige Bittgebet gesprochen, das Bad mit dem richtigen Fuß betreten und zuerst den rechten Schuh angezogen? Der ganze Tag ist von Zweifeln durchzogen, die Patienten benötigen immer mehr Zeit für ihre Rituale und verbringen in schweren Fällen schließlich einen Großteil des Tages damit.

Wie werden Zwangserkrankungen behandelt?

Therapiemethode der Wahl ist die Verhaltenstherapie. Hier werden nach einem genau festgelegten Schema alle Einzelheiten der Störung untersucht und danach zusammen mit dem Patienten ein realistisches und konkretes Ziel formuliert. Die Behandlung selbst erfolgt u. a. durch Exposition, d.h., der Patient muss sich mit therapeutischer Begleitung in zunehmenden Maße den Situationen aussetzen, die er bisher stets vermieden hat: Er darf nur noch eine besprochene Zahl von Kontrollversuchen unternehmen, muss nach fünf Minuten das Rasieren beenden, das Gebet nur noch einmal verrichten, die Waschung nur noch einmal vornehmen usw. Der Patient lernt dadurch, dass auch auf diese Weise die Angst und die Anspannung verschwinden, die er bisher immer mit Hilfe der Zwänge bekämpft hat.

Da diese Form der Therapie sehr anstrengend ist und viel Mut und Überwindung erfordert, ist die Motivation zur Veränderung entscheidend. Während bei »normalen« Zwängen wie dem hundertfachen Schließen eines Schlosses die Situation eindeutig ist, stellen sich bei religiösen Inhalten andere Probleme, da es hierbei auch um den Iman geht. Der Patient muss das Gefühl ertragen, dass eine Waschung möglicherweise unvollständig und das Gebet möglicherweise nicht gültig ist, obwohl für jeden Beobachter kein Zweifel daran besteht. In solchen Situationen ist es natürlich einfacher, mit einem praktizierenden muslimischen Therapeuten zu arbeiten, der trotz der eigenen Zweifel ein gewisses Gefühl von Sicherheit geben und auch Themen wie die Bedeutung der Absicht (»niya«) aus islamischer Sicht besprechen kann. Hat man keinen muslimischen Therapeuten zur Verfügung, kann es vielleicht eine Lösung sein, einen vertrauenswürdigen muslimischen Freund mit in die verhaltenstherapeutischen Übungen einzubeziehen, der die Waschung und das Gebet beobachtet und die Gültigkeit für den Patienten bestätigt, was sonst durch den muslimischen Therapeuten geschähe.

Bei Vorliegen von Zwangsgedanken ohne Zwangshandlungen ist die zusätzliche Gabe von Medikamenten angezeigt.

2.4.5 Angsterkrankungen

Was sind Angsterkrankungen?

Angst ist eine wichtige menschliche Grunderfahrung, die uns vor Gefahren warnt und zur Vorsicht mahnt – ein wichtiges Element nicht nur in Zeiten, als die Menschen noch in Höhlen lebten. Trotzdem ist die Angst auch ein unangenehmes Gefühl, das man zu vermeiden trachtet. Krankhaft wird Angst dann, wenn sie auftritt, ohne dass ein entsprechender Gefahrenanlass gegeben ist. Einen öffentlichen Platz in der Stadt oder einen Aufzug zu betreten ist normalerweise genauso ungefährlich wie die Begegnung mit einer Spinne oder einer kleinen Maus. Dennoch können diese Situationen eine unerklärliche Angst auslösen, von der Betreffende selbst weiß, dass sie unnormal ist. Bei manchen Angstformen kann man allerdings nicht einmal eine auslösende Situation feststellen, so dass eine ständige Alarmstimmung entsteht und der Patient stets mit dem Beginn der Angst rechnet.

Das Auftreten von Angst hat verschiedene Folgen: *Gefühlsmäßig* entstehen Hilflosigkeit, Ausgeliefertsein, Resignation, *körperlich* bemerkt man

Herzrasen, Schwitzen, Zittern, Atemnot usw., *gedanklich* fürchten die Betroffenen, in Ohnmacht zu fallen, einen Herzinfarkt zu erleiden oder die Kontrolle zu verlieren. Auf der *Verhaltensebene* suchen die Betroffenen nach Hilfe, vermeiden schwierige Situationen, flüchten oder nehmen Medikamente ein.

Angsterkrankungen werden nach ihrer Art eingeteilt:

Phobische Störung: Der Begriff »Phobie« bezeichnet eine unvernünftige, sich zwanghaft aufdrängende Angst vor bestimmten Gegenständen oder Situationen. Sie tritt als *Agoraphobie* mit der Angst vor Menschenmengen, Supermärkten, Autofahren (besonders Autobahn), Kinos oder Restaurants auf und nicht nur als Angst vor großen Plätzen, wie der Name eigentlich besagt. Die Betroffenen versuchen, diese Situationen zu meiden.

Eine weitere Form der phobischen Störung ist die *soziale Phobie*, die vor allem in Situationen mit anderen Menschen auftritt, in denen man sich als Mittelpunkt der Aufmerksamkeit erlebt. Die Betroffenen fürchten, peinlich aufzufallen und von den anderen negativ beurteilt zu werden. Sie zittern z. B. stark und können vor anderen nicht reden, nicht unterschreiben, verschütten Kaffee beim Trinken oder leiden an Harn- und Stuhldrang. Ein Problem hierbei ist die zunehmende soziale Isolierung durch Vermeidung, was teilweise erhebliche Folgen z. B. für das berufliche Fortkommen hat. Die sog. *spezifische Phobie* beschränkt sich dagegen auf bestimmte Objekte oder Situationen wie z. B. Spinnen, enge, geschlossene Räume, Tunnel, Höhen oder den Zahnarztbesuch. Die meisten Kranken versuchen, diese Situation konsequent zu vermeiden, was meistens ohne große Auffälligkeit möglich ist.

Panikstörung: Die Patienten leiden unter unerwartet und plötzlich auftretenden Angstanfällen, die meistens zusammen mit erheblichen körperlichen Symptomen wie Herzrasen, Zittern, Schwitzen auftreten, oder auch der Furcht, zu sterben oder die Kontrolle über sich zu verlieren.

Generalisierte Angststörung: Diese Form zeichnet sich durch monatelang bestehende, eigentlich unbegründete Ängste und Sorgen aus, die nicht nur in bestimmten Situationen auftritt. Die Betroffenen fürchten ständig Krankheit, Schicksalsschläge oder Unglücksfälle, die sie oder z. B. ihre Familie befallen könnten. Sie können von diesen Gedanken einfach nicht loskommen und stehen daher ständig unter Spannung, was sich auf Dauer in vielen körperlichen Symptomen wie Muskelverspannungen, Kopfschmerzen oder Schlafstörungen ausdrückt.

Woher kommt die Angst?

Es gibt eine Vielzahl von wissenschaftlichen Erklärungsversuchen über die Entstehung von Angst, jedoch ist keine in der Lage, ein allgemein anerkanntes, umfassendes Konzept der Entstehung zu liefern. »Angst« ist ein komplexes Phänomen, das nicht einfach auf eine Ursache zurückgeführt werden kann. Nach derzeitigem Forschungsstand beschreibt das sog. Vulnerabilitäts-Stress-Modell die Entstehungs- und Auslösebedingungen von Angststörungen am besten. Dieses Modell besagt, dass manche Menschen durch Vererbung eine erhöhte Sensibilität und damit eine erhöhte Anfälligkeit (Vulnerabilität) für das Auftreten von Angststörungen besitzen. Hinzu kommen jedoch bestimmte Lebens- und Lernerfahrungen (Stress), die ein Auftreten weiter begünstigen: ein überbehütender Erziehungsstil, der Kinder eher entmutigt oder gar Ängste fördert, traumatische Erfahrungen wie z. B. Verlust einer wichtigen Person, aber auch ein Hundebiss oder ein Verkehrsunfall, chronische Überforderung, schwierige und konflikthafte Entscheidungssituationen. Bei vielen Angststörungen sind jedoch keine speziell auslösenden Faktoren zu finden, so dass man hier eine Anhäufung von Belastungsfaktoren annimmt, die zu einer langsamen, schleichenden Krankheitsentwicklung führen.

Wie werden Angsterkrankungen behandelt?

Obwohl heute eine Reihe effektiver Therapieverfahren zur Verfügung stehen, werden Angststörungen in der ärztlichen Praxis meistens erst sehr spät als solche erkannt und behandelt, was nicht selten zur Chronifizierung führt und die Therapie erschwert.

Grundsätzlich wichtig bei der Therapie ist neben einer vertrauensvollen Beziehung zum Therapeuten eine umfassende Information des Patienten über Angst und die verschiedenen Angststörungen, die körperlichen Mechanismen bei der Angstentstehung und die Möglichkeiten der Therapie.

Die *phobische Störung, Panikstörung* und die *soziale Phobie* weisen in der Therapie einige Gemeinsamkeiten auf. Der Arzt kann eine Behandlung mit Antidepressiva einleiten, wobei der Effekt dieser Medikamente, die nicht abhängig machen, jedoch erst nach zwei bis sechs Wochen einsetzt. Wenn nach einer empfohlenen Einnahmezeit von bis zu 18 Monaten ein stufenweises Absetzen erfolgt, können die Symptome wieder auftreten, wenn auch vermindert.

Aus diesem Grunde ist bei der *Agoraphobie* die verhaltenstherapeutische Behandlung von großer Bedeutung. Dabei wird der Patient nach entsprechender Vorbereitung mit den Angst auslösenden Situationen konfrontiert und muss in ihnen verbleiben, wobei der Therapeut Hilfestellung leistet. So lernt der Patient, dass die Angst nach einer gewissen Zeit verschwindet und die befürchteten Katastrophen nicht eintreten. Bei der *Panikstörung* mit ihren spontan auftretenden Angstanfällen ohne äußeren Anlass ist die Konfrontation dagegen schwierig. Hier werden sog. kognitive Therapieverfahren eingesetzt, bei denen der Patient auf der Vorstellungsebene mit den Phänomenen umgeht oder durch bewusste Auslösung von Symptomen (Herzrasen durch Belastung, Schwindel durch Drehungen) diese zu beherrschen lernt. Bei der *sozialen Phobie* werden verschiedene verhaltenstherapeutische Techniken eingesetzt. Hier lernt der Patient durch Vorgaben des Therapeuten, durch Rollenspiel, lebensnahe Übungen und durch Rückmeldung seines Verhaltens durch andere oder durch Videoaufzeichnungen in zwischenmenschlichen Belangen und öffentlichen Situationen sicherer aufzutreten.

Die so genannte *spezifische Phobie* sollte nicht medikamentös, sondern verhaltenstherapeutisch behandelt werden. Auch hier wird der Patient den Angst auslösenden Situationen ausgesetzt.

Die Behandlung der *generalisierten Angststörung* ist wegen ihrer oft schwierigen Abgrenzung zu anderen Krankheiten wie einigen Formen der Depression oder Persönlichkeitsstörungen komplizierter. Auch hier werden Antidepressiva eingesetzt. Gleichzeitig sind jedoch verhaltenstherapeutische Verfahren angezeigt, die eine Verminderung der ständigen Katastrophenbefürchtungen, den Aufbau von Aktivitäten und eine Stärkung des Selbstvertrauens zum Ziel haben.

2.4.6 Demenzen

Der Großteil der Migranten und damit auch der Muslime kamen in den 1960er und 1970er Jahren nach Deutschland. Die Angehörigen der ersten Generation haben inzwischen ein langes Arbeitsleben hinter sich und das Rentenalter erreicht. Sie leiden daher auch vermehrt an typischen Alterserkrankungen, zu denen auch die Demenzen gehören. In den Altenheimen finden sich – besonders in Ballungsgebieten – immer mehr Migranten, daher sind im Bereich der Altenhilfe in den letzten Jahren Konzepte einer sog. »kultursensiblen Altenpflege« entwickelt worden, um auf diese veränderte Lage zu reagieren. Als Muslime müssen wir uns fragen, wie wir den Anforderungen gerecht werden, die unsere hochbetagten Eltern in einer nichtmuslimischen Gesellschaft an uns stellen.

Was sind Demenzen?

Demenzen sind Erkrankungen des Gehirns, die durch einen Untergang von Nervenzellen und den Verlust einmal vorhandener geistiger und intellektueller Fähigkeiten gekennzeichnet sind. Betroffen sind vor allem Gedächtnis- und Orientierungsleistung, das Denkvermögen sowie die Urteils- und Kritikfähigkeit. Die Krankheit führt vor allem in fortgeschritteneren Stadien zu Beeinträchtigungen der alltäglichen Aktivitäten mit zunehmendem Verlust der Eigenständigkeit, so dass die Betroffenen immer mehr auf fremde Hilfe angewiesen sind.

Bei den Demenzen handelt es sich um eine Gruppe von Erkrankungen mit unterschiedlichen Ursachen. Die sog. Alzheimer-Demenz ist die häufigste Form, bei der man typische Ablagerungen im Gehirn findet und an der ca. 800.000 Menschen in Deutschland leiden. Eine weitere wichtige Form ist die sog. »vaskuläre Demenz«, die durch Gefäßveränderungen im Gehirn entsteht. Weiterhin können Demenzen durch eine andere, behandelbare Grundkrankheit entstehen und durch eine Therapie dieser Erkrankung in ihrem Verlauf gestoppt oder sogar gebessert werden.

Wie kann man eine Demenz erkennen?

Die *Alzheimer-Demenz* zeigt einen langsam fortschreitenden Verlauf und ist besonders zu Beginn schwer von »normaler« Vergesslichkeit zu unterscheiden. Hinzu kommt, dass die Krankheitssymptome nicht bei jedem Menschen gleich sind und von Persönlichkeit, Lebensumständen und Sozialisation beeinflusst werden.

Im Frühstadium der Erkrankung findet man eine zunehmende Vergesslichkeit besonders für kurze Zeit zurückliegende Ereignisse. Der Betroffene wiederholt z. B. Sätze, die er bereits gesagt hat, oder findet sein Auto auf dem Parkplatz nicht wieder. Es treten immer häufiger Wortfindungsstörungen auf, außerdem lässt die gewohnte Präzision des sprachlichen Ausdrucks nach (»Gib mir mal das Ding da ...«).

Die Orientierung in vertrauter Umgebung lässt nach, man findet seine abgelegten Sachen zu Hause nicht wieder oder hat im Supermarkt immer mehr Probleme die von vielen Einkäufen vertrauten Regale wieder zu finden. Die Betroffenen werden langsam passiver, bisher geliebte Interessen oder die Arbeit werden vernachlässigt, sie können auch einfache Entscheidungen nur noch schwer treffen.

Bei fortgeschrittenem Krankheitsverlauf ist eine selbstständige Lebensführung nur noch mit Unterstützung durch andere Menschen möglich. Die Patienten vergessen Namen von vertrauten Personen, haben Schwierigkeiten beim Ankleiden oder bei der Toilettenbenutzung. Sie sind desorientiert, finden sich in der Wohnung nicht mehr zurecht oder laufen im Nachthemd auf die Straße. Viele Patienten leiden an Sinnestäuschungen und sehen nicht vorhandene Personen wie z. B. ihre längst verstorbenen Eltern. Oft findet man auch eine Antriebssteigerung mit ziellosem Hin- und Herlaufen und eine Umkehrung des Tag-Nacht-Rhythmus mit nächtlicher Unruhe.

Im weiter fortschreitenden Verlauf sind die Patienten dann völlig abhängig von der Pflege anderer. Sie erkennen auch Familienangehörige nicht mehr, sprechen kaum noch einige Wörter, neigen zu Krampfanfällen, verlieren Blasen- und Darmkontrolle und sitzen teilnahmslos vor einer duftenden Mahlzeit, so dass die Sicherstellung der notwendigen Nahrungs- und Flüssigkeitsaufnahme sehr schwierig wird.

Im Endstadium werden die Patienten dann bettlägerig, verfallen körperlich und versterben zumeist an Komplikationen wie Infektionen.

Patienten mit *vaskulären Demenzen* haben in der Vorgeschichte zumeist spezielle Erkrankungen wie z. B. Bluthochdruck oder kleine Schlaganfälle, die sich komplett wieder zurückgebildet haben. Diese Demenzform beginnt im Gegensatz zur Alzheimer-Demenz meistens plötzlich und verschlechtert sich stufenweise mit längeren gleichbleibenden Zwischenperioden.

Demenzen können auch *Folge anderer Erkrankungen* sein. Kann man diese adäquat behandeln, ist der Verlauf evtl. zu stoppen oder zeigt vielleicht sogar eine Verbesserung. Zu diesen Krankheiten zählen z. B. Leber- und Nierenerkrankungen, Herz- und Blutkrankheiten, Diabetes, Schilddrüsenerkrankungen u. a. m.

Hat man den Verdacht auf eine beginnende Demenz bei sich oder einem Angehörigen, ist eine sorgfältige hausärztliche und gegebenenfalls auch eine psychiatrische Untersuchung unumgänglich, um andere Ursachen der beklagten Symptome auszuschließen. Sind keine anderen Ursachen zu finden, kann der Arzt sich mit Hilfe eines einfachen Tests einen ersten Überblick über den Grad der Beeinträchtigung verschaffen und den Patienten dann bei einer Bestätigung des Verdachts einer Demenz dann zu einer umfangreicheren Untersuchung und Testung zu einem Psychiater schicken. Damit der Arzt oder die Ärztin sich ein genaues Bild machen kann, ist es allerdings notwendig, offen über die Probleme zu sprechen, auch wenn es einem peinlich sein mag, sein Versagen bei Dingen zuzugeben, die man früher ohne alle Probleme praktisch nebenbei erledigt hat.

Um eine exakte Diagnose zu stellen, ist manchmal eine Verlaufsbeobachtung sinnvoll, in der z. B. mehrere Testergebnisse verglichen werden. Hier ist trotz aller Unsicherheit und Sorge einige Geduld vonnöten, um eine Fehldiagnose zu vermeiden.

Besonders wichtig ist die ärztliche Untersuchung auch deshalb, weil manche Krankheiten eine Demenz vortäuschen können. Hierzu zählen vor allem Depressionen oder schizophrene Erkrankungen, die besonders bei betagten Patienten in ihrem Erscheinungsbild manchmal mit einer Demenz verwechselt werden. Hier bestehen unter Umständen gute Behandlungsmöglichkeiten, die bei Unklarheiten in jedem Fall versucht werden sollten.

Kann man Demenzen behandeln?

Eine Behandlung im Sinne einer dauerhaften Heilung ist nicht möglich. Dennoch gibt es verschiedene Behandlungsmöglichkeiten, die den Verlauf verlangsamen und zu Jahren mit verbesserter Lebensqualität verhelfen können.

An erster Stelle steht die Behandlung aller (körperlichen) Grundkrankheiten, die einen negativen Einfluss auf die geistige Leistungsfähigkeit haben. Hierzu zählen vor allem die Optimierung der Herz- und Kreislaufsituation, aber auch weitere internistische und neurologische Erkrankungen wie z. B. Diabetes mellitus (Zuckerkrankheit) und die Reduzierung des Schlaganfallrisikos.

Der Verlauf von Demenzerkrankungen lässt sich mit einigen Medikamenten positiv beeinflussen. Diese hemmen den Abbau von Substanzen im Gehirn, die für die Funktion der Zellen wichtig sind. Dadurch kann der Verlauf der Erkrankung besonders im Frühstadium spürbar verlangsamt werden.

Wichtig ist auch die Behandlung von Begleiterscheinungen einer Demenz. Die Patienten werden bei Belastungen schnell unruhig oder geraten gar in Panik und verlieren dann vollends den Überblick über die Situation. Hier kann man die Kranken medikamentös etwas stabilisieren, ohne sie jedoch müde zu machen. Gleiches gilt für Sinnestäuschungen, Angstzustände, Depressionen und nächtliche Unruhezustände. Dabei ist jedoch die Behandlung durch einen erfahrenen Psychiater mit engmaschigen Kontrollen der Medikamentenwirkung sinnvoll, um eine Verschlechterung des Gesamtbildes zu vermeiden.

Wie soll man mit Dementen umgehen?

Die Sorge um die Eltern wird im Islam als wichtige Verpflichtung der Kinder betrachtet (z. B. 29 : 8; 31 : 14; 46 : 15). Das gilt nicht nur für muslimische Eltern, sondern auch für nichtmuslimische Eltern von Konvertiten. Al-Buchari überliefert einen Hadith, in dem es heißt, dass der Prophet von Asma gefragt wurde, wie sie mit ihrer Mutter umgehen solle, die Götzendienerin war. Der Prophet riet ihr, die Bindung zu ihrer Mutter aufrechtzuerhalten.

Ferner heißt es im Koran: »Dein Herr hat entschieden, dass ihr niemanden außer ihn anbeten und den Eltern Wohltaten erweisen sollt. Falls einer von ihnen oder beide bei dir ein hohes Alter erreichen, dann sage niemals ein mürrisches Wort zu ihnen und schelte sie nicht, sondern sprich in gütiger Weise zu ihnen« (17 : 23). Hier wird einerseits verboten, Eltern zurückzuweisen, abzuweisen, zu kritisieren, eben »mürrisch zu ihnen zu sprechen«, und gleichzeitig ausdrücklich empfohlen, sie nicht zu schelten. Demgegenüber ergeht die positive Verpflichtung, »in gütiger Weise« mit ihnen zu reden und umzugehen, wobei der hierbei verwendete Begriff »karim« auch »großherzig« oder »warmherzig« bedeutet.

Nicht zufällig drücken alle verwendeten Begriffe Gefühlszustände aus. Da Alzheimer-Patienten trotz Nachlassen der geistigen Funktionen in ihrer Gefühlswelt noch lange Zeit empfänglich und ansprechbar sind, ist die Beachtung dieser Tatsache für die Lebensqualität der Betroffenen von großer Bedeutung. Für den Umgang sind daher Zuneigung und Fürsorge grundlegend und in den meisten Fällen weit wichtiger als Medikamente.

In vielen Dingen verhalten sich besonders schwer Demenzkranke wie Kinder. Sie erkennen z. B. Gefahrensituationen nicht, lassen sich ungern Dinge wegnehmen, die sie bei sich tragen, äußern Gefühle recht intensiv und sind nicht so sehr mit Argumenten, sondern eher mit Gefühlen zu erreichen. Hier zeigt sich, wie sinnvoll der Begriff »Lebenskreis« ist, der sich im Alter schließt. Gelingt es, sich auf die Erlebniswelt Demenzkranker einzustellen, die Umgebung mit ihren Augen zu sehen und sich darauf einzurichten, kann man viele Probleme im Umgang mit ihnen vermeiden.

Für die Angehörigen ist es oft schwer, zu erleben, wie sich die Betroffenen verändern. Die Mutter, die immer geschäftig den Tag gemeistert und die große Familie versorgt hat, der Vater, der, wenn auch oft sehr streng, eine wichtige Autoritätsperson war – sie werden vergesslich, unselbstständig und schließlich pflegebedürftig. Es findet eine Umkehrung der Rollen statt: Nun müssen die Kinder die Eltern vor gefährlichen Handlungen bewahren, ihnen beim Essen helfen und sie waschen und pflegen. Umgekehrt müssen sich die Eltern immer mehr der Leitung und Fürsorge ihrer Kinder anvertrauen.

Gerade zu Beginn der Demenzerkrankung ist die Situation oft besonders schwierig. Die Betroffenen merken, dass sie vergesslich werden, sich beim Spaziergang verlaufen oder Dinge im Hause nicht wieder finden. Viele werden mit dieser Erfahrung nur schwer fertig, reagieren mit Ärger und Verleugnung auf das Gefühl der Beschämung und werden im Umgang schwierig. Fragt man sie etwas aus dem Alltagsleben, was sie eigentlich wissen müssten, antworten sie unwirsch oder vermuten mangelnde Ordnung der anderen, wenn sie Dinge nicht wieder finden. Es ist sehr wichtig, hier sensibel zu reagieren, die Betroffenen möglichst nicht bloßzustellen und zu beschämen, sondern ihnen zu ermöglichen, »ihr Gesicht zu wahren«.

EMPFEHLUNGEN FÜR DEN UMGANG MIT DEMENZKRANKEN

- **Wichtig ist die Erhaltung der Selbstständigkeit besonders bei den Alltagsverrichtungen wie Körperpflege, An- und Auskleiden und Essen. Obwohl es manchmal schneller geht, wenn man für die Betroffenen etwas erledigt, sollten sie es selber tun, solange sie es können.**
- **Demenzpatienten können sich nur schwer umstellen. Neue, ungewohnte Situationen (z. B. Arztbesuche, Einkäufe in großen Supermärkten mit vielen Menschen, Straßenverkehr) überfordern sie oft und versetzen sie schnell in Panik. Deswegen ist eine Regelmäßigkeit des Tageslaufes sehr hilfreich. Diese kann sich z. B. an den Gebetszeiten (Ertönen des Gebetsrufes) oder auch an den bisherigen täglichen Gewohnheiten der Betroffenen orientieren wie z. B. der gemeinsame »Plausch« beim Tee nach dem Gebet in der Moschee.**
- **Gewohnte Handlungsabläufe werden relativ lange beibehalten. Man sollte Betroffene daher praktisch beschäftigen, so z. B. bei der Besorgung des Haushaltes oder im Garten, auch wenn das Ergebnis nicht immer zufrieden stellend ausfällt.**
- **Demenzkranke räumen oft Dinge hin und her. Solange dadurch keine Gefahren oder unübersehbares Durcheinander entstehen, sollte man sie machen lassen. Dabei kann es hilfreich sein, wichtige und wertvolle Sachen einzuschließen und den Schlüssel abzuziehen und einen speziell mit allerlei Alltagskram bestückten Schrank dafür freizugeben und lieber einmal abends aufzuräumen, als zu versuchen, immer Ordnung zu halten.**

- **Demenzkranke tragen häufig gerne die gleichen Kleidungsstücke. Diese sollte man dann ggf. doppelt anschaffen, um sie waschen zu können.**
- **Lässt die Orientierung nach, eignen sich Schilder im Haus (z. B. ein Schild mit einem Bett für das Schlafzimmer), nachts sollten wichtige Stellen (z. B. Treppenabgänge, Weg zur Toilette, Toilette selbst) im Haus beleuchtet sein.**
- **Neigen die Betroffenen dazu, wegzulaufen, sollte man ihnen Namen, Adressen, Telefonnummern und vielleicht einen Hinweis auf die Erkrankung in die Kleidung nähen.**
- **Diskussionen über den Realitätsgehalt der Äußerungen von Demenzkranken sollte man vermeiden. Sagt z. B. ein 80-Jähriger, er habe gerade seinen Vater beim Gebet gesehen, wird es ihn beschämen, wenn man ihm sagt, dass dieser doch schon seit langem tot ist. Stattdessen sollte man damit verbundene Gefühle aufgreifen, da die Betroffenen hier noch lange ansprechbar sind, und etwa sagen: »Ja, die Gebete pünktlich zu verrichten, war Opa immer sehr wichtig« oder: »Ja, an deinem Vater hast du sehr gehangen, nicht wahr?«.**
- **Demente können durch ihre Krankheit Gefühle nicht mehr so differenziert äußern und nicht mehr so beherrschen wie früher. Hier sollte man sich auch von drastischen Ausdrücken nicht allzu sehr beeindrucken lassen und eher versuchen, die Betroffenen abzulenken oder wegzugehen. Sie beruhigen sich meistens schnell und vergessen den Vorfall.**

Kann man Demenzkranke zu Hause pflegen?

Für die meisten Muslime ist es unvorstellbar, ihre Eltern in ein Altenpflegeheim zu geben. So wie man seine versorgungsbedürftigen Kinder nicht einfach in ein Heim gibt, sondern zu Hause erzieht, wird man auch die Eltern, nur weil sie sich irgendwann in einer vergleichbaren Lage von Hilflosigkeit befinden, nicht in ein Altenheim umsiedeln. Im Koran heißt es in Sure 31 : 14: »Wir haben dem Menschen seine Eltern ans Herz gelegt – seine Mutter hat ihn ja in Mühsal über Mühsal (unter dem Herzen) getragen, und es dauerte zwei Jahre bis zu seiner Entwöhnung. Erweise Dankbarkeit Mir und deinen Eltern.«

Auch spricht der Koranvers 17 : 23 davon, dass »einer oder beide bei dir ein hohes Alter erreichen«, was S. Qutb in seinem Tafsir (Auslegung des Korans) als eine Illustration der »Vorstellung der Schutzsuche und Zufluchtnahme im Zustand des hohen Alters und der Schwäche« versteht. Hier wird deutlich, dass sich diese Verse auf »normale« betagte Eltern beziehen, die die Fürsorge ihrer Kinder benötigen. Muskelkraft und Geschicklichkeit haben nachgelassen, der Gang ist unsicher, Gehör und Augenlicht sind schlechter geworden. Selbst wenn man berücksichtigt, dass man alten Menschen manche Dinge nur schwer recht machen kann, besonders wenn sie gewohnt waren, dass sich alle nach ihrem Wort richteten, auch wenn man bedenkt, dass sich die Persönlichkeitszüge im Alter eher verschärfen als abmildern, so bleibt dennoch die Tatsache bestehen, dass Altern an sich keine Krankheit darstellt. Auch mit alten Menschen lassen sich vernünftige und hochinteressante Gespräche führen.

Bei einer Demenz handelt es sich jedoch um eine Krankheit, die einem Menschen sein Gedächtnis und seine Orientierung zu einer Zeit nimmt, in der er normalerweise noch geistig rege und aktiv ist. In einem fortgeschrittenen Krankheitsstadium kann man ihn praktisch nicht mehr alleine lassen, da er nicht nur alles durcheinander bringt oder sich ständig verschmutzt, sondern sich z. T. auch erheblich gefährdet.

Obwohl es für einen Demenzkranken von Vorteil ist, in seiner gewohnten und vertrauten Umgebung zu bleiben, hängt die Frage, ob und wie lange man den Betroffenen zu Hause pflegen kann, von den individuellen Bedingungen ab, unter denen er mit seiner Familie lebt:

EMPFEHLUNGEN FÜR DIE PFLEGE DEMENZKRANKER ZU HAUSE

- **Hat man genug Platz (eigenes Haus oder abgeschlossener Garten), kann der Betroffene seinem Bewegungsdrang nachkommen. Alles, was ihm gefährlich werden könnte, muss weggeräumt werden, notfalls schließt man einzelne Zimmer ab.**
- **Ist die Familie groß genug, sollte die Pflege unbedingt auf mehrere Schultern und möglichst festgelegte Aufgabenbereiche verteilt werden. Jemand übernimmt die Wäsche, ein anderer das Putzen, wieder ein anderer das Kochen, andere die Aufsicht, die sich auch ablösen sollte, so dass für die einzelnen Pflegenden freie »Schichten« entstehen.**
- **Es ist hilfreich, ambulante Dienste mit einzelnen Pflegeleistungen zu beauftragen (z. B. morgendliches Waschen und Ankleiden). Diese müssen von**

den Angehörigen natürlich in die Besonderheiten des muslimischen Alltagslebens eingeführt werden.

- **Das Gleiche gilt für so genannte Tagesstätten, wo sich die Kranken den Tag über aufhalten, Kontakt pflegen können und professionell betreut werden können.**

Welche ambulanten Hilfen gibt es?

Die Pflege eines Dementen erfordert nicht nur persönlichen Einsatz, es entstehen auch erhebliche Kosten durch Pflegemittel, vermehrten Anfall von Wäsche usw. bis hin zu Veränderungen der Wohnung. Da Demenz eine Krankheit ist, sind die ersten Ansprechpartner die Krankenkasse und die Pflegeversicherung.

Bei der Krankenkasse sollte man sich nach den Möglichkeiten erkundigen, eine Befreiung von Zuzahlungen zu erhalten. Da eine Demenz eine chronische Erkrankung ist, muss der Betroffene nicht mehr als 1 % seines Jahreseinkommens zu seinen Krankheitskosten zuzahlen, sofern er sich in regelmäßiger ärztlicher Behandlung befindet. Daher muss man alle Quittungen für Medikamente, medizinische Hilfsmittel etc. aufbewahren und diese bei der Krankenkasse einreichen. Die Krankenkassen sind außerdem für Hilfsmittel zuständig, die den Behandlungserfolg sichern oder eine Behinderung ausgleichen. Hierzu gehören z. B. Rollstuhl, Toilettenaufsatz oder Badewannenlifter, die vom behandelnden Arzt verschrieben werden müssen, aber auch Verbrauchsartikel wie Inkontinenzeinlagen (Windeln), Desinfektionsmittel oder Einmalhandschuhe.

Die Pflegekasse ist für finanzielle Hilfe bei Pflegebedürftigkeit zuständig. Die Adresse erfährt man bei der Krankenkasse. Das Ausmaß der Hilfebedürftigkeit wird durch einen Arzt festgestellt und danach das Pflegegeld berechnet. Außerdem finanziert sie Pflegehilfsmittel, die nicht von der Krankenkasse übernommen werden. Dazu zählen z. B. Pflegebetten, Urinflaschen, Duschwagen, aber auch Hausnotrufsysteme. Es werden auch Zuschüsse bezahlt für notwendige Umbaumaßnahmen wie Türverbreiterungen, Rampen oder Ähnliches.

WEITERE MÖGLICHKEITEN AMBULANTER HILFEN

- **Schwerbehindertenausweis mit den Merkmalen**
  - **H (hilflos): evtl. Befreiung von der Kfz-Steuer. Ansprechpartner ist das Finanzamt oder die Kfz-Versicherung;**
  - **B (Begleitperson erforderlich) oder G (gehbehindert): preiswerte oder kostenlose Benutzung öffentlicher Verkehrsmittel. Anträge dazu werden beim Versorgungsamt gestellt. Die Gemeindeverwaltung kann dazu Auskunft erteilen.**
- **Steuerliche Entlastungen durch Freibeträge. Hier sollte man das Finanzamt fragen.**
- **Die Pflegeversicherung übernimmt Beiträge für die Alterssicherung, Pflegekurse oder die Unfallversicherung von Pflegenden, die wegen der Pflege nicht oder nur teilweise berufstätig sein können.**

Die Verteilung der Zuständigkeiten ist für den Durchschnittsbürger oft nicht einfach zu durchschauen. Falls man den Eindruck hat, nicht gut beraten zu sein oder »abgewimmelt« zu werden, sollte man sich von unabhängigen Fachleuten beraten lassen.

Gibt es Gründe für eine Heimaufnahme?

Die Erfahrung zeigt, dass ein Großteil der (nichtmuslimischen) Demenzkranken in Deutschland zu irgendeinem Zeitpunkt des Krankheitsfortschritts in einem Pflegeheim aufgenommen wird. Gründe sind vor allem Orientierungsstörungen und die Tendenz, wegzulaufen. Oft sind die Betroffenen auch aggressiv, können nicht mehr selbstständig essen oder Blase und Darm nicht mehr kontrollieren und sind dadurch umfassend pflegebedürftig. Für eine Aufnahme in ein Heim sprechen daher unter anderem folgende Gründe:

- Die Eltern sind allein stehend und haben keine engen verwandtschaftlichen Beziehungen, die z. B. eine Intimpflege zulassen. Diese Situation ist bei Migranten nicht so selten wie man glauben möchte.
- Die Kinder leben selber in beengten Wohnverhältnissen, können oder wollen aus verschiedenen Gründen nicht umziehen oder den Arbeitsplatz nicht aufgeben, um den Vater oder die Mutter zu pflegen.

- Die Betroffenen werden im Krankheitsverlauf tätlich aggressiv, leiden an Halluzinationen, Angstzuständen oder laufen ständig fort, was besonders in Stadtwohnungen zu einer Gefährdung durch den Straßenverkehr führen kann. Bei vielen ist der Tag-Nacht-Rhythmus gestört, so dass sie in der Nacht wach sind und herumlaufen und tagsüber schlafen, was für die pflegenden Familienangehörigen sehr belastend ist.
- Die Kranken können Blase und Darm nicht mehr kontrollieren und benötigen ein hohes Maß an professioneller Pflege, die privat nicht geleistet werden kann.
- Betroffenen fällt es oft leichter, Hilfe von Fremden anzunehmen. Umgekehrt können Fremde manchmal leichter mit schwierigen Kranken umgehen, da bei ihnen eben nicht in jeder Geste, jedem Blick und in jedem Wort die gemeinsame Vergangenheit mitschwingt.
- Medizinische Behandlung/Pflege oder die Einstellung auf Medikamente kann professionell erfolgen, der Betroffene ist den ganzen Tag unter Beobachtung.

Da es in einer Einrichtung oft besser möglich ist, auf manche Bedürfnisse der Betroffenen, z. B. den Bewegungsdrang. durch größere Räume oder einen umzäunten Garten einzugehen, kann ein Leben in einem Heim für den Betroffenen unter Umständen angemessener sein als ein Aufenthalt in einer kleinen Wohnung. Dabei kommt es für Demente in erster Linie auf die Atmosphäre an, die in einer Einrichtung herrscht. Ein ruhiger, liebevoller Umgang ohne betuliches Gehabe, das man leider immer wieder antrifft (»Na wie geht's denn unserm Opa Willi heute?«), sowie ein regelmäßiger Tagesablauf sind die wichtigsten Elemente.

Was können die Angehörigen bei einem Heimaufenthalt für den Angehörigen tun?

Wenn eine demente Angehörige in einem Heim untergebracht werden muss, benötigen die Mitarbeiter ausreichende Informationen über die bisherigen Gewohnheiten der Betroffenen. Vor allem bei praktizierenden Muslimen ist die Mithilfe der Angehörigen wichtig. Diese Mithilfe ist gleichzeitig eine Möglichkeit, die Qualität des Heimes zu prüfen.

KRITERIEN FÜR DIE QUALITÄT EINES HEIMES

- **Wieweit ist die Einrichtung willens und in der Lage, auf die speziellen Bedürfnisse muslimischer Bewohner einzugehen?**
- **Hat die Einrichtung zweisprachige Mitarbeiter, lässt sie auch Mitarbeiterinnen mit Kopftuch zu oder zeigt sich in der Ablehnung eine spezielle Haltung zu Muslimen?**
- **Sind die Mitarbeiter an Informationen über die bisherigen Gewohnheiten des Betroffenen interessiert?**
- **Sind sie bereit, auch ungewöhnliche Lösungen bei der Gestaltung des Lebensraumes der Bewohner zu akzeptieren (z. B. eigene Möbel, fremde Musik, Ambiente eines dörflichen türkischen Wohnraumes)?**
- **Wie ist die ärztliche Versorgung organisiert?**
- **Kann man sich als Angehöriger nach Absprache an der Pflege beteiligen?**
- **Wie viele Pflegekräfte kommen auf einen Bewohner?**
- **Gibt es festes Stammpersonal oder wechseln die Mitarbeiter oft?**

Liegt die Einrichtung nicht zu weit vom Lebensmittelpunkt der Familie, kann diese durch tägliche Besuche, regelmäßige Spaziergänge, Hilfe beim Essen, gemeinsame Gebete etc. den Kontakt zum Betroffenen aufrechterhalten und die eher schwierigen Aufgaben der (medizinischen) Pflege oder nächtlichen Aufsicht den professionellen Mitarbeitern überlassen.

2.4.7 Abhängigkeitserkrankungen – ein Thema für Muslime?

In Deutschland gibt es ca. 1,6 Mio. Alkoholabhängige, ca. 290.000 Konsumenten illegaler Drogen und 1,4 Mio. behandlungsbedürftige Medikamentenabhängige. Über Alkohol- und Drogenabhängigkeit von Muslimen gibt es allerdings keine Zahlen, es liegen derzeit nicht einmal gesicherte Informationen zum Suchtverhalten und zum Ausmaß von Suchterkrankungen bei Migranten vor, unter denen sich sehr viele Muslime finden.

Aus den im Laufe der Jahre durchgeführten einzelnen Untersuchungen zu diesem Thema ergeben sich jedoch einige allgemeine Hinweise. Die Untersuchungen bezogen sich zumeist auf die Gruppe der »Migranten«, zu denen neben mehreren anderen auch die große Gruppe der Russlanddeutschen zählt. Daher sind die Aussagen speziell über Muslime, die ja zum großen Teil auch Migranten sind, nur unter großem Vorbehalt möglich.

Nicht die Tatsache der Migration an sich scheint aber auf das Suchtrisiko begünstigend zu wirken, sondern die individuelle Lebensgeschichte mit ihren verschiedenen be- und entlastenden Faktoren und deren Verarbeitung.

In den 60er und 70er Jahren gab es keine Auffälligkeiten und keinen Bericht über Alkohol- und Drogenkonsum bei türkischen, marokkanischen, italienischen oder portugiesischen Arbeitsmigranten. Seit den 90er Jahren gibt es allerdings immer wieder Berichte von Fachkräften aus der Suchthilfe, dass Migranten einen zunehmenden Teil speziell der Drogenabhängigen ausmachen. Einige Fachleute wie Salman (1999) halten die Drogenabhängigkeit von Migranten sogar für die größten sozialen und gesundheitlichen Probleme dieser Bevölkerungsgruppe.

Beim Alkohol- und Drogenkonsum liegen Migranten insgesamt eher leicht unter dem deutschen Durchschnitt, eine überproportionale Häufung findet sich nur im Zusammenhang mit illegalen Drogen bei jüngeren Migranten. Es ist auch eine Erfahrung psychiatrischer Kliniken, dass dort zur stationären Entgiftung Muslime weniger mit Alkohol- als mit Drogenproblemen behandelt werden.

Für Muslime ist es wie für alle Eltern stets ein schwerer Schock, wenn sie vermuten oder feststellen, dass ihr Kind Drogen nimmt. Es ist nicht nur die psychische und gesundheitliche Gefährdung des Kindes, es ist auch der Verstoß gegen die Gebote Gottes, die den Genuss derartiger Stoffe verbieten. Hinzu kommt für die Eltern die Gewissheit, dass es für ihr Kind augenscheinlich eine Welt außerhalb der Welt der Familie gibt, von der man nichts weiß und wo vermutlich auch Dinge geschehen, die Muslimen nicht erlaubt sind. Eltern fragen sich mit Sorge, mit welchen Freunden ihr Kind umgeht und woher das Geld für die Drogen kommt.

Ist die Einnahme von Drogen eine Charakterschwäche oder eine Krankheit?

Im Bewusstsein vieler Menschen ist die Einnahme von Drogen oder der Verzicht darauf vor allem eine Sache des Willens. Wer nicht damit umgehen kann, wer zum Alkoholiker oder Drogenabhängigen wird, ist selbst schuld, und wer mit dem Konsum nicht aufhören kann, ist charakterschwach. Doch zeigt allein die Vielzahl der nikotinabhängigen Raucher, die trotz vieler Versuche nicht vom Tabak loskommen, dass die Situation komplizierter ist.

So sehr sich die Menschen auch einfache Zusammenhänge wünschen, Sucht und Abhängigkeit entstehen immer aus einem Bündel von Faktoren, nie gibt es nur eine Ursache. Nur am Einzelfall, an der Lebensgeschichte jedes Einzelnen lässt sich daher verstehen und nachvollziehen, warum gerade dieser Mensch in die Abhängigkeit geraten ist.

Nach medizinischen Kriterien liegt *Missbrauch* eines Stoffes vor, wenn dessen Genuss zu einer Gesundheitsschädigung führt, *Abhängigkeit* dann, wenn über ein Jahr wenigstens drei der folgenden Kriterien erfüllt sind:

- starker Wunsch oder Verlangen nach dem Mittel;
- verminderte Kontrolle über den Gebrauch des Mittels;
- Entstehung körperlicher Entzugssymptome;
- Entwicklung eines Gewöhnungseffektes;
- zunehmende Vernachlässigung der Interessen zugunsten des Suchtmittelkonsums;
- anhaltender Konsum trotz eindeutig schädlicher Folgen.

Keine Rolle spielt aus medizinischer Sicht, ob der Missbrauch eines Stoffes von einzelnen oder einer ganzen Gesellschaft abgelehnt wird.

Abhängigkeit ist keine Frage der Moral, sondern eine Krankheit. Anfangs lässt sich das Suchtmittel noch steuern, der Betroffene ist noch Herr der Lage. Wer aber einmal den Gebrauch eines Suchtmittels als positiv erlebt hat, es z. B. als »Beruhigungsmittel« hilfreich fand, ist in Versuchung, es in unangenehmen Situationen wieder zu verwenden. Gerät jemand in diesen Kreislauf, besteht die Gefahr, dass das »Wohlbefinden« durch die Droge zum Normalzustand wird und sie sich langsam zum Dreh- und Angelpunkt des Alltags entwickelt.

Irgendwann ist der Zeitpunkt gekommen, an dem der Süchtige in eine psychische und körperliche Abhängigkeit vom Suchtmittel geraten ist, aus der er alleine nicht mehr herauskommen kann, selbst wenn er es wollte. Spätestens jetzt muss professionelle medizinische und psychologische Hilfe erfolgen. Der Patient hat gegenüber dem Suchtmittel seine Freiheit endgültig aufgegeben, ist abhängig und damit krank.

Warum werden Drogen genommen?

Die folgenden Ausführungen entstanden mit freundlicher Genehmigung der Interkulturellen Suchthilfe Hannover, unter Verwendung ihrer mehrsprachigen Informationsbroschüre (siehe Anhang).

Untersuchungen haben ergeben, dass es verschiedene Ursachen für den Gebrauch von Drogen gibt. Zu den wichtigsten zählen:

Soziales Umfeld. Der vermehrte Gebrauch von Drogen im Freundeskreis erleichtert den Zugang zur Droge. Sich in einem solchen Umfeld zu bewegen, erhöht die Wahrscheinlichkeit des Gebrauchs. Viele Jugendliche erhoffen sich dadurch, in eine Gemeinschaft oder Gruppe aufgenommen zu werden, und ahmen Freunde nach, die Vorbilder sind.

Psychische Befindlichkeit. Keine Lösung für die eigenen Konflikte zu finden, seien diese familiär, psychisch, sozial oder anders bedingt, kann ebenfalls zum Gebrauch von Drogen verleiten.

Die Droge selbst. Die Neugierde auf die Droge und die Überlegung: »Was kann denn schon passieren, wenn ich es einmal ausprobiere?« können den Einstieg zum Drogenkonsum bedeuten. Hinzu kommt die aufputschende oder dämpfende Wirkung von Drogen.

Der leichte Zugang zu Drogen. Förderlich für den zunehmenden Drogenkonsum ist auch die weite Verbreitung und damit verbunden der leichte Zugang zur Droge, das vielfältige Angebot auf dem Markt, die relativ leichten Beschaffungsmöglichkeiten in gewünschter Menge und zum gewünschten Preis.

Sich selbst beweisen zu wollen, der Wunsch, Wagemut zu zeigen.

Fehlgeleitete spirituelle Sehnsucht, der Wunsch nach »Bewusstseinserweiterung«.

Was kann man tun, wenn das eigene Kind Drogen nimmt?

Die Drogenabhängigkeit eines Kindes kann zur größten und wichtigsten Herausforderung und Prüfung des Glaubens und der Standhaftigkeit für eine Familie werden. So sagt Gott im Koran: »Meinen die Menschen, sie würden in Ruhe gelassen werden, wenn sie bloß sagten ›Wir glauben‹, und meinen sie, sie würden nicht auf die Probe gestellt?« (29 : 2). Beim Umgang mit diesem Thema sind sowohl Iman (Glauben), Sabr (Geduld) als auch Tawakkul (Gottvertrauen) aller Betroffenen gefragt.

Unabhängig davon, welche Ursachen dem Drogengebrauch zugrunde liegen, sollte man sich der Kinder und aller annehmen, die einem nahe stehen, wenn sie davon betroffen sind. Man sollte entschlossen an das Drogenproblem herangehen und nicht nachgiebig sein.

EMPFEHLUNGEN FÜR DEN UMGANG MIT DROGENPROBLEMEN

Was man tun sollte:

- **Sich eingehend von den Tatsachen überzeugen und sich über die eigentliche Situation vergewissern. Gespräche mit seinem Kind oder dem betroffenen Menschen sind dringend notwendig!**
- **Man sollte mit seinem Kind in angemessener Art und Weise sprechen. Viele Drogenabhängige haben auch nach langem Konsum immer noch eine enge Beziehung zu ihrer Familie. Sie versuchen daher, nicht nur ihren Konsum zu verheimlichen, weil sie Angst vor Strafen haben, sondern auch, um die Eltern nicht mit zusätzlichen Sorgen zu belasten. Wenn sie erfahren, dass diese nach dem ersten verständlichen Schock nicht den Kopf verlieren und panisch reagieren, indem sie etwa das Kind sofort ins Heimatland zurückschicken, sondern ruhig und besonnen zusammen überlegen, was jetzt sinnvollerweise zu tun ist, können sie sich eher öffnen und um Rat fragen. Es hilft in keiner Weise, anklagend zu sein oder irgendwo Schuldige zu suchen. Man sollte seinem Kind ein ernst gemeintes Hilfeangebot machen und ihm das deutlich zu verstehen geben. Erst dann können eine Öffnung und ein Gespräch über die Probleme möglich werden.**
- **Für die Haltung der Eltern gibt es im Koran ein Vorbild. Gott hat sich seine Barmherzigkeit zur Handlungsgrundlage gemacht: »Er hat sich selbst Barmherzigkeit vorgeschrieben« (6 : 12), »sie umfasst alle Dinge« (7 : 165). Auch**

sagt Gott in einem Hadith Qudsi: »Meine Barmherzigkeit geht meinem Zorn voraus!« Barmherzigkeit bedeutet also nicht, alles einfach nur zu verzeihen und zu vergessen, sondern drückt eine bestimmte Haltung aus, auf deren Grundlage dann weitere erforderliche Maßnahmen und Konsequenzen folgen.

- Man sollte sein Kind auf keinen Fall vernachlässigen. In guten Zeiten ohne besondere Probleme ein guter Vater, eine gute Mutter zu sein ist nicht schwer, doch geht es jetzt um das vielleicht größte Problem des eigenen Kindes in seinem Leben. Jetzt erweist es sich für die Eltern, ob sie ihrer Verantwortung ihrem Kind gegenüber nachkommen und am Jüngsten Tage dafür vor Gott bestehen können.
- Man sollte Hilfe bei Ärzten oder Beratungszentren suchen. Das Gefühl, allein mit seinen Schwierigkeiten zu stehen, ist schwer erträglich. Oft kann z. B. die Mutter nicht einmal mit dem Vater über die Situation sprechen, weil sie befürchtet, dadurch nur alles noch schlimmer zu machen. Deswegen kann es wichtig sein, sich bei Menschen Rat zu holen, die sich mit solchen Problemen auskennen und gleichzeitig neutral sind. Das kann man bei Beratungsstellen auch anonym tun, außerdem stehen Ärzte und Berater unter Schweigepflicht.
- Man sollte sein Geld und Wertgegenstände sicher aufbewahren. Leider ist es so, dass Drogenabhängige auch Angehörige bestehlen, um an Geld für den Stoff zu kommen.

Was man lassen sollte:

- Man sollte die Schuld nicht bei anderen suchen. Tut man das, verliert man schnell den Blick für die eigenen Möglichkeiten, etwas zu ändern. Selbst wenn »schlechter Umgang« oder andere Dinge für die Sucht mitverantwortlich waren, so gilt doch: »Die anderen« oder »die Gesellschaft« kann man nicht ändern, sich selbst aber schon. Daher sagt Gott im Koran: »Wahrlich, Allah ändert den Zustand, in dem sich ein Volk befindet nicht, ehe sie sich selbst verändert haben« (13:11).
- Man sollte seine Augen nicht vor den Tatsachen verschließen und sich nicht schämen. Wie soll das Kind der Tatsache offen ins Auge blicken, dass es von Drogen abhängig ist, und sich medizinische und psychologische Hilfe holen, wenn die eigenen Eltern das noch nicht einmal können. Es ist sicherlich schwer, mit dieser Tatsache zu leben, doch es war immer das Anliegen des Islam, die

Welt und die Menschen realistisch zu sehen und konkrete Maßnahmen zu ergreifen.

- **Es ist nie zu spät. Auch nach längerer »Drogenkarriere« und mehreren Rückfällen sind Versuche sinnvoll, von der Droge loszukommen.**
- **Man sollte sein Kind nicht bestrafen. Es gibt kaum einen Abhängigen, der nicht unter seiner Sucht und deren Folgen leidet und am liebsten davon loskommen will. Außerdem setzt Strafe immer Schuld voraus. Um schuldig zu sein, muss man seine schlechten Handlungen unterlassen können. Wenn jemand aber schon eine längere Zeit Drogen nimmt, kann er inzwischen abhängig sein, so dass er ohne medizinische Hilfe nicht mehr davon los kommt. Der Abhängige ist dann krank. Deswegen bezahlt auch die Krankenkasse die Behandlung. Das täte sie nicht, wenn der Süchtige nur zu bequem wäre, mit dem Drogenkonsum aufzuhören.**
- **Man sollte dem Kind keine größeren Geldbeträge geben. Die Verführung wäre zu groß, sich davon Drogen zu beschaffen.**

Wie kann man erkennen, dass jemand Drogen nimmt?

Es ist nicht einfach, Drogenkonsum zu erkennen, auch wenn es dafür einige auffällige Merkmale gibt. Solche Auffälligkeiten können jedoch auch andere Ursachen haben. So können sie beispielsweise mit der Pubertätsphase des Jugendlichen zusammenhängen. Im Folgenden wird die Wirkung einzelner Drogen skizziert.

An wen kann man sich wenden?

Es ist leichter, jemanden um Hilfe zu fragen, der von seinem Beruf her zum Schweigen verpflichtet ist. Das ist z. B. der Hausarzt. Schämt man sich, von seinem eigenen Kind zu sprechen, kann man evtl. sagen, eine befreundete Familie habe wegen ihres Kindes um Hilfe gebeten. Der Hausarzt kennt meistens die Stellen, die für die Beratung von Alkohol- oder Drogenabhängigen zuständig sind. Man kann sich aber auch an das Gesundheitsamt wenden, ohne seinen Namen nennen zu müssen, hier gibt es sogar oft eine eigene Beratungsstelle. Darüber hinaus gibt es Drogenberatungsstellen der Kirchen (Caritas oder Diakonie), die man im Telefonbuch finden kann. Auch hier muss man seinen Namen bei einer Beratung nicht nennen.

elche bekannten Drogen gibt es?

	Alkohol	Medikamente*	Haschisch/Marihuana	Ecstasy
nwendungs-rm	trinken (Bier, Wein, Schnaps u.a.)	je nach Anwendungsweise	rauchen (mit Tabak), in Tee aufgelöst, in Gebäck verarbeitet essen	Tabletten
irkung	Euphorie, Minderung der Reaktionsfähigkeit, Rausch, Freudengefühl, Aggressivität, Kontrollverlust	schmerzstillend, schmerzlindernd, schmerzhemmend, belebend, beruhigend, einschläfernd	Euphorie, Enthemmung, Überaktivität	Sensibilitätssteigerung, Halluzinationen, Gefühl von Unermüdlichkeit
efahren	emotionales Unwohlsein, Gereiztheit, psychisches und körperliches Unwohlsein, Vergiftung, Zerstörung der Leber und der Gehirnzellen	je nach Dosis psychisches und körperliches Unwohlsein	Sinnestäuschungen, Unwohlsein, Angst und Panikzustände	Angst, Schweißausbrüche, Überhitzung, Magenbeschwerden, Fieber
bhängigkeit	psychisch und physisch	psychisch und physisch	psychisch	psychisch

	LSD	Heroin	Kokain	Schnüffelstoffe**
nwendungs-rm	Tabletten, auf Würfelzucker, auf Papier o. Ä. auftragen	Inhalation (durch die Nase; Folienrauchen), Injektion	durch die Nase, Injektion	»schnüffeln« (durchdie Nase)
irkung	Euphorie, Bewusstseinserweiterung, Sinnestäuschungen, Halluzinationen, Angstzustände	Glücksgefühl, Schmerzunempfindlichkeit, Enthemmung, Euphorie	steigert Selbstbewusstsein, Kontaktfähigkeit, Nervosität und Angst	Rauschzustände, Gefühlsverwirrung
efahren	Halluzinationen, Nervosität, Reizbarkeit, Gefühlsschwankungen	Persönlichkeitsveränderung, Gereiztheit, Magen- und Darmbeschwerden, bei gemeinschaftlicher Benutzung von Injektionsspritzen besteht Infektionsgefahr, z.B. HIV (AIDS) und Hepatitis	Schlaflosigkeit, Depressionen, Paranoia, bei gemeinschaftlicher Benutzung von Injektionsspritzen besteht Infektionsgefahr, z.B. HIV (AIDS) und Hepatitis	Kopfschmerzen, Übelkeit, Atembeschwerden, Aggressivität
bhängigkeit	psychisch	psychisch und physisch	psychisch	psychisch

* Schmerz-, Schlaf-, Beruhigungs- und Aufputschmittel

** Terpentin, Benzin, Lacke u.a.

2.5 Die Ehe – Zentrum der meisten Konflikte

In vielen Artikeln und Vorträgen wird über sie geschrieben und gesprochen – die islamische Ehe. Doch existiert sie in der Praxis überhaupt? Wenn man die Alltagswirklichkeit anschaut, dann sind die Muslime von Marokko bis Bangladesch so unterschiedlich geprägt und die Kombinationen der verschiedenen Partner in Deutschland so vielfältig, dass man besser von Ehen zwischen Muslimen sprechen sollte, für die der Islam Grundlage ihres Lebens ist.

Die Situation muslimischer Ehen in Deutschland ist von einigen typischen Charakteristika geprägt, die im Folgenden näher betrachtet werden sollen. Die genannten Aspekte überlappen sich dabei allerdings und bilden so den Boden für komplexe Konfliktmuster, bei denen die Betroffenen oft professionellen Rat benötigen.

Die Erfahrung zeigt, dass Konflikte im Bereich des Ehe- und Familienlebens den überwiegenden Anteil der auftretenden Probleme bei Muslimen ausmachen. Fast alle und zumeist auch die tragischsten Konflikte finden sich hier. Ein wesentlicher Grund dafür ist die wichtige Stellung der Familie im Islam. Sie stellt ein hohes Ideal und damit auch einen Kristallisationspunkt vieler Hoffnungen und Erwartungen dar und ist stark gefühlsbesetzt. Gleichzeitig ist sie durch Migration und die sie umgebende nichtmuslimische Umgebung starken Veränderungen ausgesetzt. Weiterhin fehlen soziale und öffentliche Strukturen, die der Institution Familie in den islamischen Gesellschaften ergänzend und stützend zur Seite stehen wie z. B. (Groß-) Familienverbände, die öffentliche Funktion der Moschee, Religionsunterricht oder Gerichte, die islamisches Recht im Bereich der Familie anwenden und bei Heirat (Ehevertrag), Streitschlichtung oder Scheidung eine wichtige Rolle spielen. Außerdem tragen die Wohnverhältnisse besonders in Ballungsgebieten zu einer Isolierung der Familien bei, so dass Krisen oder sich anbahnende Katastrophen lange im Verborgenen bleiben.

Treten in islamischen Familien Konflikte auf, bleiben die Menschen mit ihren Problemen zumeist allein und greifen oft auf soziale Kontrollen und archaische Traditionen zurück, die selbst schon in der Heimat nicht mehr praktiziert werden. Zudem sind offensichtlich auch keine Modelle vorhanden, an denen man sich orientieren könnte. Das in der Gesellschaft weit verbreitete Phänomen, als Single in einer nichtehelichen Partnerschaft möglichen Konflikten des Familienlebens aus dem Wege zu gehen, bleibt für praktizierende Muslime selbstredend außer Betracht.

2.5.1 Häufige Konfliktbedingungen

Das Phänomen der Migration und die Folgen

Wenn man die Praxis muslimischer Ehen betrachtet, scheint die kulturelle Prägung der Partner zumeist stärker als die gemeinsame Religion. Diese Tatsache wird verständlich, wenn man bedenkt, dass in der Kindheitsfamilie lebensbestimmende Erfahrungen gemacht werden, die auch die Religion einschließen. Lernt das Kind am Vorbild der Eltern, dann ist zu erwarten, dass auch deren Ehe die eigenen Vorstellungen und das eigene Verhalten prägt. Im Folgenden werden einige Faktoren aufgeführt, die bei muslimischen und vor allem bikulturellen Paaren in nichtmuslimischer Umgebung zu Konflikten führen können.

Unterschiedliche Herkunftskulturen

Sind Muslime aus unterschiedlichen Herkunftskulturen verheiratet, so entstehen zwangsläufig Erwartungen an die Rolle des Partners, die diesem fremd sind und die er nicht ohne weiteres erfüllen kann. Wenn jemand seine Mutter als stille, angepasste, gehorsame, sich selbst immer hintanstellende Frau kennen gelernt hat, wird er mit einer Frau in Auseinandersetzungen eher Schwierigkeiten haben, die ihre Positionen offensiv vertritt, zumal wenn sie durch die gemeinsamen Kinder für den Ehemann auch in ihrer Mutterrolle erlebbar (und dadurch mit seiner eigenen Mutter vergleichbar) wird. Dazu kommen kulturell überformte Mentalitätsunterschiede. Wie streng man Kinder erzieht, was gekocht und wie pünktlich gegessen wird, ob man Bescheid gibt, wenn man sich verspätet, wie viel Ordnung zu Hause herrschen soll oder wie mit dem Geld gewirtschaftet wird: All das wird von Land zu Land unterschiedlich gehandhabt und ist Anlass für genug Alltagsprobleme, selbst wenn beide Partner bemüht sind, sich an Koran und Sunna zu orientieren.

Sehr viel schwieriger wird die Situation, wenn in der Ehe alte, patriarchale Strukturen mit pseudoislamischen Begründungen verteidigt werden. Da ist es z. B. zum »Wohl der Frau«, wenn sie das Haus nicht verlassen darf, ihre daraus folgende soziale Isolierung wird nicht gesehen oder als das kleinere Übel in Kauf genommen.

»Heiratsmigration«

Der Zuzug von Ehepartnern aus dem Ausland schafft immer wieder »erste Generationen« von Migranten und stellt aus therapeutischer und beraterischer Sicht durchaus ein Problem dar. Diese Ehen stehen vor besonderen Herausforderungen. Während in der ursprünglich »ersten Generation« der Eltern oder inzwischen auch Großeltern beide Partner im Ursprungsland aufgewachsen waren, stoßen jetzt in verschiedenen Lebensverhältnissen aufgewachsene Eheleute aufeinander. Bedeutsam sind nun unterschiedliche Rollenerwartungen der Partner, das Hinterfragen der heimatlichen Traditionen, die zunehmende Bildung der Frau und – es mag paradox erscheinen – auch deren zunehmendes islamisches Bewusstsein.

Kommt ein junger *Mann im Rahmen der Familienzusammenführung* nach Deutschland und ist seine Frau hier geboren und aufgewachsen, so tritt eine Art Rollenumkehr im traditionellen Verhältnis der Partner ein. Während früher häufig der Ehemann über mehr Bildung verfügte, was seine Autorität unterstrich, kennt sich jetzt die Ehefrau im hiesigen Gesellschaftssystem besser aus, beherrscht die Sprache und durchschaut das Bildungssystem. Ernste Probleme entstehen dann, wenn der Mann einen autoritären Machtanspruch stellt und die Frau ihren Wissensvorsprung nutzt, um diesem entgegenzuwirken. Sie will und kann ihm wegen seines defizitären Wissensstandes vielleicht nicht den gewünschten Respekt entgegenbringen, schon gar keine unterwürfige Haltung. Dies führt bei vielen Männern – besonders vor dem Hintergrund weiterer migrationsspezifischer Probleme wie Arbeitslosigkeit und finanzieller und sozialer Abhängigkeit von der Frau – zu erheblichen Minderwertigkeitskomplexen. Einerseits sehen sie sich in der traditionellen Rollenverpflichtung als Ernährer und Beschützer der Familie, andererseits verfügen sie aber in keiner Weise über die notwendigen Voraussetzungen dazu. Da viele Männer diesen Machtverlust bzw. die Abhängigkeit von der Frau nicht ertragen, mündet die Situation oft in heftige Aggressionen und belastet die Ehe ernsthaft.

Probleme können auch dadurch entstehen, dass junge Männer, die hier aufgewachsen sind, *eine Frau aus ihrem Heimatland* heiraten. Unterschiedlich kulturell geformt, gehen die Erwartungen beider weit auseinander. In Ermangelung anderer Modelle greift der Ehemann in Deutschland auf alte Traditionsmuster zurück und erwartet nicht selten von seiner Frau totalen Gehorsam, keine Einmischung in seine Angelegenheiten, keine Fragen hinsichtlich seiner Freizeitgestaltung, Freunde usw., während die junge Frau von Liebe, Zweisamkeit und einer glücklichen Ehe träumt, wozu für sie auch gemeinsame Planungen und Freizeitgestaltung gehören. Bei jungen Ehepaaren in solchen Situationen suchen oft beide Partner mit den unterschiedlichsten somatischen Beschwerden den Arzt auf, deren seelischer Ursprung nur zu oft nicht deutlich und daher auch nicht behandelt wird.

Selbst wenn sich besonders im Hinblick auf die Begegnung und das Verhältnis der Geschlechter in Europa und Amerika die Verhaltensnormen stark verändert haben, hat die Vorstellung, die man sich in islamischen Ländern von der westlichen Moral macht, mit der Realität wenig gemein. Das führt häufig zu einer übertriebenen Eifersucht des Mannes, der davon ausgeht, dass eine im Westen erzogene Frau nicht den heimatlichen Normen und Moralvorstellungen entspricht und er sie daher besonders kontrollieren muss, was die Frau dann als Misstrauen und mangelnde Liebe deutet. Es ist für viele Muslime kaum vorstellbar, dass eine Frau in der deutschen Gesellschaft einem Studium oder Beruf nachgehen und sich frei in der Öffentlichkeit bewegen kann und trotzdem ihren islamisch-moralischen Prinzipien treu bleibt.

Rechtsunsicherheit

Wenn eine ausländische Frau eine eigentlich unerträgliche Ehesituation dennoch aushält, ist dies meist keine Frage einer komplizierten Psychologie, sondern schlicht Folge ihrer *rechtlichen Abhängigkeit.* Ließen der Mann oder sie sich scheiden, hätte sie nicht ohne weiteres ein eigenes Aufenthaltsrecht und müsste möglicherweise mit Abschiebung rechnen. Zur Zeit erhalten Ausländer erst nach zwei Jahren ehelicher Lebensgemeinschaft ein eigenes Aufenthaltsrecht, das sie vom Ehepartner unabhängig macht. Ausnahmen werden nur in besonderen Härtefällen gemacht. Diese bestehen bei Misshandlungen der Ehefrau und sexueller Gewalt in der Ehe, die die Ehefrau jedoch durch Zeugen und Atteste beweisen muss. Ebenso zählen dazu sexueller Missbrauch der in der Ehe lebenden Kinder, die Betreuung eines behinderten Kindes, Zwangsabtreibung oder drohende gesellschaftliche Diskriminierung im Heimatland, wie Sabine Kriechhammer-Yagmur in ihrem Ratgeber für Ausländerrecht erläutert (s. Literatur im Anhang). Diese Situation führt dazu, dass besonders Frauen lange in Ehen ausharren, die sie unter anderen Umständen längst verlassen hätten.

Ein *fehlender Ehevertrag* ist ebenfalls ein Grund für Probleme in den Ehen. Die Forderung danach scheint für viele Muslime mit Schwierigkeiten verbunden zu sein, so als bestünden dadurch Vorbehalte gegenüber der Treue und dem guten Willen des Partners. Besonders Verliebte tun sich schwer damit, die Realität anzuerkennen, dass es in der Zukunft auch Zeiten in der Ehe geben wird, wo Zweifel aufkommen, Krisen zu bestehen sind, man sich vielleicht sogar wünscht, nie geheiratet zu haben. Rechtsunsicherheiten entstehen in islamischen Ehen auch dann, wenn diese ohne vorherige standesamtliche Trauung oder notariellen Vertrag nur nach islamischem Recht geschlossen werden. Oft genügen die Eheschließungen in den Moscheen nicht einmal den einfachsten Voraussetzungen des islamischen Rechts, so wenn z. B. die Frau nicht alles versteht, was der Imam spricht. Dabei sind Eheverträge gerade bei islamischer Heirat üblich und wichtig. So werden die durch die Religion gewährleisteten Rechte der Frau traditionell eigens schriftlich festgehalten.

Leider gerät dieses Wissen immer mehr in Vergessenheit oder wird aus patriarchaler Tradition nicht beachtet. Aus diesen Gründen lehnen es manche islamische Zentren ab, Ehen nach islamischem Recht zu schließen, die nicht bereits standesamtlich geschlossen wurden. Die Ehepartner sind in diesem Fall bezüglich gegenseitiger Ansprüche nach dem Bürgerlichen Gesetzbuch der Bundesrepublik abgesichert (z. B. Unterhalt), ohne standesamtliche Trauung dagegen kann die Ehefrau keine Forderungen an den Ehemann durchsetzen.

Ein weiteres Problem entsteht, wenn man sich *islamisch scheiden* lassen will. Es kommt immer wieder vor, dass Ehemänner entweder einfach verschwinden (z.B. nach Erlangung des Aufenthaltsrechts), ihren Pflichten zur Versorgung der Familie nicht nachkommen oder körperliche und sexuelle Gewalt in der Ehe ausüben. Anlässe, die eine islamische Scheidung auf Begehren der Frau rechtfertigten. Sind die Partner in Deutschland nur nach islamischem Recht verheiratet, gibt es jedoch keine Institution, die diese Ehe scheiden kann. Fährt die Frau dann in das Heimatland des Mannes, kann er sie u.U. an der Ausreise hindern. Außerdem kann die Frau nicht wieder heiraten, so dass hier häufig schlimme Ungerechtigkeiten entstehen.

Soziale Isolation

Die soziale Einbindung der Muslime in die islamische Gemeinschaft als auch die Integration in die deutsche Gesellschaft ist in vieler Hinsicht noch sehr unbefriedigend. Die Aufspaltung der Muslime und der Moscheevereine in Nationalitäten, die Sprachprobleme und soziale Isolation nicht nur gegenüber der Mehrheitsgesellschaft mit sich bringt, sondern auch unter den Muslimen selbst, ist an sich schon problematisch. Das Fehlen von Moscheen mit ihren sozialen Funktionen als Zentrum des Lebens im Stadtteil (meist sind nur klägliche Gebetsräume vorhanden), die Größe der Wohnungen in den Ballungsgebieten, die nur für Kleinfamilien passen, und viele andere Dinge mehr schaffen Situationen, wo es möglich wird, dass eine Frau von ihrem Ehemann lange Zeit misshandelt wird, ohne dass Nachbarn oder andere davon erfahren, die sonst allein durch ihren Kontakt mit dem betreffenden Ehepaar schon ein gewisses Maß an sozialer Kontrolle ausüben könnten.

Für ein muslimisches Ehepaar ist es wichtig, außenstehende Vertraute desselben Geschlechts zu haben, bei denen sie ggf. Rat suchen können. Das kann die ältere Nachbarin sein, die verheiratet ist und bereits eigene Kinder hat oder der vertrauenswürdige und verschwiegene Cousin des Mannes. Ebenso Tante, Onkel, alle diejenigen, die in der traditionellen islamischen Gesellschaft stützende soziale Strukturen darstellen oder zu denen man Vertrauen hat. Besonders Ehen, in denen Muslime unterschiedlicher Nationalitäten verheiratet sind, werden von den Eltern oft abgelehnt, selbst wenn der Schwiegersohn oder die Schwiegertochter praktizierende Muslime im besten Sinne sind. Diese Paare geraten schnell in die Isolation, die Ehepartner erfahren bei Schwierigkeiten oft auch von der eigenen Familie keine Hilfe und sind weit eher auf die Unterstützung durch Dritte angewiesen.

Diese Wichtigkeit sozialer Außenkontakte gilt vor allem auch für frisch konvertierte Muslime. Vor allem deutschstämmige Frauen mit muslimischen Männern bekommen bei Problemen oft wenig Unterstützung vom Elternhaus. Auch trauen sie sich aus Angst vor Gesichtsverlust (»Haben wir doch gleich gesagt ...!«) oft nicht, ihre Familie um Rat zu fragen. Sie sind daher sehr auf ihren Mann fixiert, von dem sie viel über den Islam lernen – bzw. das, was er dafür hält. Sie sollten daher immer und unbedingt versuchen, Kontakte zu einem muslimischen Frauen- oder Familienkreis zu halten.

Idealisierung der Liebe und der Ehe

Ein Problem ist die Idealisierung der Liebe und der Ehe. Der Liebe wird eine Kraft zugeschrieben, die sämtliche Differenzen und Probleme überwinden kann. Die Hoffnung, »wenn ich ihn nur richtig liebe, dann wird er sich ändern«, wird zumeist bitterböse enttäuscht, wie aus der therapeutischen Praxis zu Genüge bekannt ist. Ähnlich wie früher in Europa werden viele Ehen im orientalischen Raum mit einer guten Portion Vernunft geschlossen, was deren Stabilität sicherlich zuträglich ist. Das bedeutet aber auch ein Mehr an emotionaler Unabhängigkeit, über die ein Partner, der gefühlsmäßig stark gebunden ist und in dieser Beziehung sein einziges »Standbein« hat, so nicht verfügt und dadurch sehr verletzbar wird.

Rollenverteilung in der Familie

Von großer Bedeutung für die Entstehung von Konflikten ist die zunehmende Veränderung der Rollenverteilung. Auch in muslimischen Familien gerät die »klassische« Verteilung der Aufgaben aus ihrer alten Ordnung. Während hier die Stellung des Mannes von allen Beteiligten kaum in Frage gestellt wird, ändert sich die Situation, wenn die Ehefrau ebenfalls arbeitet und somit zum Unterhalt der Familie beiträgt oder gar alleine das Geld verdient, weil der Mann arbeitslos ist oder nicht arbeiten darf. Wer kümmert sich dann um die Kinder und den Haushalt? Kann das Ehepaar diese Situation als Chance begreifen, die Lebens- und Erfahrungswelt des Partners kennen und verstehen zu lernen (so anstrengend sind die Kinder und das »bisschen Haushalt«!). Oder kommt es dadurch zu Missverständnissen und Auseinandersetzungen? Insbesondere traditionell erzogene Männer tun sich in der Regel schwer, häusliche Aufgaben zu übernehmen. Da Geld auch Macht und Autorität bedeutet, führen auch Fragen des Umganges damit immer wieder zu Problemen, obwohl die Situation aus islamischer Perspektive zumeist völlig klar ist.

Beispiel: Eine völlig überarbeitete Frau berichtete in der Beratung, dass sie neben ihrer Ganztagsstelle als Küchenhelferin abends noch einer Arbeit als Putzfrau nachgeht. Das Geld aus ihrer Vollzeitstelle wird direkt auf das Konto ihres Mannes gezahlt. Sie bekommt für ihre persönlichen Bedürfnisse (Kleidung, Kosmetika etc.) nichts davon. Diese Dinge muss sie aus ihrer Tätigkeit als Putzfrau finanzieren.

Eine andere Frau erzählte, dass ihr Mann ihr prinzipiell kein Geld zur Verfügung stellt. Wenn sie etwas benötigt, geht er mit und bezahlt.

Der Mann mag sich bei solchem Verhalten nichts Böses denken. Wenn er in der Kindheit in seinem Heimatland gelernt hat, dass seine Mutter immer zu Hause blieb und den gesamten Umgang mit dem Geld dem Vater überließ, so erwartet er dies vielleicht auch von seiner Frau. Diese ist verständlicherweise nicht bereit, in dieser Gesellschaft einerseits zwangsläufig Pflichten des Mannes zu übernehmen (z. B. zu arbeiten) und sich andererseits kommentarlos dessen traditionellen Forderungen zu unterwerfen.

2.5.2 Hintergründe von Konflikten

Sexualität

Ein weiteres, sehr wichtiges Konfliktfeld ist die intime Beziehung der Ehepartner. Wurde dieses Problem sowohl in den islamischen Ländern als auch unter den Muslimen in den westlichen Ländern lange als Tabu behandelt und verschwiegen, so wird es in den letzten Jahren immer mehr zum Thema gemacht. So fand die Gynäkologin Hiba Qutb in einer breit angelegten Studie in Ägypten, »dass die Ehepartner sehr wenig über sexuelle Beziehungen wissen und einfach ihre triebhaften Bedürfnisse befriedigen. Deshalb sind die meisten Männer und Frauen mit ihrem Sexualleben unzufrieden« (ABU SHUQQA 1990). Eine von ihr in Kairo gegründete Beratungsstelle für Sexualprobleme wird von Paaren aus allen Gegenden Ägyptens frequentiert. Gerade in den arabischen und anderen islamischen Ländern sieht sie im Bereich Sexualität einen enormen Beratungsbedarf für Ehepaare. Wegen der großen Nachfrage haben sich dort auch viele Frauenärzte auf die Sexualberatung spezialisiert.

Daneben haben zahlreiche islamisch geprägte Sender für die Behandlung von Familienproblemen Sendezeiten eingerichtet. Ein beträchtlicher Prozentanteil der gestellten Fragen betrifft die intime Beziehung der Ehepartner. Auch findet man auf islamischen Webseiten muslimische Gelehrte, die sich im medizinischen und psychologischen Bereich auf das Thema Sexualität spezialisiert haben und den Ratsuchenden Rede und Antwort stehen. Auch diese Angebote werden mit einer überraschenden Offenheit in Anspruch genommen. Dabei fällt auf, dass die meisten der Fragenden Frauen sind. Grund dafür ist neben der allgemein bekannten größeren Offenheit der Frauen aber auch ein größerer Leidensdruck als bei Männern in diesem Bereich.

In unserer therapeutischen Praxis machen wir oft die Erfahrung, dass Unzufriedenheit in der sexuellen Beziehung vielen Ehe- und Familienproblemen zugrunde liegt. So berichtet eine junge iranische Frau nach ihrer Scheidung:

> »Mein Exmann hat immer darauf gepocht, dass die Frau den Mann gewähren lassen müsse, wann immer er es wolle, so solle es im Islam sein. Sich als Frau zu weigern, sei eine Sünde. Sogar der Prophet soll gesagt haben, sogar auf dem Rücken eines Kamels müsse die Frau den Geschlechtsverkehr zulassen, wenn der Mann es wolle. Und da mein Exmann genau wusste, dass ich mich nach Möglichkeit an die islamischen Regeln halten wollte, hat er mir so ein schlechtes Gewissen gemacht. Er hat durchaus auch öfters mal verzichtet, aber da ich praktisch nie Lust auf ihn hatte, war es dann eben doch jedes Mal eine ek-

lige Sache, die Überwindung gekostet hat. Manchmal hat er auch mit mir geschlafen, um mich zu bestrafen, wenn ich es gewagt hatte, ihm zu widersprechen. Das war dann besonders eklig. Kam mir dann manchmal wie eine Vergewaltigung vor. Hat mich immer mit Hinweis auf meine islamische Pflicht ihm gegenüber dazu gebracht, es geschehen zu lassen. Irgendwann habe ich einen Hass auf diese angeblich islamische Regel bekommen. Und wie stolz haben sich die Männer immer wieder untereinander erzählt, wie gut sie ihre Frauen im Bett unter Kontrolle haben! Habe seinerzeit keine Frau gekannt, die mit ihrem Mann gern und mit Freuden das Bett geteilt hätte. Alle haben es nur als lästige, aber unumgängliche Pflicht betrachtet. Da ich Sexualität eigentlich von Anfang an als Muss und Zwang erlebt habe, kann ich mir kaum vorstellen, jemals ein normales Verhältnis dazu oder gar Freude daran zu finden. Irgendwie ist man in der Seele verletzt, wenn man jahrelang diese Demütigung ertragen hat, ohne etwas daran ändern zu können. Man fühlt sich erniedrigt und schmutzig. Das war eine der großen Erleichterungen, als ich von ihm weg bin: nie mehr mit ihm ins Bett gehen zu müssen! Normale Umarmungen gab es zwischen uns nie; jede Annäherung, jede gute Laune wurde gleich dahin umgeleitet: na, wollen wir? Als meine Tochter dann da war, hat er immer mit Ungeduld gewartet, bis ich sie zum Einschlafen gebracht habe; und wehe, sie ist dann nicht so schnell eingeschlafen, wie er das wollte, dann hab ich aber was zu hören gekriegt! Und dann hab ich auch immer wieder Vorwürfe gekriegt, warum es mir denn keinen Spaß machen würde. Toll! Alles in allem eine jahrelange Demütigung, auch ein seelischer Missbrauch, der schwer zu ertragen war. Ich weiß nicht, ob Frauen generell weniger Spaß an dieser Sache haben? Jedenfalls muss bei Sexualität eine gewisse Übereinstimmung zwischen Mann und Frau herrschen, sonst ist ein harmonisches Eheleben nicht möglich.«

Eine zufriedenstellende Ehebeziehung ist vor diesem Hintergrund in der Tat nicht möglich.

Bei einer anderen jungen Frau, die zunächst mit Bulimie in die Behandlung kam, stellte sich heraus, dass in den ganzen neun Jahren ihrer

Ehe keiner der beiden Partner eine befriedigende Sexualität erlebt hat. In ihrer Herkunftsfamilie wurde Sexualität als etwas Schmutziges, Unanständiges angesehen.

Als Jugendliche wurde die Patientin von ihrem Vater ständig in einer abfälligen Art und Weise auf ihre Figur aufmerksam gemacht, so dass sie alles, was weiblich daran war, verabscheute und noch heute kein positives Selbstbild hat. Ihr Mann, der vor der Ehe viel Ablehnung von ihrem Vater erfuhr (unter anderem verbot er dem Paar jede Möglichkeit des Kennenlernens), hatte von Anfang an eine sexuelle Funktionsstörung. Dies passte natürlich nicht zu dem Männerbild, das er hatte. Daher gab er seiner Frau, die er ja kaum kannte, die Schuld daran, dass er unter vorzeitiger Ejakulation litt. »Zärtlichkeiten kenne ich überhaupt nicht. Wenn ich versucht habe, zärtlich zu ihm zu sein, hat er dies gleich abgeblockt, da es sein Problem förderte. Er ist nie zärtlich zu mir, sondern versucht immer gleich, mit mir zu schlafen, was dann nicht klappt, er zieht sich dann schimpfend zurück. Ich kam mir so dreckig vor, so ausgenutzt und liegen gelassen.« Dieses Paar hat Sexualität in einem sehr eingeengten Sinn verstanden. Erst nachdem sie durch die Therapie gelernt hatten, einander als Mann und Frau zu sehen und zu spüren, ihre Gefühle wahrzunehmen und gegenseitig zu achten, stellte sich ganz allmählich eine zufriedenstellendere Beziehung ein.

Aus diesen Beispielen lassen sich mehrere Ursachen für problematische sexuelle Beziehungen in orientalisch geprägten Familien erkennen. An dieser Stelle möchten wir die wichtigsten nennen:

Mangelnde Sexualaufklärung

Bedauerlicherweise ist in vielen muslimischen Familien Sexualität ein Tabu, obwohl auch dieses Thema grundsätzlich zu einer guten islamischen Erziehung gehört und angesprochen werden muss. Ganz im Gegenteil wird daraus vor Kindern und Jugendlichen häufig ein großes Geheimnis gemacht. Fragen von Kindern, die auch nur in diese Richtung deuten, werden im Keim erstickt und als Schamlosigkeit oder gar Abgleiten in die Morallosigkeit bewertet.

Eine falsch verstandene Scham verhindert auf diese Weise, dass Kinder in einer angemessenen Art und Weise aufgeklärt werden. Hadithe wie »Der Iman besteht aus vielen Teilen und das Schamgefühl ist ein Teil davon« werden für diese Haltung als Erklärung herangezogen. Diese Einstellung führt dann häufig dazu, dass Partner, die sich bei der Heirat möglicherweise noch kaum kennen, völlig unvorbereitet in eine Situation geraten, von der man nur hoffen kann, dass beide ihre Erwartungen und Vorstellungen ansprechen, vorsichtig miteinander umgehen, sich ihre Unsicherheiten eingestehen und gemeinsam ihre Sexualität entwickeln.

Fehlinformationen

Wenn junge Menschen in Fragen der Sexualität sich selbst überlassen bleiben, werden sie ihre Neugier und ihren Drang nach Wissen in diesem Bereich auf anderen Wegen zu stillen versuchen, z. B. durch das Internet, Zeitschriften oder ältere Jugendliche. Das verzerrte, oftmals gewaltpornografisch geprägte und frauenfeindliche Bild, das Jugendliche auf diese Weise über Sexualität bekommen, hat nicht viel mit einer gleichberechtigten, liebevollen Beziehung zwischen Mann und Frau zu tun, erst recht nicht mit deren realen Bedürfnissen. Es ist keineswegs für ein sachliches und sanftes Heranführen an das Thema geeignet. Vielmehr werden so Erwartungs- und Handlungsmuster, besonders bei Männern, geprägt, die oftmals große Enttäuschungen bei den Partnern bewirken.

Gesellschaftliche Traditionen

In den islamischen Gesellschaften gibt es kaum eine andere soziale Beziehungsform, die so sehr von Traditionen geprägt ist wie das Ehe- und Familienleben. Die Erziehung der Mädchen wird stark von einem Jungfräulichkeitskult beeinflusst, der im gesamten Mittelmeerraum verbreitet ist – nicht nur in muslimischen Ländern. Aus Angst, das Mädchen könnte vor der Ehe ihre Jungfräulichkeit verlieren, wird ihm von Kindheit an nicht nur eine übertriebene Angst vor der Begegnung mit dem männlichen Geschlecht, sondern auch vor bestimmten sportlichen Betätigungen, Unfällen usw. suggeriert.

Geschichten über das angebliche Schicksal der Frauen, die in der

Hochzeitsnacht ihre Jungfräulichkeit nicht beweisen konnten, sprechen für sich. So wird erzählt, dass junge Bräute in einem solchen Fall sofort mit Schande und Schmach wieder in ihre Familien zurückgeschickt werden, die sie natürlich nicht gerade mit Freuden aufnehmen. Hierin liegt auch ein Grund, warum Eltern daran interessiert sind, dass ihre Töchter so jung wie möglich heiraten. Dabei muss natürlich auch der junge Mann, oft ohne Vorbereitung, seine Männlichkeit unter Beweis stellen. Es überrascht daher nicht, wenn in diesen Situationen sexuelle Komplikationen entstehen, die sich verfestigen und das Eheleben erheblich beeinträchtigen können.

Wenn von sexueller Befriedigung in der Ehe die Rede ist, dann geht es vor dem Hintergrund patriarchaler gesellschaftlicher Traditionen zumeist um das Vorrecht des Mannes. Wie im oben genannten Beispiel ersichtlich, werden Hadithe, die Frauen davor warnen, sich ihren Ehemännern ohne Grund zu verweigern, in den orientalischen Kulturen häufig frauenfeindlich ausgelegt, wodurch im Grunde verhindert werden soll, dass Sexualität als Machtmittel genutzt werden kann. Dass der Koran und zahlreiche prophetische Überlieferungen den Ehemann dazu verpflichten, dafür zu sorgen, dass seine Frau auch im sexuellen Bereich ihre Erfüllung findet und dass der Islam sehr wohl auch ihre Bedürfnisse betont, die in mancher Hinsicht anders sind als die des Mannes, prägt nicht unbedingt das Frauenbild und die Erziehung in diesen Gesellschaften.

Was sagt der Islam zur Sexualität?

Neben mangelnder Sexualaufklärung, Fehlinformationen und überkommenen gesellschaftlichen Traditionen spielt vor allem auch mangelndes oder einseitiges islamisches Wissen eine wichtige Rolle bei Problemen in der intimen Beziehung zwischen Ehepartnern. Wie auch in anderen Lebensbereichen werden Überlieferungen häufig losgelöst von ihrem Zusammenhang oder fragmentiert übernommen und oft zum Nachteil der Frau praktiziert.

Wie allgemein bekannt ist, erlaubt der Islam eine sexuelle Beziehung nur innerhalb der Ehe. Er vertritt damit eine relativ strenge, gleichwohl aber positive Sicht der Sexualität, die eine gottgegebene Fähigkeit und einen Wert an sich darstellt, die den Menschen beglücken soll und nicht nur zur Erzeugung von Nachwuchs dient.

Koran und Sunna erziehen die Ehepartner zu einem liebevollen und zärtlichen Umgang miteinander. Wenn es im Koran heißt: »Sie sind euch ein Kleid und ihr seid ihnen ein Kleid« (2 : 187), so wird damit ein Bild voller Geborgenheit, Vertrauen und Wärme vermittelt. Das Kleid ist der Haut am nächsten, es schützt, spendet Wärme und Wohlbefinden. Weiter heißt es über die ehelichen Beziehungen: »Und zu Seinen Zeichen gehört, dass Er euch aus euch selbst Gattinnen erschaffen hat, damit ihr bei ihnen wohnt (Ruhe findet). Und Er hat zwischen euch Liebe und Barmherzigkeit gesetzt. Darin sind Zeichen für Leute, die nachdenken« (30 : 21). Wenn ein Ehepartner wie in den oben genannten Beispielen die sexuelle Befriedigung in der Ehe als sein alleiniges Recht ansieht, können schwerlich Liebe und Barmherzigkeit im Sinne dieses Koranverses entstehen. In vielen anderen Hadithen wird ebenfalls deutlich, dass der sexuelle Akt die Folge eines verständnisvollen und harmonischen Miteinanders sein soll und nicht ein punktuelles und für die Frau überraschendes Verlangen des Mannes.

Im ersten Beispiel wird ein Problem angesprochen, das in Beratungssituationen nicht selten zum Thema wird. In mehreren Überlieferungen wird die Frau gewarnt, sich ihrem Mann ohne Grund sexuell zu verweigern. In problematischen Ehen benutzen Männer diese Hadithe als Beliebigkeitsargument bzw. Druckmittel, was natürlich nicht zur Lösung des eigentlichen Beziehungsproblems beiträgt. Muss eine Frau dem Mann deshalb immer zur Verfügung stehen?

Der Islam warnt davor, die Sexualität als einen mechanischen Vorgang zur einseitigen Befriedigung eines Partners zu sehen, und weist ausdrücklich auf die emotionalen und sexuellen Bedürfnisse beider Partner hin. So heißt es in einem Hadith: »Wenn jemand von euch sexuell mit seiner Frau verkehrt und er erreicht seine Befriedigung (Orgasmus), so muss er warten, bis auch seine Frau ihre Befriedigung erreicht hat« (Muslim und Buchari). Auch kann ein Mann, der seine Frau tagsüber schlecht behandelt hat, von ihr am Abend nicht erwarten, mit ihm sexuell zu verkehren (Umm-Yussuf 1989).

Diese Koranverse und Hadithe weisen auf einen respektvollen, zärtlichen und liebevollen Umgang miteinander hin. Der Prophet empfahl seinen Gefährten, mit ihren Frauen Spaß zu machen und gemeinsam viel zu lachen, genauso wie er das Vorspiel zum Sexualakt immer wieder neuvermählten Männern ans Herz legte. So haben über die Jahrhunderte die meisten Rechtsgelehrten den Versteil »kommt zu eurem Feld, wann und wie ihr wollt. Doch schickt (Gutes) für euch selbst voraus« übereinstimmend dahingehend interpretiert, dass damit das Vorspiel gemeint ist. Auch sprach der Prophet ganz offen über seine Zuneigung und Liebe zu seinen Frauen. So wurde er einmal gefragt, wen er am meisten liebe. Er zögerte nicht, dreimal hintereinander seine Frau Aischa zu nennen. Seine große Wertschätzung und Zuneigung gegenüber seiner ersten Frau Chadija ist allen Muslimen bekannt.

Andere Überlieferungen sprechen von zärtlichem, körperlichem Zusammensein auch ohne sexuellen Verkehr oder Penetration. So sagte Umm Salama, eine der Frauen des Propheten: »Der Prophet pflegte mich zu küssen, während er fastete« (al-Buchari). Sayd Ibn Aslam erzählt, dass ein Mann zum Propheten kam und ihn fragte, was ihm von seiner Frau erlaubt sei, während sie ihre Periode hat. Der Prophet antwortete ihm, dass, nachdem sie ihren Schambereich bedeckt hat, ihnen alles erlaubt sei (Malek).

Jeder Sexualtherapeut weiß, wie wichtig das körperliche Zusammensein und der zärtliche Austausch auch ohne den sexuellen Akt sind. In der Therapie muss dies oft erst erlernt werden, um sexuelle Störungen zu beseitigen. Eine erfüllte Sexualität gehört nicht nur zu den islamischen Rechten eines Mannes, sondern auch zu denen einer Frau, wie die o.g. Texte verdeutlichen. Fehlende oder unbefriedigende Sexualität ist für eine Frau der wichtigste Scheidungsgrund im islamischen Recht. So beschwerten sich z. B. Frauen beim Propheten darüber, dass ihre Männer nicht oft genug mit ihnen sexuell verkehrten, woraufhin er diese tadelte und sie auf ihre ehelichen Pflichten hinwies. Auch gefühlsmäßige Abneigungen wurden thematisiert. Eine Frau muss sich daher nicht zum Sexualverkehr zwingen oder zwingen lassen, wenn sie es nicht möchte oder es gerade in der Beziehung nicht kann. Ist dieses Problem allerdings auf Dauer nicht zu lösen, bleibt als letzte Möglichkeit die Scheidung.

Was ist zu tun?

Natürlich können Eltern ihre Kinder und Jugendlichen nicht aufklären, wenn sie selbst nicht gut informiert sind. Daher ist es wichtig, sich das nötige Wissen über Bücher und Schriften anzueignen, die das Thema Sexualität aus biologischer, psychologischer und islamischer Sicht behandeln. Auch sind für Eheleute und Eltern Gespräche mit Fachleuten, mit islamischen Gelehrten oder Pädagogen sehr wichtig. So wird z. B. in manchen muslimischen Ländern, wie z. B. Malaysia, kein Ehevertrag geschlossen, bevor die jungen Leute Kurse über die Ehe und ihre Anforderungen abgelegt haben. Solange dies nicht für alle Muslime möglich ist, müssen sich die Betroffenen selbst informieren, um zu vermeiden, mit falschen Informationen und allen Unsicherheiten in die Ehe zu gehen. Besonders wichtig ist dabei ein ausreichendes Kennenlernen vor der Hochzeit. Junge Menschen sollten wissen, dass auch dies ihr unstreitiges islamisches Recht ist.

Wenn Probleme auftauchen, sollten Paare sich nicht schämen, sondern sich Hilfe holen. Viele Psychotherapeuten sind darauf spezialisiert und können bei Störungen eine fachliche Diagnose stellen und Behandlung anbieten. In diesem sensiblen Bereich ist es natürlich hilfreich, einen Therapeuten mit islamischem Kulturhintergrund und interkulturellen Kompetenzen zu finden. Da dies jedoch derzeit noch selten der Fall sein wird, sollten Betroffene selbstverständlich auch zu anderen, nichtmuslimischen Therapeuten gehen. Über den Therapieerfolg entscheidet in erster Linie die therapeutische Qualität und nicht die Religionszugehörigkeit.

Erfahrungsgemäß belasten jedoch nicht so sehr die eher seltenen großen Krisen das Miteinander in der Ehe, sondern vielmehr die vielen kleinen und alltäglichen Ungerechtigkeiten, Kränkungen und Anmaßungen. In vielen muslimischen Ehen (und nicht nur dort) legen die Männer eine unglaubliche Überheblichkeit gegenüber ihren Frauen an den Tag und sind dann verwundert, wenn die eheliche Intimbeziehung nicht nach ihren Vorstellungen funktioniert. Gerade für Frauen, die den ganzen Tag mit Haushalt und Kindererziehung beschäftigt sind, ist es wichtig, Lob, Anerkennung und Wertschätzung zu erfahren und ein Gefühl von Akzeptanz, Vollwertigkeit und Gleichwertigkeit zu haben. Da Sexualität ganzheitlich erlebt wird und nicht nur eine körperliche Funktion ist, kann hier nur dann eine positive Einstellung entstehen, wenn auch die anderen zwischenmenschlichen Dinge zwischen den Partnern stimmen. Frauen sind da weitaus verletzlicher und empfindlicher, als das vielen Männern klar ist. Die Leistungen der Frau in der Familie und im Beruf anzuerkennen und ihr das auch zu sagen und zu zeigen ist keine Schande und kein Zeichen von mangelnder Männlichkeit, sondern schafft, wenn es von Herzen kommt, eine wichtige Grundlage für ein harmonisches Miteinander, von dem beide Partner auch in der Sexualität profitieren.

Doch auch die Frauen sind gefordert und sollten sagen, was sie möchten. Sie dürfen nicht nur darauf vertrauen, dass die Männer schon Bescheid wissen und sich in ihren Einstellungen stets sicher sind. Hinter männlicher Überheblichkeit und Aggressivität steckt nicht selten auch viel Unsicherheit, die erfahrungsgemäß am ehesten durch Gespräche über eigene Gefühle und sexuelle Bedürfnisse, aber auch durch Wertschätzung und Anerkennung dem Partner gegenüber überwunden werden kann.

Nicht nur islamische Literatur kann dabei eine Hilfe sein, sondern auch eine ganze Reihe anderer, gut fundierter Ratgeber für Paare und Familien.

Die bireligiöse Ehe

Eine bireligiöse Ehe ist in unseren Breiten immer ein gewisses Risiko. Es fehlen Modelle dafür, wie eine solche Familie in unserer Gesellschaft integriert leben kann. Obwohl es im Einzelfall oft sicherlich möglich ist, sollte man einen solchen Schritt gut überlegen, da Konflikte – vor allem mit den Herkunftsfamilien – fast unvermeidlich sind. Beispiele und Interviews mit bireligiösen Ehepaaren finden sich bei Palm (2003), »Dialog der Herzen«. Darin wird auch dargestellt, wo eigentlich im engeren Sinne religiöse Problemfelder liegen und was interkulturelle Verständnisschwierigkeiten sind.

Die wichtigste Empfehlung aus der Erfahrung der Praxis für den nichtmuslimischen Ehepartner ist die, sich vor der Eheschließung ausführliche Informationen über das islamische Verständnis der Ehe (s. u. Abschnitt Ehevorbereitungskurs) und die Rechtslage einer christlichen bzw. nichtmuslimischen Frau im Heimatland des Mannes einzuholen, falls dieser aus dem islamischen Ausland stammt. In den meisten Fällen steht die Familie der nichtmuslimischen Frau der Eheschließung mit einem Muslim ablehnend gegenüber, besonders, wenn es um die islamische Erziehung der Kinder geht. Mangelnde Information und Vorurteile auf allen Seiten führen schnell zu einer Polarisation der Beteiligten, die für die Frau zu einer unerträglichen Zerreißprobe werden kann.

In ehelichen Schwierigkeiten kann sie sich u.U. nicht ohne »Gesichtsverlust« an ihre Familie wenden, auch der Ehemann fühlt sich dort nicht verstanden oder gar abgelehnt. Außerdem kann die Familie der Frau dem Paar außer einer offenen Gesprächsatmosphäre kaum Lösungen anbieten, nicht zuletzt auch deshalb, weil das Wissen über den Islam fehlt. Abhilfe kann hier fast nur die Position eines neutralen Dritten, z. B. eines Beraters oder Therapeuten, schaffen. Oft stellen gar nicht die Religionen das Hauptproblem dar, sondern die persönlichen Konflikte, die auf religiösem Gebiet ausgetragen werden, weil sich schlechterdings keine besseren Begründungen finden lassen.

Manchmal kann schon die Geburt des ersten Kindes zum Konflikt führen. Ist der Mann beispielsweise Migrant und die Frau Angehörige der Mehrheitsgesellschaft, wird u. U. durch die neue Situation eine bereits latent vorhandene innere Krise verstärkt. Wie bereits erwähnt, kann der Mann die »unterlegene« Rolle oft ohnehin schwer ertragen. Dazu kommt die jahrelang erlebte Ausgrenzung als Ausländer, die seine Frau nie erfahren musste und nicht nachvollziehen kann. Die große Verantwortung als zukünftiger Ernährer der Familie setzt den Mann unter Stress. Er wird möglicherweise also plötzlich auf »islamischer« Lebensart bestehen, darauf, dass der Sohn beschnitten, die Kinder islamisch erzogen werden, obwohl er vorher gar nicht praktizierte und seine Frau ihn nie als sehr religiös erlebte. Einer Ehefrau der Mehrheitsgesellschaft, die niemals vergleichbare Diskriminierung erlebt hat, muss sein verändertes Verhalten höchst absonderlich vorkommen – dabei versucht er nur, dies eine Mal seine Identität zu sichern, und benutzt dazu die Religion.

Übertritt zum Islam vor oder in der Ehe

Deutschstämmige Muslime gab es bis in die 70er und 80er Jahre nur wenige. Inzwischen geht die Zahl Deutscher, die zum Islam übergetreten sind, in die Zigtausende. Darunter sind viele Frauen, die einen Muslim heiraten und aus diesem Grunde konvertieren.

Der Übertritt zum Islam ist für jeden, der diesen Schritt bewusst tut, ein wichtiges und lebensbestimmendes Ereignis. Es gibt inzwischen viele Berichte von Betroffenen, und neuerdings beschäftigt sich sogar die Wissenschaft mit diesem Phänomen. Man wird oft nach den Gründen des Übertritts gefragt, doch selten ist die Antwort für den Fragenden und den Konvertiten befriedigend, weil das eigentliche Phänomen, das Erlebnis der Bekehrung selbst, nicht vermittelt werden kann. Was man auch erzählt, was jemandem am Islam überzeugt, alles das sind bereits Ableitungen des eigentlichen Erlebens. Es ist wie mit der Liebe: Warum man gerade diesen Menschen mit diesen Eigenschaften liebt, lässt sich vielleicht psychologisch verstehen, das Gefühl, das einen beseelt, ist jedoch etwas ganz anderes.

Zu den besonders schwierigen Situationen gehören Übertritte zum Islam aus einer bestehenden nichtmuslimischen Ehe heraus. Tritt der Mann über, ist aus der Sicht des islamischen Rechts die bisherige Ehe zwar weiter bestandskräftig, dennoch wird die Frau unweigerlich in die neue Entwicklung hineingezogen. Plötzlich sind gemeinsame Lebensbelange betroffen: Führt sie den Haushalt, soll sie neue Speiseregeln beachten, der Tag wird von Gebetszeiten (auch außer Haus) geregelt, der Ramadan mit ungewöhnlichen Essenszeiten hält Einzug, gemeinsamer Tanz, ein gemeinsames Glas Wein und was sonst noch als verbindende Elemente erlebt wurde, sind nicht mehr möglich. Die Frau sieht sich mit Veränderungen konfrontiert, von denen sie nicht weiß, wohin sie führen, und die ihr Angst machen.

Doch auch die Männer fühlen sich hin- und hergerissen, leiden an Schuldgefühlen und wissen nicht, wie sie sich verhalten sollen. Dazu ziehen sie sich zumeist den gesammelten Zorn besonders der Familie der Frau zu, die die Gewissensnot, in der die Männer stecken, zumeist nicht ausreichend erkennen und ihn beschuldigen, die Ehe zu gefährden.

Noch schwieriger wird es, tritt die Frau in einer bestehenden nichtmuslimischen Ehe zum Islam über. Nach islamischem Recht darf eine Muslimin keinen Nichtmuslim heiraten, daher ist nach traditioneller Rechtsauffassung in diesem Fall eine Ehe sofort zu scheiden. Inzwischen gibt es allerdings andere Rechtsmeinungen, die zwar eine Heirat zwischen einer Muslimin und einem Nichtmuslim weiterhin ausschließen, aber in einer Rechtsgüterabwägung dafür plädieren, eine bereits bestehende Ehe / Familie aus diesem Grunde nicht zu trennen.

Die psychologische Situation neuer Muslimas ist noch prekärer, weil sie im Gegensatz zu einem Mann, der in einer Ehe Muslim wird, diese durch ihren Schritt unmittelbar gefährden. Manche Männer geraten in Panik, setzen ihre Frauen unter Druck und tun damit genau das Falsche. Manche konvertieren allerdings auch selbst.

Es gibt in diesen Krisenzeiten Situationen, die nicht ohne fremde Hilfe zu lösen sind. Glücklich diejenigen, die jemanden finden, der erst einmal ein offenes Ohr für die Situation der Eheleute und ihre Probleme hat, ohne sofort zu (ver-)urteilen. Diese Haltungen sind sowohl auf christlicher als auch auf islamischer Seite leider seltener, als man sich das wünscht. Daher kann auch hier eine Eheberatung durch einen neutralen Dritten angebracht sein, und sei es nur deshalb, ein Gespräch zwischen den Eheleuten in Gang zu halten. Da außerdem die Isolation der Ehepartner eine große Gefahr darstellt, sind Kontakte zu anderen Familien in ähnlichen Situationen von ganz besonderer Wichtigkeit. Hilfreich ist hier der Verband binationaler Ehen tätig, der sich in jüngster Zeit auch auf dem Gebiet der interreligiösen Ehen kundig gemacht hat.

Die Angst der Männer

Es klingt unglaublich, aber Männer scheinen oft eher ein Scheitern der Ehe zuzulassen, als vergleichsweise bescheidene Forderungen ihrer Frauen zu erfüllen, auch und sogar wenn sie diese islamisch begründen kann: z. B. sie nicht zu schlagen, bei eigener Arbeitslosigkeit einen Teil der Hausarbeit und Kinderversorgung zu übernehmen. Oder auch: nicht zu Hause zu liegen, dabei auf pünktliche Essenszeiten zu bestehen und noch über das Geld verfügen zu wollen, das die Frau erarbeitet hat. Das ist umso erstaunlicher, als sie nach einer Trennung noch schlechter dastehen, als wenn sie den Forderungen der Frau nachgegeben hätten.

Bequemlichkeit und Charakter mögen in Einzelfällen der Grund sein, für eine befriedigende Erklärung des Phänomens reichen sie jedoch nicht aus. Grundlegend scheint eine tiefverwurzelte Angst zu sein, die selten offen zu sehen ist und noch viel seltener zugegeben wird, weil sie das Image des »starken Mannes« beschädigen könnte. Man kann dies am Beispiel patriarchaler, orientalischer (nicht nur islamischer!) Familienstrukturen verdeutlichen, das Problem stellt sich aber auch in westlichen Kleinfamilien.

Jeder »kleine Mann« hat eine Mutter, die ihn nicht nur beschützt und versorgt, sondern mit ihrer mütterlichen Macht auch seinen Freiheitsdrang begrenzt, ihm Dinge verbietet und ihm sagt, was er zu tun hat. Nun verfügen auch in patriarchalen Gesellschaften, in denen die Frauen kaum öffentlichen Einfluss haben, diese dennoch über erhebliche Macht, und zwar über ihre Söhne. Dazu müssen sie jedoch Einfluss auf sie behalten. Schwiegertöchter im Haus kennen die Situation. Der sonst so sichere und selbstbestimmte Ehemann wird über alle gebotene Höflichkeit und Ehrerbietung der Mutter gegenüber hinaus in deren Gegenwart oft wieder zum kleinen Sohn, der sich auch gegen seine innere Überzeugung wortlos deren Wünschen fügt und dadurch gegenüber seiner Frau in schwere Loyalitätskonflikte geraten kann.

Je mehr ein erwachsener Mann nun in kindlichen Beziehungsmustern zu seiner Mutter stecken geblieben ist, desto mehr wird später eine starke, resolute Frau, die ihre Rechte kennt und auch einfordert, neben unbewussten Erinnerungen an die warme, mütterliche Seite auch eine Abwehr der ungeliebten, steuernden mütterlichen Eigenschaften bei ihm erzeugen. Er wird sich immer wieder versichern müssen, dass er unabhängig und der eigentliche Herr im Hause ist. Hier liegt ein Grund dafür, warum manche Männer ihre Frauen so stark glauben kontrollieren zu müssen.

Viele Männer verbleiben lebenslang in einer Doppelrolle von Pascha-Mentalität und gleichzeitigem kindlichen Versorgungsanspruch, ein seit Kinderzeiten bestehender, unlösbarer Rollenkonflikt, den die Mütter aus den oben genannten Gründen oft sogar gefördert haben (»Bleibe mein kleiner Prinz, aber werde ein starker Mann!«).

Schafft es ein Mann, gegen eigene, aus der Kindheit übernommene und verinnerlichte Rollenklischees anzugehen, wird er sich auch noch mit seinen Bekannten und Freunden auseinander setzen müssen, die durch ihn ihr eigenes Verhalten in Frage gestellt sehen. So ist die Angst vor Gesichtsverlust im kulturell gleich geprägten Bekannten- und Freundeskreis ein weiterer wichtiger Grund für die Schwierigkeit, das Verhalten zu ändern.

Die Angst der Frauen

Da zu einer Beziehung immer mindestens zwei gehören, muss man auch fragen, wie sich die Situation der Frauen in ehelichen Konflikten darstellt und welche Hintergründe dabei eine Rolle spielen.

In einigen Fällen scheint die Haltung der (nicht nur muslimischen) Frauen regelrechte selbstquälerische Züge aufzuweisen. Sie ertragen mit endlos scheinender Geduld Erniedrigungen, Entwürdigungen und nicht selten auch massive Gewalt. Warum geraten zumeist sie und nicht die Männer in die Opferrolle und lassen sich manchmal in unvorstellbarem Maß ausnutzen? Obwohl jeder Fall anders liegt und individuell betrachtet werden muss, gibt es einige grundsätzliche Aspekte, die in solchen Situationen oft eine große Bedeutung besitzen.

Bei konvertierten Muslimas spielt die starke soziale Abhängigkeit vom Ehemann eine große Rolle. Durch ihren Übertritt zum Islam und ihre Heirat mit einem Ausländer hat sie oft ihre Familie und Freunde verloren. Daher ist ihre Angst groß, ihren Mann als einzigen sozialen Halt auch noch zu verlieren. Außerdem würden sich die Vorbehalte der Familie und der Freunde gegen den Islam und den Ehemann bestätigen. So erträgt sie Situationen, die sie unter anderen Umständen keinesfalls akzeptieren würde. Da diese Frauen zumeist sehr bemüht sind, gute Muslimas zu sein, sind sie durch den Vorwurf, sich nicht islamisch zu verhalten, sehr verletzbar. Diese Angst wird immer wieder von Männern benutzt, ihre Frauen unter Druck zu setzen. Was »islamisch« ist, definiert natürlich der Ehemann, dessen Verständnis von Islam allerdings oft mit traditionellen Vorstellungen seiner (patriarchalen) Herkunftskultur eng verflochten ist.

Einer Frau fällt es oft schwerer, ihre Ehe aufs Spiel zu setzen, da sie zumeist die stärkere Bindung zur Familie hat, die ja ihre Lebenswelt darstellt. Während sie in der Regel für die häuslichen Aufgaben zuständig und durch Geburt, Erziehung und Pflege der Kinder stärker an die Familie gebunden ist, lebt der Mann auch stark außenorientiert. Das Zuhause ist nicht seine gesamte Lebenswelt, sondern nur ein Teil davon. Dazu gehören die Arbeit, Freunde, die Moschee usw. Die starke emotionale Bindung der Frauen an die Familie ist zwar islamisch gewollt und sinnvoll. Sie hemmt sie jedoch auch durch eine tiefverwurzelte Angst, ihr »Nest« in Gefahr zu bringen, Konflikte und Unstimmigkeiten mit dem Mann früh genug in der notwendigen Klarheit anzusprechen und durchaus auch auf ihren (oft islamisch begründeten) Standpunkt zu bestehen.

Manchmal müssen nur die Grenzen geklärt werden (»Ich lasse mich nicht schlagen«; »In meinem Verantwortungsbereich möchte ich meine Entscheidungen selbst treffen«). Auch Männer sind zumeist im Nachhinein froh, wenn Konflikte bereinigt werden, bevor sie sich verselbstständigen. Eine solche wünschenswerte Konfliktfähigkeit der Frauen kann jedoch eine Überforderung darstellen, wenn sie in europäischen Migrantenkreisen in der erwähnten sozialen Isolation leben müssen, während in der traditionellen Frauengemeinschaft orientalischer Häuser die Hausarbeit und Kinderversorgung gemeinschaftlich geteilt wird und Gelegenheit zu gegenseitiger Beratung auch bei Eheproblemen besteht.

Die Angst der Frauen resultiert auch aus der Tatsache, dass ihr oft die Schuld am Scheitern der Ehe gegeben wird. In vielen Familien gilt es immer noch als Schande, wenn die Frau den ersten Schritt zur Trennung macht. Sie ist es zumeist, die eine gemeinsame Wohnung verlassen muss, weil sie die Situation nicht mehr ertragen kann und dies der einzige Weg ist, der seelischen und körperlichen Gewalt zu entkommen. Sie ist dann die Böse und muss mit den schwierigen Lebensumständen allein zurechtkommen, was auf Kosten ihrer psychischen Gesundheit und der Erziehung der Kinder geht.

2.5.3 Lösungsmöglichkeiten

Vorbeugen ist stets die beste Maßnahme gegen Schwierigkeiten. Wer im Vorfeld überlegt, was er tut, vermeidet viele Probleme und viel Leid. Vertrautheit mit der Lebenswelt des Partners, seiner Herkunftskultur und seiner Sprache sind immens wichtig. Auch ein vernünftiger Ehevertrag schafft gute Voraussetzungen für ein Gelingen der Ehe. Das islamische Frauennetzwerk HUDA sendet auf Wunsch einen Mustervertrag zu.

Treten Probleme auf, müssen sich Lösungen am Islam orientieren. Es kann jedoch kein allgemeines Ziel sein, Ehen dadurch zu »retten«, dass ein Partner (zumeist die Frau) auf jegliche Verwirklichung ihrer eigenen Lebensziele verzichtet und sich in allem am Mann und dessen Bedürfnissen orientiert. Frauen müssen (mit Unterstützung aller) ihre vom Islam gewährten Rechte wahrnehmen, auch wenn erheblicher Gegendruck seitens mancher Männer zu befürchten ist. Wie viel jede dabei zu tragen vermag, muss im persönlichen, vertrauensvollen Gespräch geklärt werden. Schon die Möglichkeit, ein Problem zu besprechen, schafft bereits ein wenig innere Distanz und kann helfen, zu einer anderen Betrachtungsweise der Situation zu gelangen. Erst Frauen mit einer stabilen islamischen Identität können darauf verzichten, ihre Söhne (und damit die späteren Männer) abhängig zu halten, und positive, glaubwürdige Identifikationen für ihre Töchter bieten. Und Söhne können lernen, dass von starken Frauen nicht zwangsläufig eine Gefahr ausgeht.

Wenn man den Alltag betrachtet, sind die Benachteiligten zumeist die Frauen. Doch nicht nur sie, sondern auch die Männer benötigen Hilfe zur Bewältigung ihrer Situation. Leider nehmen sie diese aus vielerlei Gründen seltener an. Der Verzicht auf stereotype, einseitige Schuldzuweisungen durch die Frauen und das ermutigende islamische Beispiel anderer Männer machen es ihnen vielleicht leichter. Männer sind nicht allesamt immer nur Bösewichter und Frauen nicht allesamt immer nur Opfer.

»Und es gehört zu seinen Zeichen, dass Er für euch Gefährten geschaffen hat aus euch selbst, damit ihr Ruhe und Geborgenheit in ihnen findet, und er hat Liebe und Barmherzigkeit zwischen euch gesetzt. Wahrlich, darin sind Zeichen für Leute, die nachdenken« (30 : 21). Dieses Zitat aus dem Koran kennen die meisten Muslime, und es gibt wohl niemanden, der dem nicht zustimmen würde. Der Verwirklichung dieser Prinzipien jedoch scheinen sich in der Praxis einige Hindernisse entgegenzustellen. Ein Hadith sagt: »Wenn ein Diener Allahs heiratet, dann hat er die Hälfte seines Glaubens vollzogen, und dann soll er Gott in der anderen

Hälfte fürchten« (al-Bayhaqi). Was ist also zu tun, wenn die Ehe kein Gottesdienst mehr ist, sondern eher ein Hindernis dafür?

Die Problemlagen variieren zwar mit dem Einzelfall und sind so vielfältig, dass es schwierig ist, allgemeine Lösungen anzubieten. Dennoch lassen sich einige wichtige Grundsätze aufstellen, die alle, die sich verheiraten, beachten sollten:

Am Anfang aller Bestrebungen muss eine *gründliche Information* über die islamische Auffassung der Ehe (nach der jeweiligen Rechtsschule) sowie die Rechte und Pflichten der Partner und der Kinder stehen.

Eine *Heirat als Lösung von Schwierigkeiten* ist ein großes Risiko, das man aus therapeutischer Sicht entschieden ablehnen muss. Einem Hadith folgend empfehlen immer wieder Muslime, die von Männern und Frauen mit sexuellen Problemen und anderen Schwierigkeiten im zwischenmenschlichen Bereich angesprochen werden, zu heiraten. Sie meinen, dass ihnen das sicherlich helfen würde, weil sie Verantwortung übernehmen müssten oder auch ein geregeltes Sexualleben hätten. Das mag für reife und psychisch stabile junge Menschen gelten, nicht jedoch für Frauen und Männer, die sich in Krisen oder Schwierigkeiten befinden. Insbesondere zur Bewältigung homosexueller Neigungen ist eine Ehe ungeeignet. Muslime in solchen kritischen Situationen sollten sich fachtherapeutischen Rat holen, bevor sie einen ahnungslosen Ehepartner und auch später Kinder in einen Strudel von Konflikten hineinziehen, der dann schließlich doch mit der Ehescheidung endet.

EMPFEHLUNGEN FÜR HEIRATSWILLIGE

- **Ein besonderes Kennzeichen des Islam ist sein Realismus. Daher sollte man sehr realistisch prüfen, wen man heiratet. Partner aus muslimisch geprägten Ländern haben oft auch einen orientalisch geprägten kulturellen Hintergrund, der es ihnen unter Umständen schwer macht, direkt zum Geist von Koran und Sunna zu kommen. Europäische Muslime haben zumindest in dieser Hinsicht oft weniger Schwierigkeiten. Daher ist es sinnvoll, eine Zeit lang im Kulturbereich des künftigen Partners zu leben (vielleicht bei der Schwester des Bräutigams oder im Umfeld der Familie) oder oft dorthin zu reisen, den Lebensalltag zu erfahren und die Sprache zu lernen, auch wenn man später in Deutsch-**

land leben will. Die (Groß-)Familie ist im Islam eine wichtige Institution. Vieles lässt sich dann später besser verstehen.

- Unter den Muslimen, die in Deutschland Asyl suchen, versuchen manche, ein Aufenthaltsrecht in Deutschland über eine Ehe mit einer Deutschen zu erhalten. Unter Asylsuchenden werden auch Informationen ausgetauscht, wie man über eine Vaterschaft eine Aufenthaltserlaubnis bekommen kann. Da Ehen, die über diesen Weg geschlossen werden, zumeist sehr problematisch sind, muss von solchen Unternehmungen abgeraten werden.
- Ehevorbereitungskurse stellen ein wichtiges Element dar, Krisen und Scheitern von Ehen zu verhindern. Gerade weil sich im Bereich des Ehelebens viele traditionelle und oft auch unislamische Elemente erhalten haben, ist eine Klärung dessen wichtig, was der Islam zu diesem Thema sagt. Wenn in Gegenwart beider Verlobter, die den Islam zur Grundlage ihres Lebens und ihrer Ehe machen wollen, besprochen wird, welche Rechte und Pflichten jeder hat, wie der Umgang miteinander aus islamischer Sicht sein soll und dass z. B. Gewalt in der Ehe verboten ist, ist das von Vorteil. Wahrscheinlich wird die Hemmschwelle, offen gegen diese Elemente zu verstoßen, sehr viel höher sein, als wenn man sich vorher nicht darüber ausgetauscht hätte. Oft ist es gar kein böser Wille, sondern schlicht mangelnde Information, die zu Problemen führt, so dass eine gezielte Ehevorbereitung den Partnern eine große Hilfe sein kann. Besonders für bireligiöse Ehen ist ein Seminar über die Ehe im Islam ein wichtiges Element zur Vermeidung eines Scheiterns.
- Wichtig ist weiterhin der Abschluss eines Ehevertrages. Hierbei gilt es, einige wichtige Dinge zu beachten, damit wegen einzelner Punkte nicht der ganze Vertrag hinfällig wird. Neben den erforderlichen islamischen Grundlagen muss sich dieser Vertrag unbedingt auch am Heimatrecht des Partners orientieren, falls dieser aus dem Ausland stammt. Die eigene rechtliche Situation im Land des Partners zu kennen ist unbedingt notwendig, auch wenn man dort nicht leben will und nur häufig zu Besuch ist. Informationen darüber beim HUDA-Netzwerk und beim Verband binationaler Partnerschaften, Adressen im Anhang.
- Wenn möglich, suche man Kontakt zu Menschen in der gleichen Situation (z. B. Ehepartnern aus demselben Kulturkreis) und profitiere von deren Erfahrungen.

Wo können muslimische Eheleute Hilfe finden?

In zahlreichen Hadithen wird berichtet, dass Frauen und Männer zum Propheten kamen, um sich bei Fragen und Schwierigkeiten in ihrer Ehe Rat zu holen. Diese Beispiele zeigen, dass wir als Muslime mit ruhigem Gewissen fremde Hilfe bei der Lösung unserer Probleme in Anspruch nehmen können. In manchen Fällen ist es geradezu unsere Pflicht, uns von Fachleuten beraten zu lassen, weil dadurch vielleicht doch noch eine Familie erhalten werden kann.

Von grundsätzlicher Bedeutung sind *Gespräche zwischen den Ehepartnern* über ihre gemeinsame Situation. Wenn man nicht weiß, was der andere mag oder nicht, was er denkt und fühlt und wie er das eigene Verhalten erlebt, dann macht man viel falsch, ohne es zu wissen oder gar zu wollen. Schwierigkeiten sollten deshalb in Ruhe *außerhalb von Situationen* besprochen werden, in denen sie aufzutauchen pflegen. Auch Gespräche mit einer engen Freundin oder einem engen Freund wirken oft entlastend und verschaffen einen anderen Umgang mit dem Problem.

Es braucht eigentlich nicht weiter ausgeführt zu werden, dass die (Groß-)*Familie* im Islam eine wichtige Institution ist, die bei Alltagsproblemen zuerst um Hilfe gefragt werden sollte. Wieweit jedoch wirkliche Hilfestellung gegeben werden kann, hängt sehr von der menschlichen und islamischen Qualität der führenden Familienmitglieder ab. Die engen Beziehungen untereinander belasten besonders bei größeren Problemen alle Beteiligten gefühlsmäßig sehr und verstellen einen offenen Blick. Die gut gemeinte Hilfe erschöpft sich häufig in Vorwürfen und Ratschlägen, nach der inneren Motivation der Beteiligten wird wenig bis gar nicht gefragt. Bei schweren Verstößen besteht außerdem die Gefahr, dass sie des Rufes der Familie wegen »unter der Decke« gehalten oder sogar legitimiert werden.

Die Hilfe eines *Gelehrten* oder Imam kann hier eine Alternative sein, da jemand, der außerhalb des »Systems Familie« steht, für beide Seiten sehr viel offener ist und so auch eher Vertrauen gewinnen kann. Leider verfügen Imame zumeist nicht über eine spezielle beraterische oder gar therapeutische Ausbildung, so dass alles vom menschlichen Geschick des Einzelnen abhängt, zumal das Problem nicht einfach mit Hinweisen auf Koran und Sunna zu lösen ist, denn wie es »eigentlich« sein müsste, wissen die Beteiligten oft selbst. Erschwerend kommt hinzu, dass viele Imame sich nur im Umfeld der Moschee aufhalten, wenig Deutsch sprechen und das Lebensumfeld weder ihrer Gemeindemitglieder noch eines deutschen Partners kennen. Übersetzungen durch den beteiligten Ehepartner sind natürlich äußerst unglückliche Umstände. Auch ist der Imam zumeist ein Mann, was vielen Frauen den Zugang erschwert.

Des Weiteren kann man sich an (muslimische) Therapeuten und Beratungsstellen wenden (Genaueres s. Kap. 4: Welche verbreiteten Therapie- und Beratungsformen gibt es?).

2.5.4 Gewalt in der Ehe

»Der wahre Starke ist nicht derjenige, der im Ringkampf siegt, sondern derjenige, der sich im Zorn beherrscht« (al-Buchari).

In manchen Ehen geht es nicht nur um Streit über unterschiedliche Ansichten, sondern um massive Gewalt, die der Mann zur Durchsetzung seiner Interessen einsetzt. Ein Beispiel aus der therapeutischen Praxis:

> Eine junge Frau, Tunesierin, berichtet: »Als wir geheiratet haben, hat mein Mann gesagt, wenn du nicht gleich schwanger wirst, bringe ich dich um und heirate eine andere. Er sagte, er würde mich zerstückeln, in blaue Säcke verpacken und in den Müll werfen. Er schlug mich jeden Tag. Als ich schwanger wurde, wollte er plötzlich, dass ich das Kind abtreiben lasse, da er sich nicht durch ein Kind an mich binden lassen wolle. Da meine Furcht vor Allah größer ist, weigerte ich mich. Er schlug jeden Tag auf mich ein. Außer seiner Familie kenne ich niemanden hier in Deutschland. Ich lebe seit einem Jahr hier, durfte aber nie aus der Wohnung gehen. Er schließt immer die Tür ab, wenn er geht. Ein Telefon haben wir nicht.
>
> Als ich schwanger wurde, brachten sie mich zum Arzt. Zu Hause zerriss er den Mutterpass und sagte, ich brauche ihn sowieso nicht, denn ich würde vorher sterben. Einmal kam er wieder in der Pause von der Arbeit und sagte: »Du wirst heute sterben! Ich bringe dich um.« Er schlug mich zu Boden, trat mit den Füßen in meinen Bauch und schlug auf mich so lang ein, bis ich glaubte, keine Luft mehr zu bekommen.

Als er weg war, sprang ich aus dem Fenster und ging zu einer Nachbarin, die ich vorher aus dem Fenster als Tunesierin erkannt habe, und bat sie, mich telefonieren zu lassen. Ich rief meine Schwiegermutter an und erzählte ihr, was passiert war und dass ich nicht bei ihrem Sohn bleiben kann. Ich hatte unheimliche Angst. Als sie kam, schlug sie mich vor der Nachbarin ins Gesicht. Sie regte sich darüber auf, dass ich zu einer fremden Frau gegangen war, aber ich hatte keine andere Wahl. Anschließend brachte mich die Familie in eine Wohnung, die meine Schwägerin wohl angemietet, aber nicht renoviert und eingerichtet hatte. Ich bekam dort eine Matratze, Decke und Kissen.
Ich wurde schließlich so krank, dass mich die Schwiegermutter doch zum Arzt brachte. Als der Arzt fragte, warum ich nicht zu den Untersuchungen gekommen war, sagte sie, ich wäre die ganze Zeit in Tunesien gewesen. Da das Kind sich nicht altersgemäß entwickelt hatte, sollte ich viel liegen und mich schonen. Sie (die Schwiegermutter) nahm mich dann mit in ihre Wohnung und ließ mich dort ununterbrochen arbeiten. Obwohl sie bis dahin mit der Waschmaschine gewaschen hatte, musste ich mit der Hand für die ganze Familie waschen.
Als ich zur Entbindung ins Krankenhaus kam, besuchte mich mein Mann ein einziges Mal. Er sprach kein Wort mit mir, sah sich das Kind an, redete mit der Krankenschwester und ging. Ich schämte mich sehr vor meinen Zimmernachbarinnen. Nach der Entbindung kam ich wieder zur Schwiegermutter, wo ich wieder die ganze Hausarbeit übernehmen musste. Ich hätte so gerne mein Kind gestillt, aber ich durfte nicht, denn es sollte sich nicht an meine Milch gewöhnen. Essen durfte ich außer Brot und Kaffee nichts, damit sich die Milch nicht entwickelt. Einmal musste ich einen schlecht gewordenen Eintopf essen. Sie haben mich dazu gezwungen. Ich habe heute noch Magenschmerzen davon. Später kam dann mein Schwiegervater von der Arbeit und vergaß, die Tür hinter sich abzuschließen. Als er ins Bad ging, nahm ich das Kind und rannte raus.«
Draußen klingelte die junge Frau bei Nachbarn, welche die Polizei holten. Die brachte sie anschließend in ein Frauenhaus. Weil sie

kaum Deutsch spricht, war ihre arabischsprachige Therapeutin die erste Person, der sie sich anvertrauen konnte.

Dieses Beispiel ist sicher nicht die Regel, doch leider auch nicht so selten, wie man glauben möchte. Gewalt in der Ehe ist ein wichtiges Thema für die Muslime in Deutschland. Alle Therapeuten und Berater, Muslime wie Nichtmuslime, die mit Muslimen zu tun haben, werden immer wieder mit diesem Thema konfrontiert. Nach Angaben des Bundesministeriums für Familie, Senioren, Frauen und Jugend leben allein in Berlin etwa 145.000 Migrantinnen ohne deutschen Pass. Wie viele von ihnen von häuslicher Gewalt betroffen sind, ist statistisch nicht erfasst. Allerdings werden die Zufluchtseinrichtungen in Berlin zu 50 bis 65 Prozent von ausländischen Frauen genutzt, obwohl sie nur einen Anteil von ca. 11 Prozent der weiblichen Gesamtbevölkerung stellen.

Nach einer neueren Untersuchung gaben 49 Prozent aller befragten türkischen Frauen an, seit dem 16. Lebensjahr schon einmal körperliche oder sexuelle Gewalt erlebt zu haben. Bei der einheimischen Bevölkerung ohne Migrationshintergrund waren es 40 Prozent. Jedes vierte Mädchen in Deutschland erlebt laut offizieller Statistik des Kinderschutzbundes vor dem sechsten Lebensjahr irgendeine Form von sexualisierter Gewalt. Gewalt und Misshandlungen sind also nicht nur ein Problem von Muslimen. Es gibt sie unabhängig von Bildung, Einkommen, Kultur, Geschlecht und Alter.

Orientalische Frauen und auch Frauen aus dem Mittelmeerraum, egal ob christlich oder muslimisch geprägt, haben oft eine ambivalente Einstellung zur Gewalt. Wo beginnt Gewalt? Wie viel soll sie ertragen? Was wird gesellschaftlich von ihr erwartet? Orientalische »Weisheiten« wie »Eine Ohrfeige ist ein Liebesbeweis des Mannes«, »Eine Frau muss durch Prügel gefügig gemacht werden« oder auch Trostworte wie »Allah belohnt deine Geduld im Jenseits und bestraft den Ehemann« haben diese Frauen verinnerlicht, das lässt sie leicht »kleinere« Gewalttaten hinnehmen.

Die Stellung des Islam zu Gewalt in der Ehe

Die Aussagen des Koran zum Verhältnis der Ehepartner sind den meisten bekannt:

»Gott hat Liebe und Barmherzigkeit zwischen die Eheleute gesetzt« (30:21). Das schließt Fürsorge und Respekt mit ein.

»... sie sind euch ein Gewand, und ihr seid ihnen ein Gewand« (2:187). Beide Ehepartner sollen sich gegenseitig Schutz und Wärme geben.

»Die gläubigen Männer und die gläubigen Frauen sind einander Beschützer und Helfer« (9:71).

Immer wieder Anlass für Unklarheiten gibt der folgende, in falscher Übersetzung recht bekannte Vers: »Und jene, von denen ihr Widerspenstigkeit befürchtet, ermahnt sie, haltet euch fern von ihren Liegestätten und straft sie« (4:34).

Der Tafsir von Muhammad Asad zu dieser Stelle im Koran stellt klar: »Einer anderen Überlieferung zufolge verbot er [der Prophet, Einf. der Verf.], Frauen überhaupt zu schlagen: ›Schlagt niemals Gottes Dienerinnen!‹ (...) Aufgrund all dessen forderte er in seiner Predigt anlässlich der Abschiedspilgerfahrt kurz vor seinem Tode, dass Schläge nur ein letztes Mittel sein dürfen, wenn sich die Frau ›auf eindeutige und offensichtliche Weise unmoralisch verhalten hat‹, und dass sie keine Schmerzen verursachen dürfen.«

Falaturi führt zu dieser Stelle aus: »Ibn Abbas, der Vetter des Propheten, der von allen Muslimen als der beste Korankenner akzeptiert wird, demonstrierte diesen Schlag, der in Wirklichkeit nur eine Geste sein darf, folgendermaßen: Er schlug sich mit seiner kleinen hölzernen Zahnbürste leicht auf den Handrücken. ›So ist es gemeint‹ – kommentierte er diesen Koranvers.« Er schreibt weiterhin: »Hier meinen die Gelehrten einstimmig, dass die Beschimpfung, jegliche Misshandlung und sogar ›nicht schmerzende‹ Schläge wegen jeder Art weltlicher und alltäglicher Streitfragen verboten (haram) sind, und bemühen sich, das Auftreten selbst des ersten Falles weitgehend auszuschließen. Die Charakterisierung ›nichtschmerzender Schlag‹ soll grundsätzlich jede Art von Schlägen aufheben.«

Folgende ausgewählte Hadithe geben ebenfalls über die Beziehung der Eheleute Auskunft:

Hakim berichtete: »Ich sagte (einmal): ›Allahs Gesandter, was sind die Rechte der Frauen uns gegenüber?‹ Er antwortete: ›Dass du sie speist, wie du Speise zu dir nimmst, sie kleidest, wie du dich kleidest und sie nicht ins

Gesicht schlägst, sie nicht beschimpfst, und dich nur innerhalb des Hauses von ihr trennst.‹«

Auf die Frage, was der Prophet gewöhnlich zu Hause tat, antwortete Aischa: »Er war gewöhnlich im Dienste seiner Familie. Wenn er aber den Gebetsruf hörte, ging er hinaus (in die Moschee).«

»Die vollkommensten im Glauben sind unter den Gläubigen die besten an Charakter und Benehmen, und die besten von euch sind die, die ihre Frauen am besten behandeln.«

In der Sunna unseres Propheten finden wir keinen einzigen Hinweis, dass er je eine Frau geschlagen hätte. Im Gegenteil: Alle Handlungen und Aussprüche zielen darauf hin, das Schlagen der Frau zu unterbinden.

Wie aus der Praxis bekannt ist, haben viele geschlagene und misshandelte muslimische Frauen große Skrupel und warten sehr lange, bis sie sich einem Dritten anvertrauen. Sie schämen sich und werden auch von ihrem Mann unter Druck gesetzt, aus der Ehe nichts nach außen zu tragen, da das islamisch nicht erlaubt sei. Verstößt daher eine Frau gegen ihre Pflicht, »Geheimnisse zu wahren« (Koran 4:34), wenn sie sich im Falle ehelicher Gewalt Hilfe außerhalb der Familie sucht?

Nein, und zwar aus mehreren Gründen:

Im islamischen Recht ist bei Streitigkeiten in der Ehe vorgesehen, dass sich das Paar an die Familien um Schlichtung wendet. Gott sagt im Koran: »Und wenn ihr Zwietracht zwischen den Eheleuten befürchtet, dann setzt einen Schiedsrichter aus (den Reihen) seiner Angehörigen und einen Schiedsrichter aus (den Reihen) ihrer Angehörigen ein« (4:35). Es besteht also eine Art »familiärer Öffentlichkeit«, d.h., andere haben bereits von den Vorfällen erfahren.

Wenn die familiäre Intervention nicht fruchtet und ihre Rechte in der Ehe weiter verletzt werden, hat die Frau die Möglichkeit, einen Richter anzurufen. In diesem Falle besteht bereits eine »allgemeine Öffentlichkeit«.

Muslime sind von ihrer Religion her verpflichtet, sich in einer nichtmuslimischen Mehrheitsgesellschaft an die allgemeine Rechtsordnung zu halten, solange diese dem Islam nicht ausdrücklich widerspricht. Da das deutsche Recht Gewalt in der Ehe als Körperverletzung unter Strafe stellt, sind auch Muslime daran gebunden, zumal wenn man die Aussagen des

Korans und des Propheten vor Augen hat. Im Falle ehelicher Gewalt begeht der Täter deshalb auch aus islamischer Sicht eine Straftat, die angezeigt und bestraft werden kann.

Was ist typisch für Gewalt?

Der folgende Teil ist in enger Anlehnung an die Arbeit und mit freundlicher Genehmigung von Cristina PERINCIOLI (2003) über häusliche Gewalt entstanden. Sie führt aus:

»Charakteristisch für häusliche Gewalt ist, dass sich über einen Zeitraum von Monaten oder Jahren in der Beziehung ein Verhaltensmuster verfestigt hat: Gegenüber der Partnerin oder anderen in der häuslichen Gemeinschaft lebenden Personen wird Gewalt zur Durchsetzung eigener Interessen angewendet. Dadurch ist die Möglichkeit der Gewaltanwendung stets gegenwärtig.

Häusliche Gewalt erfolgt nicht situativ. Ihr liegt ein Kreislauf zugrunde, der durchweg von einer Wiederholung in immer kürzeren Abständen sowie der Steigerung der Gewaltintensität geprägt ist.«

Täter geben typischerweise anderen die Schuld für ihr Handeln: Es war der Stress, die schlimme Kindheit, das Verhalten des Opfers, der Alkohol, die Arbeitslosigkeit, das Kindergeschrei. Egal was man tut oder lässt, Misshandler finden immer einen Grund.

Wie zeigt sich Gewalt?

Nicht nur Schlagen, Treten, Ohrfeigen und Stoßen sind Formen von Gewalt. Hier einige weitere Beispiele:

- Beschimpfungen und ständige abwertende Kommentare, er zeigt ihr ständig ihre Hilflosigkeit, um sie zu erniedrigen;
- ständige Kontrolle dessen, was sie macht;
- Isolierung durch Verhinderung von Kontakten zu ihrer Familie und anderen (Schwestern, Moscheebesuche, Behörden usw.);
- einschließen;
- das Telefon sperren;
- ihr Geld nehmen, auch wenn sie es selbst verdient hat;
- ihr den Pass wegnehmen;

- Drohungen, sie zu töten, ihr die Kinder wegzunehmen oder diesen etwas anzutun;
- Zerstören ihres persönlichen Eigentums.

Nach einiger Zeit ist die Frau so eingeschüchtert, dass sie sich nicht mehr wehren kann, wenn die Gewalt im Laufe der Zeit schlimmer wird.

Wie sich Kinder fühlen

Viele Frauen bemühen sich, Misshandlungen vor den Kindern zu verbergen. Daher wagen auch diese nicht, die Mutter darauf anzusprechen. Sie erfassen dennoch genau, was in der Ehe der Eltern abläuft, und glauben oft, am Streit der Eltern schuld zu sein. Sie versuchen, Fehler zu vermeiden und die Mutter zu schützen. Viele werden auffällig: still, ängstlich oder auch aggressiv. Die meisten Eltern reagieren darauf jedoch nicht einfühlsam, sondern ebenfalls mit Gewalt.

Kinder, die Gewalt zwischen den Eltern erleben, lernen, dass der Stärkere sich durchsetzt. Jungen erleben, dass es normal ist, wenn Männer Frauen verächtlich behandeln und tyrannisieren. Sie lernen nicht, Kompromisse auszuhandeln und sich zu beraten, wie es der Koran sogar für Scheidungsfälle fordert (65:6, 42:38).

Was kann man tun?

Eine Frau kann ihren Mann nicht erziehen. Er ändert sich nur, wenn ihm sein Verhalten schadet, wenn er z. B. fürchten muss, dass die Frau ihn verlässt oder er sonst Probleme bekommt. Deswegen ist es wichtig, frühzeitig Grenzen zu setzen und Gewalt in der Ehe auf keinen Fall zu akzeptieren. Der Mann unternimmt dann vielleicht etwas, besucht eine Männer-Gewalt-Beratung oder macht eine Entzugsbehandlung, wenn die Gewalt im Zusammenhang mit Alkoholkonsum steht. Er muss jedoch mehrere Monate durchgehalten haben, bevor man einen neuen Anfang wagen kann. Bricht er vorzeitig ab, ist der Rückfall vorprogrammiert, der dann umso härter wird.

Entgegen allgemeiner Auffassung hilft eine Familienberatung nicht, da das Problem nicht in der Beziehung liegt, sondern im Verhalten des Täters. Selbst wenn die Frau an den Schwierigkeiten in der Ehe beteiligt ist, rechtfertigt das jedoch in keiner Weise tätlich aggressives Verhalten des Mannes. Redet die Frau offen in der Familienberatung, kann er sie das später büßen lassen.

ALLGEMEINE MASSNAHMEN BEI GEWALT IN DER EHE

- **Um vielleicht später vor Gericht Aussagen belegen zu können, ist es wichtig, die erfolgten Misshandlungen mit Ort, Zeit und Zeugen zu notieren oder sich diese genau zu merken, wenn man nicht schreiben kann.**
- **Man kann notfalls unter einem anderen Vorwand zur Ärztin gehen, ihr Verletzungen zeigen und sie um ein Attest bitten. Auch das ist für das Gericht später sehr wichtig, weil der Mann wahrscheinlich die Misshandlungen leugnen oder herunterspielen wird.**
- **Die Frau kann sich heimlich ein Handy anschaffen, um im Notfall die Familie, Freunde oder die Polizei anrufen zu können. Dazu sollte man die Notfallnummern (Polizei, Beratungsstelle, Frauenhaus) bereithalten.**
- **Wenn sie die Polizei ruft, darf sie auf keinen Fall zulassen, dass der Mann dolmetscht. Sie kann um einen Dolmetscher oder eine telefonische Übersetzung bitten.**
- **Wenn die Polizei kommt, sollte sie berichten, was geschehen ist, auch von früheren Misshandlungen. Die Polizei sollte die Frau getrennt vom Mann befragen und gegebenenfalls auch Fotos machen. Die Polizei kann den Mann aus dem Haus weisen oder die Frau sicher ins Frauenhaus bringen.**
- **Sie sollte eine Notfalltasche packen für den Fall, dass sie aus der Wohnung flüchten muss. Wichtige Dokumente sollte sie mitnehmen, da manche Täter aus Wut alles vernichten, was der Frau gehört.**

Trennen oder bleiben?

Diese Entscheidung ist besonders zu Beginn der ehelichen Gewalt schwer zu treffen, wenn sich diese noch in Grenzen hält.

Frauen bleiben z. B. in der Ehe, weil der Mann droht, sie umzubringen oder ihr die Kinder wegzunehmen, wenn sie ihn verlässt. Andere haben Angst, alleine nicht zurechtzukommen. Weitere Gründe, sich nicht zu trennen, sind die Hoffnung, dass er sich ändert, Sorge um die Kinder, die Scham, als Ehefrau versagt zu haben, oder Angst vor einer Abschiebung.

Je länger sie jedoch wartet, desto schwerer wird es. Die Gewalt wird im Laufe der Zeit immer schlimmer, das Selbstbewusstsein nimmt zusehends ab. Die Angst lähmt, auch die gesundheitlichen Folgen der Gewalt werden gravierender. Durch eine Trennung aber bekommt die Frau Vertrauen in die eigene Stärke, sie kann mit anderen offen reden und ist nicht mehr isoliert, die Anspannung lässt nach.

Eine Zwischenlösung ist eine Trennung auf Zeit: Die Frau kann durch die Polizei oder das Gericht erwirken, dass der Täter aus der Wohnung ausziehen muss und sich seiner Frau nicht nähern darf. Reicht diese Maßnahme nicht aus, kann die Betroffene zu Verwandten oder zu Bekannten ziehen. Falls das ebenfalls nicht möglich ist, weil der Täter dort Zugang hat oder die Familie ihn unterstützt oder sogar der Frau die Schuld an ihrer Misere gibt, bleibt der Weg in ein Frauenhaus. Obwohl praktizierende muslimische Frauen hier auch nicht immer einen leichten Stand haben, ist diese Maßnahme angesichts fehlender Alternativen, wie sie ein islamisches Frauenhaus bieten könnte, absolut gerechtfertigt.

In dieser Situation ist es dann leichter, mit Abstand und in Ruhe zu überlegen, mit dem Mann zu verhandeln oder evtl. juristische Schritte einzuleiten.

2.6 Das Trauma der Genitalverstümmelung

Grundsätzliches

Bei der Genitalverstümmelung handelt es sich um eine Praxis, die vermutlich bereits im Alten Ägypten entstanden und heute vor allem auf dem afrikanischen Kontinent verbreitet ist. Zu den mehrheitlich muslimischen Ländern, in denen sie üblich ist, gehören Ägypten, Sudan, Somalia, Tschad, Mali, Niger und Senegal. Die Verstümmelung wird in unterschiedlichen Schweregraden durchgeführt. Die übliche Form ist die vollständige Entfernung der Klitoris. Bei der Infibulation, der schwersten Form, werden neben Entfernung der Klitoris und der inneren Schamlippen auch die äußeren Schamlippen ausgeschabt und miteinander vernäht, so dass nur eine stecknadelgroße Öffnung bleibt, die dazu dient, dass Urin und Menstruationsblut abfließen können. Die drastischen Folgen dieses zumeist ohne Betäubung, unter katastrophalen hygienischen Bedingungen vorgenommenen Eingriffs können hier nicht beschrieben werden, doch handelt es sich im Unterschied zur Beschneidung von Jungen um einen Eingriff mit gravierenden physischen und psychischen Folgen, die nicht selten zum Tode führen.

Die Genitalverstümmelung ist jedoch nicht auf Muslime beschränkt, sondern tritt regional in Erscheinung und wird z. B. in Ägypten auch von koptischen Christen durchgeführt. Fälschlicherweise halten viele Muslime die Beschneidung von Frauen ebenso wie viele andere lokale Traditionen für ein islamisches Gebot. Leider haben sich die islamischen Gelehrten bis heute noch nicht ausreichend von dieser furchtbaren Sitte distanziert.

Die Mädchenbeschneidung wurde immer wieder verboten, sowohl von islamischen Gelehrten und muslimischen Behörden als auch von ehemaligen nichtmuslimischen Kolonialverwaltungen. Dies traf allerdings auf den Widerstand der Bevölkerung, sowohl der Männer, die nicht bereit gewesen wären, eine unbeschnittene Frau zu heiraten, als auch der Frauen, die eine unbeschnittene Frau eher für einen »halben Mann« hielten, und natürlich der Hebammen, die solche Eingriffe gegen Bezahlung durchführten. Nach Schätzungen von Terre des Femmes leben in Deutschland ca. 21.000 betroffene Frauen, ca. 5.500 Mädchen sind von der Beschneidung bedroht. Meistens werden sie dazu in das Heimatland der Eltern bzw. eines Elternteils gebracht. Es gibt jedoch auch Hinweise darauf, dass Beschneidungen auch von einzelnen in Deutschland tätigen Ärzten durchgeführt wurden.

Beratungsarbeit zum Thema weibliche Genitalverstümmelung

Dieses Themas hat sich neben Terre des Femmes besonders die islamische Frauenorganisaion HUDA angenommen. Die Beratungstätigkeit der Organisation zu diesem Thema richtet sich besonders an jene Frauen, die entweder einen Mann heiraten wollen, in dessen Land und dessen Familie die Frauenbeschneidung üblich ist oder deren Ehemann oder dessen Familie die Beschneidung der Tochter fordert.

Es gibt zwar weder einen Koranvers noch einen Hadith, der die Genitalverstümmelung ausdrücklich verbietet. Genauso wenig existiert je-

doch eine Stelle im Koran oder eine verlässliche Überlieferung, das diese Praktik gebietet. Ein dazu oft herangezogener angeblicher Hadith ist erwiesenermaßen »schwach« bezüglich seiner Echtheit und darf daher nicht zur Rechtfertigung eines so gravierenden Eingriffes verwendet werden. Ein weiterer wichtiger Einwand gegen die Genitalverstümmelung ist der, dass aus islamischer Sicht Männer und Frauen grundsätzlich im Rahmen des Möglichen ein Recht auf sexuelle Befriedigung haben und sich nach der Lehrmeinung der meisten Rechtsschulen Frauen ohne weiteres aus einer sexuell unbefriedigenden Partnerschaft lösen können. Genitalverstümmelung macht die Befriedigung der Frau unmöglich. Die Infibulation macht sowohl den Geschlechtsverkehr als auch die Geburt von Kindern zu einer größeren chirurgischen Aktion.
Der Widerspruch zu den islamischen Prinzipien ist offensichtlich. Eheleute sollen einander »ein Gewand sein«, wie es im Koran heißt, und nicht einander Schmerzen zufügen. Hinzu kommen bei den schwereren Formen der Genitalverstümmelung noch abergläubische Vorstellungen, die im Islam keinen Platz haben.
Manche der ratsuchenden Frauen wollen wissen, ob die Beschneidung bei Mädchen tatsächlich so schlimm sei, wie in westlichen Medien behauptet werde – ihr Mann sage, das werde im Westen aufgebauscht. Andere sind sich ihrer Ablehnung der Genitalverstümmelung sicher, wollen aber wissen, wie sie ihren Mann davon überzeugen können und wie sie der drohenden Genitalverstümmelung der Tochter entgehen können. Beispiel:

> Vor einiger Zeit wandte sich eine Frau an die Beratung, deren älteste Tochter bereits auf Verlangen des Ehemannes beschnitten wurde. Nach ihren Aussagen konnte sie die Infibulation der Tochter verhindern, so dass »nur« eine Entfernung der Klitoris vorgenommen wurde. Die Frau ließ sich nur deshalb nicht von ihrem Ehemann scheiden, um zu verhindern, dass die zweite Tochter infibuliert wurde, da sie im Heimatland des Mannes, wo sie lebt, bei einer Scheidung das Sorgerecht für die Kinder verloren hätte.

Was können Betroffene tun?

Je nach Situation der Frauen ist eine unterschiedliche Herangehensweise gefragt.

Beabsichtigt eine Frau, einen Mann aus einem Land zu heiraten, in dem Genitalverstümmelung weit verbreitet ist, muss sie dieses Thema vor der Eheschließung klären. Besteht der Mann trotz fehlender Grundlage im Islam aus Gründen der Tradition dennoch auf die Beschneidung einer späteren Tochter, muss von einer Heirat abgeraten werden.

Da Genitalverstümmelung keineswegs ein islamisches Gebot ist und in der Tat äußerst gravierende Folgen nach sich zieht, muss betroffenen Frauen durch behutsame Hilfe nahe gelegt werden, sich ein eigenes Urteil zu bilden und sich dem Willen des Ehemannes zu widersetzen und ihn davon zu überzeugen, dass vom Islam her kein von Gott geschaffener Körper verändert, schon gar nicht verstümmelt werden darf. Sogar Tätowierung ist nicht erlaubt. Die einzige religiös zulässige Ausnahme bildet die Beschneidung der Jungen.

Da Berichte von afrikanischen Frauen bekannt sind, dass deren Schwiegermütter die Enkeltöchter gegen ihren Willen verstümmeln ließ, muss betroffenen Frauen dringend geraten werden, ihren Mann nie alleine mit der Tochter in das Heimatland reisen zu lassen. Selbst wenn der Mann die Verstümmelung nicht fordert, ist es dennoch denkbar, dass die Familie diese für notwendig hält und der Mann sich diesem Wunsch nicht widersetzen kann oder will. Hier sind die Folgen für das Verhältnis der Ehepartner zu berücksichtigen, da z. B. die Gefahr besteht, dass der Mann seine Frau beschuldigt, das Kind dem Mann und seiner Familie entfremden oder entziehen zu wollen oder seine Familie für primitiv und unzivilisiert zu halten. Deshalb ist es wichtig, dass die Frau eine behutsame, aber entschlossene Handlungsweise an den Tag legt.

Wenn bekannt wird, dass jemand seine Tochter beschneiden lassen will, ist es denkbar, das Jugendamt einzuschalten und das Kind notfalls auch an einer Ausreise zu hindern. Ob diese Alternative allerdings in der Praxis greift, ist zweifelhaft, da mit Außenstehenden über dieses Thema kaum oder gar nicht gesprochen wird.

Als besonders problematisch erweist sich, dass viele Menschen so in ihren Traditionen verwurzelt sind, dass sie diese nicht hinterfragen und daher von sich aus keinen Kontakt zu einer Beratungsstelle aufnehmen. Da die weibliche Genitalverstümmelung in muslimischen Kreisen weithin ein Tabuthema darstellt und zudem in den meisten muslimischen Ländern nicht üblich ist, ist es schwierig, diese Gruppe von Frauen zu erreichen. Die Zahlen von Terres des femmes zeigen, wie aktuell das Problem auch in Deutschland ist. Obwohl die weibliche Genitalverstümmelung in Deutschland verboten ist und als schwere Körperverletzung unter Strafe steht, ist diesem Problem nicht einfach mit einem gesetzlichen Verbot beizukommen. Theoretisch würde ein Gesetz zwar genügen, da die Muslime in einem nichtmuslimischen Land von ihrer Religion gehalten sind, dessen Gesetze zu befolgen, solange sie sich nicht gegen den Islam richten. Das wäre beim Verbot der Frauenbeschneidung der Fall, da sie nicht nur kein islamisches Gebot darstellt, sondern auch aus islamischer Sicht zu verurteilen ist.

Die Herzen der Muslime erreicht ein Verbot aber erst, wenn es auf der Grundlage von Koran und Sunna erfolgt. Hier zeigt sich erneut, wie wichtig es ist, eine eigene islamische Rechtsprechung zu haben, die die Gegebenheiten in Europa im beginnenden 21. Jahrhundert kennt und berücksichtigt und sich nicht auf Rechtsgutachten aus Ägypten oder Saudi-Arabien stützt.

3 Rechtliche Betreuung

Lange Zeit war die rechtliche Betreuung von Minderheiten kein besonderes Thema in Deutschland. Zu Beginn der 90er Jahre stellte sich dieses Problem in der Praxis jedoch immer deutlicher, so dass sich auch die Migrationsforschung dieses Themas annahm.

Eine Untersuchung in Niedersachsen ergab, dass dort 1.045 Migranten rechtlich betreut werden. Muslime wurden nicht gesondert aufgeführt. Allerdings wurden 195 Migranten aus der Türkei gezählt; auch unter denen aus der ehemaligen Sowjetunion und dem ehemaligen Jugoslawien dürften sich eine Reihe Muslime befinden. Dabei zeigte sich, dass mehr als die Hälfte von Angehörigen oder sonstigen sozial engagierten Bürgern und die Übrigen von professionellen Betreuern betreut wurden. Es zeigte sich, dass der überwiegende Teil wegen einer psychischen Erkrankung oder einer seelischen Behinderung betreut wurde, darunter fällt allerdings auch die Abhängigkeit von illegalen Drogen.

Was ist eine rechtliche Betreuung?

Die Einrichtung einer Betreuung ist im Bürgerlichen Gesetzbuch der Bundesrepublik Deutschland (BGB) in den §§ 1896 ff. geregelt und betrifft den Schutz und die Interessenvertretung eines Erwachsenen, der »auf Grund einer psychischen Krankheit oder einer körperlichen, geistigen oder seelischen Behinderung seine Angelegenheiten ganz oder teilweise nicht besorgen« kann. 1992 hat dieses Recht das alte deutsche Vormundschaftsrecht abgelöst, das einen Entmündigten massiv einschränkte, so dass er nicht geschäftsfähig war und z. B. nicht ohne Einwilligung seines Vormunds heiraten konnte. Eine Betreuung dagegen darf nur für genau definierte Bereiche eingerichtet werden, in denen sie wirklich erforderlich und der Betreute auf Hilfe angewiesen ist.

Wann wird eine Betreuung eingerichtet?

Im Falle psychisch Kranker ist die Einrichtung einer Betreuung und die Bestellung eines Betreuers meistens das Ergebnis eines langen Erfahrungsprozesses aller Beteiligten mit dem Kranken. Im Verlauf der Krankheit zeigt sich oft, dass jemand seine Angelegenheiten nicht mehr so wie früher erledigen kann. Er hat vielleicht Probleme mit seinem Vermieter, so dass ihm die Kündigung droht, kümmert sich möglicherweise um keinen Schriftverkehr mehr, kann mit seinem Geld nicht umgehen und gibt alles gleich aus, kann die Miete oder Rechnungen nicht bezahlen oder macht Schulden, die er nicht zurückzahlen kann. Manche Patienten haben keine Krankheitseinsicht, nehmen ihre Medikamente nicht ein, bemerken nicht, wenn sie wieder krank werden und verweigern dann oft eine notwendige ärztliche Behandlung in der Klinik.

Doch nicht nur für psychisch Kranke, sondern auch für körperlich, geistig oder seelisch Behinderte kann eine Betreuung für bestimmte Bereiche eingerichtet werden, die der Betreffende nicht allein regeln kann. Ist jemand geistig verwirrt und lebt im Heim, regelt ein Betreuer zumeist die finanziellen Dinge oder unterschreibt den Heimvertrag. Auch ist eine Betreuung für den Fall einer Erbschaftsregelung oder eines Haus- oder Grundstücksverkaufs denkbar, die jemand wegen einer psychischen Krankheit oder einer Behinderung nicht selbst durchführen kann.

Gibt es jedoch andere Möglichkeiten, wie z. B. die Erteilung einer Vollmacht, soll die Einrichtung einer Betreuung jedoch nicht erfolgen.

Wie ist der Ablauf der Einrichtung einer Betreuung?

Grundsätzlich kann der Betroffene beim zuständigen Amtsgericht selbst die Einrichtung einer Betreuung beantragen. Das ist z. B. bei einem Patienten der Fall, der an einer manisch-depressiven Erkrankung leidet und zwischen den Krankheitsphasen vollständig gesund ist. Da er eine sich ankündigende manische Phase nicht früh genug bemerkt oder bei schweren Depressionen zu Selbstmordimpulsen neigt, kann er eine Betreuung für den Bereich »Gesundheitsvorsorge und Aufenthaltsbestimmungsrecht« beantragen mit dem Ziel, durch die Hilfe seines Betreuers rechtzeitig in ärztliche Behandlung zu kommen und so größeren Schaden abzuwenden.

Auch Angehörige, die nicht mehr wissen, wie sie mit ihrem psychisch kranken Sohn oder Elternteil umgehen sollen, wenn diese zu Hause extrem schwierig sind, können eine Betreuung beantragen. Dazu sollten sie ein ärztliches Attest vorlegen, die diese Notwendigkeit grundsätzlich bescheinigt.

In vielen Fällen regt auch der behandelnde Arzt oder der Arzt der Klinik eine Betreuung an, wenn sich im Verlauf der Behandlung herausstellt, dass der Patient einige seiner Angelegenheiten nicht mehr selbst regeln kann.

Auch »von Amts wegen« kann die Einrichtung einer Betreuung angeregt werden. Wird z. B. jemand wegen Suizidgefahr gegen seinen Willen in ein psychiatrisches Krankenhaus eingewiesen, so schreiben einige Amtsgerichte sowohl den Patienten als auch die Klinik an mit der Frage, ob eine Betreuung notwendig ist. Die Betroffenen reagieren zumeist schockiert, sind sie nach überwundener Krise doch oft schon lange wieder zu Hause. In den meisten Fällen ist die Angelegenheit jedoch mit einem Schreiben erledigt.

Ist der Antrag zur Einrichtung einer Betreuung gestellt, so bestellt das Vormundschaftsgericht einen ärztlichen Gutachter, der zu der Frage Stellung nehmen soll, ob der Betreffende an einer psychischen Krankheit oder einer Behinderung leidet, ob daher eine Betreuung sinnvoll ist und welche Bereiche sie umfassen soll. Neben dieser medizinischen Stellungnahme holt das Gericht noch eine soziale Stellungnahme ein, in der die familiäre, berufliche und private Situation des Betreffenden danach beurteilt werden soll, ob eine Betreuung erforderlich ist. Diese soziale Stellungnahme wird von der sog. Betreuungsbehörde der Gemeinde oder des Landkreises abgegeben, die von jeder eingerichteten Betreuung Kenntnis erhält und zu deren Aufgaben auch die Beratung der Betroffenen (Betreuer und Betreute) gehört.

Das Gericht hört den Betroffenen und seine Wünsche an und bestellt dann ggf. einen Betreuer mit genau festgelegtem Wirkungskreis, wie z. B. die Gesundheitsfürsorge, Aufenthaltsbestimmung, finanzielle Angelegenheiten, Vertretung bei Behörden, Rentenangelegenheiten oder auch speziell der Verkauf eines Hauses. Die Dauer der Betreuung darf höchstens fünf Jahre betragen, die weitere Notwendigkeit muss dann erneut überprüft werden. Will jemand keine Betreuung, so kann er Widerspruch gegen den Beschluss des Gerichts einlegen. Die Angelegenheit wird dann vom nächsthöheren Gericht verhandelt.

Wer kann Betreuer werden?

Betreuer kann jede Person werden, die geeignet ist, »die Angelegenheiten des Betreuten rechtlich zu besorgen und ihn in dem hierfür erforderlichen Umfang persönlich zu betreuen«. Dabei nimmt das Gericht Rücksicht auf persönliche Wünsche des Betroffenen, der einen Vorschlag machen kann, wer sein Betreuer sein soll, oder aber, wen er nicht als Betreuer haben möchte. Schlägt der Betroffene niemanden vor, so wird das Gericht prüfen, ob Verwandte (Ehepartner, Eltern, Geschwister, Kinder) oder andere nahe Freunde bzw. Partner die Betreuung übernehmen können oder ob es dabei vielleicht zu Interessenkonflikten kommt.

Findet sich kein geeigneter ehrenamtlicher Betreuer, so kann das Gericht auch einen Berufsbetreuer bestellen, der oft eine Ausbildung als Sozialarbeiter oder -pädagoge hat und entweder selbstständig arbeitet oder bei einem Betreuungsverein beschäftigt ist. Diese Betreuungsvereine sind auch zuständig für die Gewinnung, Schulung und Unterstützung von ehrenamtlichen Betreuern wie z. B. Angehörigen.

Welche Rechte und Pflichten hat der Betreuer?

Um einem möglichen Missbrauch des Amtes vorzubeugen, ist der Betreuer unter der Aufsicht des Vormundschaftsgerichtes tätig. Hat er z. B. die Vermögenssorge für seinen Betreuten, dann muss er einmal im Jahr dem Gericht eine genaue Abrechnung der Einnahmen und Ausgaben seines Betreuten vorlegen.

Die Betreuung ist eine Hilfe für den Betroffenen. Daher soll ein Betreuer seine Tätigkeit in enger Absprache und Zusammenarbeit mit dem Betreuten ausführen. »Der Betreuer hat die Angelegenheiten des Betreuten so zu besorgen, wie es dessen Wohl entspricht. Zum Wohl des Betreuten gehört auch die Möglichkeit, im Rahmen seiner Fähigkeiten sein Leben nach seinen eigenen Wünschen und Vorstellungen zu gestalten.«

Außerdem soll das Handeln des Betreuers darauf gerichtet sein, dass der Betreute wieder weitgehend selbstständig leben kann, seine Krankheit überwindet und die Betreuung überflüssig wird.

Der Betreuer soll die Interessen des zu Betreuenden vertreten. Er ist dabei von den Angehörigen unabhängig, sie können ihm keine Weisungen erteilen.

In besonderen Fällen, in denen jemand dazu neigt, sich selbst oder sein Vermögen erheblich zu gefährden (indem er z. B. Geschäfte abschließt, ohne zu merken, dass er offensichtlich betrogen worden ist, ein Auto kauft, ohne einen Führerschein zu besitzen usw.), kann das Gericht einen so genannten *Einwilligungsvorbehalt* des Betreuers anordnen. Das bedeutet, dass das Geschäft oder die »Willenserklärung« des Betroffenen so lange »schwebend rechtswirksam« ist, bis der Betreuer zustimmt. Das gilt allerdings nicht für eine Eheschließung, die Verfügung eines Testaments oder Geschäfte, wie sie 7 bis 18-jährige Kinder ohne Erlaubnis der Eltern selbst abschließen dürfen (kleinere Anschaffungen usw.). Auch für die Einwilligung zu größeren medizinischen Eingriffen, die mit Gefahr für Leib und Leben des Betroffenen verbunden sind, benötigt der Betreuer die Genehmigung des Gerichtes. Besonders bei einer Sterilisation baut das Vormundschaftsgericht große Hürden auf, um einen Missbrauch zu verhindern.

Ein wichtiger Bereich bei psychisch Kranken ist die Unterbringung durch den Betreuer in einer psychiatrischen Klinik. Diese ist nur möglich, wenn die Gefahr besteht, dass der Betreute sich aufgrund seiner Erkrankung selbst tötet, sich erheblichen Schaden zufügt oder eine Behandlung ambulant nicht durchgeführt werden und der Betroffene die Notwendigkeit der Unterbringung und Therapie krankheitsbedingt nicht einsehen kann. Dazu benötigt er jedoch eine ärztliche Bescheinigung und die Zustimmung des Vormundschaftsgerichtes.

Des Weiteren kann der Betreuer nicht einfach dem Betroffenen die Wohnung kündigen und ihn in einem Heim unterbringen. Dazu benötigt er ebenfalls eine Erlaubnis des Vormundschaftsgerichts.

Welche Rechte und Pflichten hat der Betreute?

Die Rechte und Pflichten des Betreuten ergeben sich in vieler Hinsicht als Gegenstück zu den Rechten und Pflichten des Betreuers. Da eine Betreuung den Betroffenen bei der Wahrnehmung seiner Angelegenheiten unterstützen soll, hat er im Gegensatz zur früheren Vormundschaft, die eine fast vollständige Rechtlosigkeit bedeutete, eine Vielzahl persönlicher Rechte (nachzulesen bei ZIMMERMANN 2004).

So kann der Betroffene z. B. bei der Einrichtung der Betreuung verlangen, dass der Richter sich in seine Wohnung oder sein persönliches Umfeld begibt, um sich einen unmittelbaren Eindruck von der Situation zu verschaffen. Für Muslime kann die Bestimmung evtl. von besonderer Wichtigkeit sein, dass der Betreute bei dieser Anhörung durch den Richter das Recht auf die Anwesenheit einer Vertrauensperson hat. Er kann weiter verlangen, dass der Richter dem Ehepartner, Eltern, Kindern oder dem Betroffenen nahe stehende Personen Gelegenheit zur Äußerung gibt, wenn sie z. B. selbst helfen oder soziale Dienste beauftragen wollen und so vielleicht die Einrichtung einer Betreuung überflüssig wird.

Nach Einrichtung der Betreuung ist wichtig zu wissen, dass der Betreute auch weiterhin geschäftsfähig ist, d.h,. er kann weiterhin Dinge kaufen, Verträge abschließen oder eine Wohnung mieten. Eine Ausnahme besteht, wenn das Gericht den bereits erwähnten *Einwilligungsvorbehalt* angeordnet hat.

Der Betreute hat das Recht, beim Vormundschaftsgericht einen Wechsel des Betreuers anzuregen, wenn er der Meinung ist, dass dieser seine Pflichten vernachlässigt, sich nicht kümmert oder sonst wie ungeeignet ist. Er kann einen neuen Betreuer vorschlagen, dieser muss jedoch gleich oder besser geeignet sein. Wird jemand von einem Betreuungsverein betreut und möchte einen Betreuerwechsel, kann er sich mit diesem Wunsch an den Vereinsvorstand wenden.

Ist ein Betreuter der Ansicht, dass seine Betreuung nicht mehr erforderlich ist und er wieder in der Lage ist, seine Angelegenheiten selbst zu regeln, kann er sich jederzeit an des Vormundschaftsgericht wenden und eine Aufhebung der Betreuung oder eine Einschränkung des Aufgabenkreises des Betreuers anregen.

Was kostet eine Betreuung?

Die Tätigkeit der Gerichte und Betreuer sind nicht umsonst. Ohne spezielle Einzelheiten zu behandeln lässt sich Folgendes sagen:

Ehrenamtliche Betreuer erhalten zumeist eine jährliche Entschädigung von 312 Euro als Pauschale, so dass sie nicht einzelne Aufwendungen nachweisen müssen. Hauptberufliche Betreuer erhalten eine Pauschale, die nach Ausbildung des Betreuers und Schwierigkeitsgrad der jeweiligen Betreuung bemessen wird. Betreuer müssen alle Tätigkeiten und Aufwendungen genau nachweisen und vom Gericht überprüfen lassen.

Hat ein Betreuter mehr als 2.300 Euro Vermögen (Eigenheim, Bargeld usw.), muss er die Tätigkeit des Betreuers selbst bezahlen, hat er mehr als 25.000 Euro, muss er auch die Gerichtskosten für die Einrichtung der Betreuung tragen.

Welche Vorteile oder Nachteile hat die Bestellung eines Betreuers?

Wird ein erwachsener praktizierender Muslim psychisch krank oder wird er nach einem Unfall oder sonst wie geistig, körperlich oder seelisch behindert, so wird man wie bei anderen Patienten auch manchmal nicht darum herumkommen, für ihn eine Betreuung einzurichten, da den Eltern oder der Familie in vielen Fällen die Möglichkeit eines Einflusses fehlt. Dazu kommt die Situation, dass die erste Generation der Migranten, unter denen viele Muslime sind, wegen ihres Alters zunehmend an alterstypischen Erkrankungen leidet, darunter auch Demenzen (geistiger Abbau), und daher zukünftig vermutlich häufiger Betreuungen für diese Bevölkerungsgruppe eingerichtet werden.

Die Bestellung eines Betreuers sollte für den Betroffenen eigentlich nur Vorteile bringen. In der Praxis ergibt sich allerdings ein etwas differenzierteres Bild.

Die Bestellung eines Betreuers für einen Angehörigen hat durchaus Konsequenzen für die gesamte Familie, besonders, wenn der Betroffene zu Hause lebt. Selbst wenn die Betreuung durch einen Angehörigen erfolgt, ist doch durch das Vormundschaftsgericht ein »Fremder« beteiligt. Kommt noch jemand von außen in der Person eines ehrenamtlichen oder professionellen Betreuers, so wird die Situation noch komplizierter. Konflikte treten z. B. auf, wenn der Betreuer der Meinung ist, der Betroffene müsse selbstständiger leben lernen, in eine eigene Wohnung ziehen oder in einer Behindertenwerkstatt arbeiten, während die Familie ihn lieber zu Hause behält. Gleiches trifft zu, wenn der Betreuer in einer psychischen Krise des Betroffenen eine stationäre Behandlung veranlasst und die Familie eine Einweisung für unnötig erachtet. Daher ist es besonders wichtig, dass ein Betreuer die Lebenswelt eines Betreuten kennt und möglicherweise auch als Muslim selbst daran teilhat. So ist weitgehend gewährleistet, dass die Wünsche und das Wohl des Betroffenen genügend berücksichtigt und seine Selbstbestimmung weitestgehend erhalten wird.

Die Anforderungen an einen Betreuer, der Muslime betreut, sind recht hoch, zumal wenn diese zudem noch Migranten sind. Es ist nicht nur die islamische Lebensweise des Betreuten und seiner Familie wie z. B. die Klärung der Frage, ob jemand in einer Werkstatt für Behinderte seine Gebetszeiten einhalten kann und islamisch unbedenkliches Essen erhält, wie ein Muslim sein Geld nach islamischen Prinzipien anlegt und welche Versicherungen er aus islamischen Gründen ablehnt. In dem Fall, dass der Betreute noch Migrant oder Ausländer ist, kommen neben vielfältigen sprachlichen und kulturellen Problemen noch Fragen des Ausländer- und Staatsbürgerrechts oder der Verwaltung ausländischer Vermögen hinzu, die Betreuer ohne spezielle Kenntnisse der Kultur, Sprache und Religion seines Betreuten und seiner Familie kaum zufrieden stellend klären kann.

Im Falle von Sprachproblemen ist ein zweisprachiger Betreuer enorm wichtig. Bei Arzt- und Behördenbesuchen kann er als Dolmetscher fungieren, außerdem findet er einen leichteren Zugang zur Familie seines Betreuten. Ein großer Vorteil eines Betreuers kann dessen Fachkenntnis im Sozialwesen sein, besonders wenn er Berufsbetreuer ist. Er kann zielgerichtet Anträge stellen und kennt die zuständigen Stellen. Arbeitgeber, Vermieter und Behördenmitarbeiter wissen, dass sie es mit einem Fachmann zu tun haben, und verfügen darüber hinaus bei evtl. Problemen auch über einen Ansprechpartner, was für den Betreuten sehr von Nutzen sein kann. Hier muss man allerdings darauf achten, dass die Fachleute nicht über den Kopf des Betroffenen hinweg diskutieren und entscheiden. Beispiel:

Eine arabische Familie lebt seit Jahren in einer Kleinstadt, während der an einer schwer verlaufenden Schizophrenie erkrankte Sohn allein über 200 km von seiner Familie entfernt wohnt, da er im Rahmen eines Asylverfahrens später nach Deutschland kam und den Landkreis seines zugewiesenen Wohnortes nicht verlassen darf. Da zusätzlich alle Beteiligten Sozialhilfeempfänger sind, war eine Umsiedlung des Sohnes zu seiner Familie bisher nicht möglich. Hier kann der Betreuer des Sohnes durch beharrliches Nachfragen auf Ämtern und Stellen von Anträgen weit mehr erreichen als die Familie, die sich mit deutschen Behörden kaum auskennt.

Was sollten Muslime tun, wenn eine Betreuung eingerichtet werden soll?

Gerät eine muslimische Familie in die Situation, dass für eines ihrer Mitglieder eine Betreuung eingerichtet werden muss, sollte sie versuchen, jemanden aus der Familie oder der Verwandtschaft als Betreuer zu finden. Dieser kann sich dann evtl. um Hilfe an einen der vielen Betreuungsvereine wenden, zu deren Aufgaben die Gewinnung, Fortbildung und Beratung ehrenamtlicher Betreuer gehört.

Es gibt allerdings auch Situationen, in denen ein Betreuer aus der Familie nicht die beste Lösung ist. Besonders bei psychisch Kranken sind ehrenamtliche Betreuer oft schlicht überfordert, auch fehlt Eltern und nahen Verwandten manchmal die notwendige Konsequenz, sich gegenüber ihrem Betreuten durchzusetzen. Außerdem kann es zu Konflikten in der Familie kommen und der Betreuer erheblichen Konflikten und Belastungen ausgesetzt sein, besonders wenn er im Interesse des Betroffenen »unpopuläre« Maßnahmen ergreifen muss.

In solchen Fällen ist der Einsatz einer neutralen Person sinnvoll, die möglichst aus demselben Kultur- und Sprachraum wie der Betroffene stammt. Einen Muslim als Betreuer zu finden hilft allerdings kaum weiter, wenn dieser Sprache und Kultur nicht kennt, denn diese Faktoren sind eng mit der Religion vermischt und werden von den Betroffenen insgesamt als »islamisch« wahrgenommen. Hier gelten dieselben Grundsätze wie bei muslimischen Therapeuten, die bereits erwähnt wurden.

Je schwerer die psychische Krankheit eines Betroffenen ist, desto mehr

Einfluss hat ein Betreuer, weil er für den Patienten sehr viel mehr regeln muss als bei leichteren Erkrankungen des Betroffenen. Hat der Patient selbst oder seine Familie, die ihn bisher immer versorgt hat, den Eindruck, dass der Betreuer seinen Einfluss missbraucht und das Interesse seines Betreuten nicht ausreichend berücksichtigt, so können sie sich an das Gericht wenden und einen Betreuerwechsel anregen oder auch den behandelnden Arzt oder Psychiater ansprechen.

Wie kann man die Einrichtung einer Betreuung möglichst vermeiden?
Eine Möglichkeit, die Einrichtung einer Betreuung zu vermeiden, ist die Vorsorge für die Regelung der persönlichen Angelegenheiten durch eine Vorsorgevollmacht, in der man seine Wünsche für den Fall festhalten kann, dass man nicht mehr in der Lage ist, seine Angelegenheiten selbstständig zu regeln und vernünftige Entscheidungen zu treffen.

Diese Möglichkeit ist für Muslime in einer Minderheitensituation deshalb von Bedeutung, weil sie in einer Vorsorgevollmacht für sie wichtige Dinge regeln können, die ihr religiöses Leben betreffen und bei denen sie nicht ohne weiteres davon ausgehen können, dass andere Menschen ihre Angelegenheiten in ihrem Sinne regeln werden, wie es in einer überwiegend islamischen Gesellschaft quasi automatisch der Fall wäre (Familie, islamische Nachbarschaft, Moschee).

WAS BEI EINER VORSORGEVOLLMACHT ZU BEACHTEN IST

(1) Der Betroffene muss geschäftsfähig sein, wenn er die Vorsorgvollmacht erteilt. Eine Geschäftsunfähigkeit liegt vor, wenn sich der Betroffene »in einem die freie Willensbestimmung ausschließenden Zustand krankhafter Störung der Geistestätigkeit« befindet«. Bei psychisch Kranken ist das oft während akuter psychotischer Schübe oder Phasen schwerer Depressionen der Fall. Man sollte sich also mit seinem Psychiater besprechen und sich ggf. die Geschäftsfähigkeit von ihm bescheinigen lassen.

(2) Die Vorsorgevollmacht sollte schriftlich vorliegen und die einzelnen Aufgaben bzw. Punkte genau aufzählen. Beispiele:

- **Vertretung / Verwaltung der Renten- und Steuerangelegenheiten**
- **Vertretung bei Behörden**

- **Bankgeschäfte (hier ist oft eine bankinterne Unterschriftsprüfung erforderlich)**
- **Verwaltung des Vermögens**
- **Regelung des Aufenthaltsortes (bei welchem Kind kann ich wohnen, wie soll die Entschädigung aussehen?; falls Aufnahme in ein Seniorenheim nötig ist: Wünsche nach Beibehaltung islamischer Lebensprinzipien, Halal-Speisen, Erinnerung an die Gebetszeiten, Besuch einer nahe gelegenen Moschee zum Freitagsgebet usw. dokumentieren)**
- **Öffnen der Post regeln**
- **Im Falle schwerer Krankheiten: Sollen lebensverlängernde Maßnahmen angewandt werden?**
- **Zeitweilige Unterbringung auf einer geschlossenen Station bei schwerer psychischer Krankheit (hierzu ist eine gerichtliche Erlaubnis erforderlich)**

(3) Für Muslime, die alleine leben und wenig Kontakt zu einer Moschee haben, und auch für konvertierte Muslime mit überwiegend christlicher Verwandtschaft in Deutschland stellt sich im Falle ihres Todes die Frage nach einer islamischen Beerdigung incl. Grabstelle und der Möglichkeit sargloser Bestattung. Hier sollte man dringend Vorsorge treffen und so unnötige Schwierigkeiten gerade dann vermeiden, wenn sie am wenigsten gebraucht werden.

(4) Man kann die Vollmacht notariell nicht nur beglaubigen, sondern auch beurkunden lassen, da in diesem Fall der Notar auch die Geschäftsfähigkeit des Vollmachtgebers beurteilt.

(5) Man sollte mit demjenigen, den man zu bevollmächtigen gedenkt, vorher sprechen und seine Zustimmung einholen. Auch ist es empfehlenswert, die Gültigkeit der Vollmacht an das Vorliegen einer ärztlichen Bescheinigung zu koppeln, die feststellt, dass man seine Dinge nicht mehr allein regeln kann. Außerdem sollte man alle paar Jahre die weitere Gültigkeit schriftlich festhalten, damit bei alten Vollmachten keine Zweifel daran auftauchen.

Neben der Vorsorgevollmacht gibt es die Möglichkeit einer *Betreuungsverfügung*. Diese verhindert zwar keine Betreuung für den Fall, dass sie nötig wird, doch kann man hier z. B. festlegen, wer Betreuer werden soll. Außerdem findet die Betreuung unter der Aufsicht des Vormundschaftsgerichts statt, so dass ein Missbrauch weitgehend ausgeschlossen ist. Auch hier sollte man sich mit dem Betreffenden vorher über seine Bereitschaft verständigen.

4 Vielfalt der Therapie- und Beratungsformen

Schlägt man den Anzeigenteil einer populären Psychologie-Zeitschrift auf, dann verschlägt es einem die Sprache ob der vielen verschiedenen Therapieangebote, Kurse, Verfahren und Methoden. Da ist die Rede von Gestalttherapie und bioenergetischer Analyse, von NLP und Feng-Shui, von schamanischen Wegen der Heilung und Provokativer Therapie, von Recreation und Primärtherapie. Manches klingt seriös, manches recht unglaubwürdig. Wie kann sich der Laie in der verwirrenden Vielfalt von Angeboten zurechtfinden, wie kann man als Muslim entscheiden, was von den angebotenen Verfahren aus islamischer Sicht akzeptabel ist?

Der »Psycho-Markt« hat viele Absonderlichkeiten hervorgebracht und ist auch für den Fachmann unübersichtlich. Für jedes Verfahren gibt es mehrere Verbände und viele verschiedene Institute, die ihre Dienste anbieten. Die professionelle Qualität der Angebote ist schwierig zu beurteilen, die Inhalte ebenfalls und damit auch die Frage, ob diese Angebote für Muslime akzeptabel sind.

In der Praxis ist die Situation für einen Muslim, der therapeutische Hilfe sucht, allerdings sehr viel einfacher. Die Krankenkassen, die eine Therapie bezahlen, haben nur wenige Verfahren anerkannt, so z. B. die Verhaltenstherapie. Außerdem gibt es strenge Regeln für die Zulassung von Therapeuten zur Kassenpraxis. Diese »Vorauswahl« allein bietet schon einen gewissen Schutz gegen Scharlatanerie, leider fehlen einige aus islamischer Sicht interessante und akzeptable Verfahren wie die Gesprächspsychotherapie oder die Systemischen Verfahren in diesem Katalog.

Im Zweifelsfall ist eine Anfrage bei einschlägigen Adressen (s. Anhang) angebracht, um sich zu vergewissern.

4.1 Unterschiede zwischen Psychiatrie, Psychotherapie und Beratung

Die *Psychiatrie* ist als medizinisches Spezialfach wie die Orthopädie oder Innere Medizin schon von ihrer Geschichte her eng an medizinische Krankheitsvorstellungen angelehnt. In ihren klassischen Arbeitsfeldern beschäftigt sie sich vor allem mit den bekannten großen Krankheitsbildern wie der Schizophrenie, den Depressionen, den Persönlichkeitsstörungen oder den Abhängigkeitserkrankungen. Besonders in neuerer Zeit wird in der sog. »biologischen Psychiatrie« wieder intensiv nach körperlich fassbaren Ursachen psychischer Erkrankungen geforscht. Auch spielt der Einsatz von Medikamenten bei der Behandlung eine relativ große Rolle.

Psychotherapie ist die Behandlung einer Erkrankung mit »seelischen Mitteln«. Hierunter werden vor allem Behandlungstechniken verstanden, die unter Verzicht auf Medikamente vor allem die Sprache und die Beziehung zum Patienten gezielt und methodisch zur Therapie verwenden. Psychotherapie wird vor allem zur Behandlung seelisch verursachter Krankheitsbilder wie Ängste, Zwänge, Depressionen, Essstörungen, Süchte oder auch Verhaltensstörungen im Kindes- und Jugendalter eingesetzt. Da viele psychiatrische Erkrankungen mit Beziehungsstörungen zu tun haben und seelisch mitverursacht werden, spielt die Psychotherapie auch in der Psychiatrie eine große Rolle. Auch ist sie in der Behandlung so genannter psychosomatischer Krankheiten von großer Bedeutung, in denen seelische und körperliche Ursachen gleichermaßen für eine Erkrankung verantwortlich sind (entzündliche Darmerkrankungen, einige Hauterkrankungen, Migräne, Magengeschwüre etc.). Weiterhin werden psychotherapeutische Methoden zunehmend bei der Behandlung schwerer körperlicher Erkrankung wie z. B. starken Schmerzzuständen oder Krebserkrankungen als Begleitmaßnahmen zur medizinischen Behandlung eingesetzt.

Im Beratungsführer der Deutschen Arbeitsgemeinschaft für Jugend- und Eheberatung (2002) ist zu lesen:

»*Beratungsarbeit* geht – im Unterschied zu einer am Krankheitsbegriff orientierten heilkundlichen Psychotherapie – davon aus, dass das Leben von Individuen, Paaren, Familien und Lebensgemeinschaften, einem Entwicklungsprozess unterworfen ist, bei dem die Grenzen zwischen gleichsam notwendigen Krisen und seelischen Fehlentwicklungen fließend sind. Krisenhafte Erscheinungen sind Belastungen, bieten aber auch die Chance zur Neuorientierung. Das Erleben solcher Krisen und Beeinträchtigungen und die Art und Weise der Verarbeitung sind der primäre Ansatzpunkt für Beratung.«

Von der Psychotherapie ist die Beratung nicht leicht abzugrenzen, da hier besonders viele Überschneidungen existieren. Viele Berater sind ausgebildete Psychotherapeuten, obwohl sie in Beratungsstellen arbeiten. Ohne sich in Einzelheiten zu verlieren, kann man folgende Abgrenzungen vornehmen:

- Psychotherapie in einer Kassenpraxis darf nur von ausgebildeten Psychotherapeuten durchgeführt werden, für Beratungen sind unterschiedliche Ausbildungsgänge möglich. Beratungsstellen arbeiten multiprofessionell (Sozialarbeiter, Psychologen, Theologen, Mediziner, Pädagogen).
- Psychotherapie wird von der Krankenkasse des Ratsuchenden bezahlt, Beratungen sind meistens kostenlos, die Arbeit der Beratungsstellen wird aus öffentlichen Mitteln und Mitteln des Trägers finanziert.
- Psychotherapie richtet sich eher an Kranke, die an bestimmten Symptomen leiden, Beratungen eher an eigentlich Gesunde, die sich allerdings in Krisen (z. B. Ehekrisen) befinden oder ein umschriebenes Problem lösen möchten wie z. B. Erziehungsschwierigkeiten.
- Psychotherapie wird zumeist ein- bis zweimal in der Woche über einen längeren Zeitraum durchgeführt (evtl. sogar einige Jahre), Beratungen eher weniger häufig und über einen kürzeren Zeitraum.
- Beratungen werden nicht nur von Psychologen, sondern auch von Theologen, Sozialarbeitern und Pädagogen durchgeführt, die nicht unbedingt ausgebildete Psychotherapeuten sind. Beratung ist daher viel breiter angelegt als Psychotherapie und umfasst auch praktische Lebenshilfe wie allgemeine Informationen z. B. zum Sozial- oder Familienrecht.

Psychiatrie, Psychotherapie und Beratung haben zwar eigene Schwerpunkte, jedoch auch große Bereiche, in denen sich ihre Zielsetzung und ihre Methoden überschneiden. Allen gemeinsam ist ihr »Gegenstand«: ein

Mensch, der entweder psychisch krank ist, sich in einer Lebenskrise oder in Not befindet. Das bedingt auf Seiten der Helfer, seien es Arzt, Psychotherapeut oder Berater, eine gemeinsame Grundhaltung der Akzeptanz, Zuwendung, Wertschätzung und der Empathie den Patienten oder Klienten gegenüber.

Allein diese Eigenschaften reichen jedoch nicht aus, um professionell und wirksam Hilfe zu leisten. Daher werden folgend verschiedene Therapieverfahren beschrieben, in denen viele Psychiater, Psychotherapeuten und Berater ausgebildet sind. Die standardisierten und zertifizierten Ausbildungen sollen sicherstellen, dass auch bei verschiedenen Therapeuten eine Behandlung oder Beratung gezielt, erfolgreich und wirtschaftlich erfolgt.

4.2 Die Behandlung mit Psychopharmaka

Was sind Psychopharmaka?

Psychopharmaka nennt man Medikamente, die auf das Zentralnervensystem wirken und zur Behandlung psychischer Krankheiten eingesetzt werden. Medikamente darf in Deutschland nur ein Arzt verordnen, deswegen bekommt man sie nur beim Psychiater, nicht aber bei Psychotherapeuten oder in Beratungsstellen.

Psychopharmaka besitzen in der Öffentlichkeit einen zweifelhaften Ruf. Manche fürchten mögliche Nebenwirkungen, andere, dass sie abhängig machen oder die Persönlichkeit verändern könnten. An diesem Ruf sind die verschreibenden Ärzte nicht ganz unschuldig, da sie besonders in früheren Jahren diese Mittel recht großzügig und in Ermangelung psychotherapeutischer und anderer Behandlungsmöglichkeiten auch bei Krankheitsbildern eingesetzt haben, bei denen sie eigentlich nur zur Beruhigung dienten. Heute ist jedoch durch moderne, nebenwirkungsarme Medikamente und eine neue Sichtweise psychischer Krankheiten eine Änderung eingetreten, die sich vor allem für die Kranken positiv auswirkt.

Sind Muslimen Psychopharmaka erlaubt?

Muslimen sind alle Stoffe verboten, die »khamr« sind, d. h. berauschend sind. Die Khalif Umar drückte es so aus: »Khamr ist, was den Geist benebelt.« Al Qaradawi (1989) sagt, dass »jede Substanz, die den Geist benebelt oder verdunkelt, seine Fähigkeiten des Denkens, der Wahrnehmung und der Unterscheidung beeinträchtigt, von Allah und seinem Gesandten (s) bis zum Tage der Auferstehung verboten« sind. Angesichts dieser Tatsache stellt sich im Gegensatz zu Alkohol und Drogen, bei denen das Verbot unumstritten ist, auch bei Psychopharmaka die Frage, ob sie unter diese Kategorie fallen.

Betrachtet man die in Kapitel 2.3.1 »Psychiatrische Erkrankungen« beschriebenen Krankheiten, dann wird schnell deutlich, dass gerade sie die Fähigkeiten des Denkens, der Wahrnehmung und der Unterscheidung beeinträchtigen. Die Halluzinationen eines Schizophrenen sind Störungen der Wahrnehmung und die Denkhemmung eines Depressiven Symptom seiner Erkrankung. In diesen Situationen versetzen erst die Psychopharmaka die Patienten wieder in die Lage, Falsch von Richtig zu unterscheiden, wieder ihrer Wahrnehmung zu trauen, ihre Konzentrationsfähigkeit zu verbessern und nicht in Panik irgendetwas zu unternehmen, sondern in Ruhe nachdenken und ein Problem lösen zu können. Sorgfältig eingesetzt und dosiert bringen erst die Medikamente dem Kranken die Freiheit zurück, die er durch seine Krankheit verloren hatte. Sie verändern also seine Persönlichkeit nicht, wie oft vermutet wird.

Nicht die Psychopharmaka verändern also die Persönlichkeit, sondern die Krankheit selbst! Die Medikamente können zwar eine Reihe Nebenwirkungen wie z. B. Gewichtszunahme oder leichte Müdigkeit erzeugen, diese lassen sich aber bei vorsichtiger Dosierung und der Verwendung moderner Medikamente in Grenzen halten. Diese Nebenwirkungen verschwinden nach Absetzen der Medikamente wieder. Nur in Einzelfällen können bei der längeren Gabe von Neuroleptika der älteren Generation dauerhafte Nebenwirkungen bestehen bleiben. Obwohl Psychopharmaka die oft unerträglichen Symptome effektiv lindern, bringen sie allerdings keine ursächliche Heilung.

Was ist also für Muslime entscheidend? Von Abu Dawud und anderen ist folgender Hadith überliefert: »Gott hat gegen jede Krankheit ein Heilmittel herabgesandt. Also behandelt diese, aber nicht mit etwas Verbotenem.«

Hier wird deutlich, dass der grundsätzliche Einsatz von Psychopharmaka zur Behandlung von Krankheiten aus muslimischer Sicht erlaubt ist, jedoch können bei der Einnahme selbst Schwierigkeiten entstehen, weil manche Medikamente in ihrer Zubereitung als Tropfen Alkohol enthalten. Einige Firmen haben allerdings bereits alkoholfreie Lösungen auf den Markt gebracht. Man wird also im Einzelfall den Arzt auf dieses Problem aufmerksam machen oder auch selbst die Aufschrift auf der Flasche lesen müssen.

Ist der Einsatz von Medikamenten im Ramadan erlaubt?

Im Normalfall werden Medikamente mehrmals am Tag eingenommen. Eine Reihe von Präparaten gibt es jedoch als sog. Retardform mit verzögerter Freisetzung, so dass sie nur noch ein- oder zweimal am Tag eingenommen werden und das Fasten nicht unterbrochen werden muss. Auch verlangen einige neuere Medikamente nur noch eine einmalige Einnahme am Tag, so dass man sie nach dem Fastenbrechen einnehmen kann.

Machen Psychopharmaka abhängig?

Von den Medikamenten, die ein Psychiater verordnet, machen nur die wenigsten abhängig. Dazu zählen die weiter unten beschriebenen Anxiolytika und Hypnotika. »Valium« ist vielen als Beispiel bekannt. Dazu müssen diese Mittel allerdings erst über einen längeren Zeitraum eingenommen werden. Bei sorgfältigem und verantwortungsvollem Umgang kann ihr Einsatz zur Überbrückung in Krisensituationen sehr sinnvoll sein.

Medikamente gegen Depressionen (Antidepressiva) und gegen Schizophrenien (Neuroleptika), die einen Großteil aller verschriebenen Psychopharmaka ausmachen, führen nicht zu Abhängigkeit.

Was sind Antidepressiva?

Antidepressiva sind Medikamente, die man gegen schwerere Depressionen einsetzt. Sie verbessern die Stimmung, die Grübelneigung, den Schlaf und den Antrieb. Sie entfalten ihre Wirksamkeit allerdings erst nach zwei bis drei Wochen, so dass in einigen Fällen eine zusätzliche Überbrückungsmedikation angezeigt ist. Manche Medikamente, vor allem die älteren, haben im Alltag leider einige Nebenwirkungen. Hierzu zählen Müdigkeit, Mundtrockenheit und Gewichtszunahme, aber auch Potenzprobleme. Bei den zumeist vorhandenen hartnäckigen Schlafstörungen kann man einige dieser Nebenwirkungen (z. B. die entspannende Wirkung bzw. Müdigkeit) zwar therapeutisch nutzen, man sollte jedoch darauf achten, dass sie die Fahrtüchtigkeit oder die Reaktion an Maschinen beeinträchtigen können. Die neue Generation dieser Medikamente ist zwar in ihrer antidepressiven Wirksamkeit den älteren kaum überlegen, hat jedoch entscheidend weniger Nebenwirkungen, so dass sie immer häufiger eingesetzt werden.

Was sind Neuroleptika?

Neuroleptika nennt man Medikamente, die bei Sinnestäuschungen und Wahngedanken und den damit einhergehenden Gefühlsveränderungen wie Angst und Misstrauen eine »ordnende« Wirkung entfalten. Sie werden zumeist bei schizophrenen Erkrankungen oder akuten Manien, dem Gegenpol von Depressionen, und auch bei schweren Depressionen, die mit Wahnbildung einhergehen, eingesetzt. Auch sie machen nicht abhängig, haben jedoch manchmal Nebenwirkungen auf die Bewegungen. Patienten haben dann einen »Robotergang« oder eine quälende Bewegungsunruhe der Beine. Bei den neueren Medikamenten, die auch als »atypische Neuroleptika« bezeichnet werden, treten diese Nebenwirkungen allerdings gar nicht mehr oder nur sehr viel weniger häufig auf.

Vor der Einführung dieser Medikamente befanden sich die Patienten mit einer Schizophrenie oft viele Monate in stationärer Behandlung, die Atmosphäre in den Kliniken war sehr unruhig und belastend. Durch die Verkürzung des Aufenthaltes konnten sich dann ergänzende Therapieangebote wie Tageskliniken oder therapeutische Wohngemeinschaften entwickeln.

Neuroleptika wurden seit ihrer Einführung leider oft missbräuchlich eingesetzt und die Patienten damit »ruhig gestellt«, das Medikament also als Ersatz für menschliche Zuwendung bei unruhigen und störenden Patienten verwendet. In den letzten Jahrzehnten hat in Deutschland jedoch u. a. auch durch eine Verbesserung der Personalsituation und der Qualifikation der Mitarbeiter eine Entwicklung in der Psychiatrie stattgefunden, die solche Zustände Gott sei Dank vermeiden helfen.

Was sind Anxiolytika und Hypnotika?

Als dritte Gruppe sollen die angstlösenden und beruhigenden Medikamente angesprochen werden, die sog. Anxiolytika und Hypnotika. Obwohl sie weit verbreitet sind, werden sie von Psychiatern eher seltener verwendet. Dem Vorteil der guten Verträglichkeit und dem breiten Einsatzgebiet steht die Gefahr der Entwicklung einer Abhängigkeit entgegen, die ihren Einsatz eng begrenzt. Besondere Risiken bestehen bei Angsterkrankungen und Panikattacken. Bei diesen beseitigen solche Medikamente zwar schnell die Symptome. Sie können jedoch die Krankheit selbst nicht heilen, die psychotherapeutisch behandelt werden muss. Letzteres gilt, wie schon erwähnt, für alle Psychopharmaka.

4.3 Welche wichtigen Psychotherapieformen gibt es?

Psychotherapie nennt man die Behandlung von Krankheiten mit »seelischen Mitteln«, d.h. durch gezielte Nutzung der Arzt-Patienten-Beziehung. Der Begriff ist eine Sammelbezeichnung für viele Arten seelischer Einflussnahme.

In Deutschland hat sich eine Reihe von Therapieformen in der Psychotherapie entwickelt, die unterschiedliche Ansätze verfolgen. Die meisten gehen auf wenige Grundmodelle zurück, wie z. B. die Annahme einer ungelösten Konfliktverarbeitung oder eines fehlerhaften Lernprozesses. In der ambulanten Psychotherapie werden von den Krankenkassen neben der Psychoanalyse nur tiefenpsychologische Verfahren und Verhaltenstherapie bezahlt, bei stationären Behandlungen dagegen kommen weit mehr Verfahren zum Einsatz. Folgend sollen die in der Praxis wichtigen Therapieverfahren kurz vorgestellt werden:

Was ist Psychoanalyse?

Die Psychoanalyse ist eine von Sigmund Freud zu Beginn des 20. Jahrhunderts entwickelte Disziplin, die sowohl ein Verfahren zur Untersuchung seelischer Vorgänge als auch eine Behandlungsmethode für neurotische Störungen ist. Grundannahme ist, dass besonders im Verlauf der ersten Lebensjahre psychische Konflikte u. a. dadurch gelöst werden, dass sie verdrängt werden und so dem Bewusstsein nicht mehr zugänglich sind. In späteren Situationen, die den Konflikt thematisch ansprechen, kann sich dieser mit einem Symptom wieder melden, ohne dass der Patient den Zusammenhang erkennt. Der in Kapitel 3.4 geschilderte Fall der Altenpflegerin, die an der Furcht litt, dass in der Nacht eine Bewohnerin ihres Heimes durch ihr Verschulden sterben könnte, ist ein einfaches Beispiel dafür.

In der klassischen Form der Psychoanalyse sucht der Patient 2 bis Jahre lang drei- bis viermal in der Woche seinen Therapeuten auf. Er liegt auf einer Couch und soll einfach erzählen, was ihm einfällt, auch das, was ihm eigentlich unaussprechlich peinlich ist. Mit der Zeit entwickelt sich ein Verhältnis zum Therapeuten, dass stark von den Wünschen und Fantasien des Patienten bestimmt wird und weniger von tatsächlichen Verhalten des Therapeuten selbst. Wenn z. B. jemand immer wieder das Gefühl hat, von seinen Mitmenschen, seinen Eltern, seinem Ehepartner oder Kollegen nicht verstanden oder gar missachtet zu werden, so wird sich dieses Gefühl wahrscheinlich auch im Kontakt zum Therapeuten einstellen. Nun reagiert der Therapeut allerdings anders als gewohnt: Er wird nicht wütend, läuft nicht weg und bricht den Kontakt nicht ab. So hat man die Chance, mit ihm zusammen zu untersuchen, was hinter dem eigenen Erleben an Ängsten, Vorurteilen usw. möglicherweise steckt. Man lernt, dass alle Menschen die Welt durch eine mehr oder minder getönte Brille betrachten, und lernt seine ungeliebten und schwierigen Seiten wahrzunehmen, eine der wichtigsten Voraussetzungen, mit ihnen umzugehen und sie zu beherrschen.

Die Psychoanalyse ist jedoch nicht nur eine Behandlungsmethode. Freud hat seine Theorie der Persönlichkeitsentwicklung sowie Konfliktentstehung und -verarbeitung auf viele menschliche Lebensbereiche angewandt, auch auf die Religion. Für ihn ist Religion allerdings nichts anderes als der menschliche Versuch, seinen Existenzängsten und Verlassenheitsgefühlen dadurch zu entgehen, dass man sich einen Gott und ein Jenseits schafft, die einem Sicherheit, Trost und Sinnerfüllung in einer Welt voller Gefahren und voller Elend geben.

Neben Freud gibt es noch eine Reihe weiterer bekannter Vertreter der Psychoanalyse. Hierzu zählt neben Alfred Adler, dem Begründer der »Individualpsychologie« vor allem auch Carl Gustav Jung, der die »Analytische Psychologie« entwickelt hat. Besonders Jung misst der Religion im Leben eines Menschen einen hohen Stellenwert zu und hat in seinem Werk viel zum Islam geschrieben. Sowohl Adler als auch Jung waren ursprünglich Schüler Freuds und trennten sich später wegen inhaltlicher Differenzen von ihm.

Die Psychoanalyse als Behandlungsmethode ist sehr zeitaufwendig und stellt auch an den Patienten einige Anforderungen. Darum wird sie nicht sehr häufig durchgeführt, zumal es in kleineren Städten nur sehr wenige bis gar keine Psychoanalytiker gibt.

Was sind tiefenpsychologisch fundierte Therapieverfahren?

In den hundert Jahren seit ihrer Entstehung hat die Psychoanalyse viele Veränderungen und Weiterentwicklungen erfahren. Es haben sich verschiedene Schulen abgespalten, das Therapieverfahren wurde geändert und vereinfacht. Eine der Entwicklungen aus der Psychoanalyse sind die tiefenpsychologisch fundierten Psychotherapieverfahren. Auch hier beachtet der Therapeut, was der Patient an »alten« Beziehungsmustern in die Therapie einbringt, verzichtet jedoch auf viele praktische Elemente der Psychoanalyse (Couch, Stundenhäufigkeit, Länge der Therapie u. a. m.) und hat nicht so sehr die Entwicklung der Gesamtpersönlichkeit im Blick, sondern konzentriert sich auf bestimmte umschriebene Konflikte, wegen derer der Patient in Behandlung kommt. Patient und Therapeut sitzen sich gegenüber, die Dauer der Therapie beträgt zwischen 50 bis ca. 150 Stunden und erfolgt ca. einmal in der Woche. Beispiel:

> Ein 40-jähriger Patient kam in Therapie wegen starker Herzstiche, für die keine körperlichen Ursachen gefunden werden konnten. Er war verheiratet und hatte zwei Kinder, eine 13-jährige Tochter und einen

neunjährigen Sohn. Im Verlauf der Therapie ergab sich, dass er sich an seinen Vater, einen Landwirt, nicht mehr erinnern konnte, obwohl er selbst bereits neun Jahre alt war, als dieser an einem Herzinfarkt starb. Aus tiefenpsychologischer Sicht »erinnerte« jetzt der eigene neunjährige Sohn den Patienten an den Tod seines Vaters, den er damals nicht verschmerzen konnte und daher mitsamt dem Bild des Vaters »verdrängt« hatte. Das Symptom »Herzstiche« zeigt, wie sehr sich der Patient mit seinem Vater identifiziert. In der Therapie waren daher nicht die Herzstiche das Thema, sondern die Beziehung des Patienten zu seinem Vater und der Verlust eines großen und geliebten Vorbildes mit dem dazugehörigen Schmerz und der Trauer, die er bis jetzt nie gespürt hatte. Erst als dem Patienten die Trauerarbeit möglich war, hörten die Herzstiche auf und sein Vater konnte einen Platz in seiner Erinnerung finden.

Was ist Verhaltenstherapie?

Die Verhaltenstherapie ist eine wichtige Methode der Psychotherapie. Obwohl im Kapitel über Angsterkrankungen bereits einige Aspekte genannt wurden, sollen die wichtigsten Elemente hier noch einmal zusammengefasst werden.

Die Verhaltenstherapie wurde seit ihrer Entstehung in den 50er Jahren stark weiterentwickelt. Grundannahmen sind, dass Verhalten im zwischenmenschlichen Bereich erlernt ist und diese Lernvorgänge veränderbar sind. Daher ist es das Ziel der Verhaltenstherapie, gestörtes Verhalten und Erleben zu verändern. Hierbei kann es sich um Symptome wie Ängste, Zwänge oder Depressionen, aber auch um Verhaltens- und Erlebnisweisen wie Selbstunsicherheit oder sozialen Rückzug handeln.

Die Behandlung ist klar gegliedert und strukturiert. In der Problemanalyse wird ein bestimmtes Problem oder Symptom mit seinen Bedingungen analysiert (z. B. wann tritt es auf, wie stark ist es in verschiedenen Situationen, hat es sich im Laufe der Zeit verstärkt). Dazu gehört auch eine ausführliche Information des Patienten über die körperlichen und seelischen Zusammenhänge der Symptomentstehung etwa von Angst, Schwindel oder Herzrasen.

In der *Zielanalyse* wird zusammen mit dem Patienten das Behandlungsziel besprochen und festgelegt, welche Symptome behandelt werden sollen. Aus diesen Überlegungen wird dann ein *Therapieplan* entwickelt, der die einzelnen Schritte zur Erreichung des Ziels enthält. Diese werden mit dem Patienten ausführlich besprochen, dessen aktive Mitarbeit von großer Bedeutung ist.

Mittels verschiedener Techniken wird dann der Patient mit den Angst auslösenden Situationen konfrontiert. Beim so genannten »Flooding« (Reizüberflutung) muss der Patient so lange wie möglich die Angst auslösende Situation aushalten (z. B. ein volles Geschäft, einen hohen Turm), hierbei wird er vom Therapeuten unterstützt. Nach ca. 20 Minuten verschwindet langsam die Angst, und der Patient lernt, dass die befürchtete Katastrophe (Ohnmacht, Herzinfarkt usw.) nicht eintritt. Nach mehreren Wiederholungen der Übung spürt er bald eine Besserung.

Eine weitere Möglichkeit der Behandlung ist die Desensibilisierung, bei der die Patientin in entspanntem Zustand langsam mit immer stärkeren Reizen konfrontiert wird (z. B. anfangs nur die Vorstellung einer Spinne, dann Spinne im Nebenzimmer, dann im Zimmer, Betrachten einer Spinne, Spinne im offenen Behälter usw.). Auf diese Weise konnte in unserer Ambulanz z. B. eine Bauerntochter, die unter einer extremen Mäusefurcht litt, so dass sie kein Fenster mehr aufstehen lassen konnte, nach 10 Stunden Verhaltenstherapie eine weiße Maus sogar auf die Hand nehmen.

Weitere Techniken sind z. B. das Selbstsicherheitstraining, das sog. »Lernen am Modell« oder »kognitive Therapiemethoden«, die vor allem auch die Veränderung falscher Grundannahmen (z. B. »Ich schaffe das sowieso nicht!«) und die daraus entstehenden Folgen im alltäglichen Handeln zum Ziel haben.

Insgesamt ist die Verhaltenstherapie eine gut erforschte und wirksame Therapiemethode, die allerdings einer hohen Therapiemotivation bedarf, da sich der Patient z. T. sehr unangenehmen Situationen aussetzen muss, die er bisher meistens gemieden hat.

Was ist Gesprächspsychotherapie?

Diese auch als klientenzentrierte Gesprächstherapie bezeichnete Methode wurde in den 40er Jahren von dem Amerikaner Carl Rogers (1902-1987) entwickelt. Diesem Ansatz liegt die Annahme zugrunde, dass der Mensch über ein inneres Potenzial zur Selbstverwirklichung verfügt (Selbstaktualisierungstendenz) und grundsätzlich das Bedürfnis nach positiver Anerkennung (Wertschätzung) hat. Die so genannte humanistische Auffassung vom Wesen des Menschen, die auch die Gesprächstherapie vertritt, unterstreicht die Einzigartigkeit jedes einzelnen Individuums. Darüber hinaus nimmt Rogers an, dass der Mensch von Natur aus gut ist und eine Tendenz zur Selbstverwirklichung, zu Wachstum, Gesundheit und sozialer Anpassung hat. Es müssen lediglich geeignete Bedingungen hergestellt werden, damit der Mensch sich selbst verwirklichen kann.

Genau um die Bereitstellung dieser Bedingungen geht es beim therapeutischen Vorgehen in der Gesprächstherapie. Dazu zählen u. a. eine warme und angenehme Atmosphäre und der Aufbau einer guten, tragenden Beziehung zum Klienten. Diese »klientenzentrierte Haltung« ist eine bestimmte Einstellung von Therapeuten und Beratern, die dem ratsuchenden Menschen hilft, innere Blockaden zu überwinden und wieder Anschluss an sein ihm innewohnendes Potenzial zu Wachstum und konstruktivem Handeln zu finden.

Die therapeutische Haltung ist gekennzeichnet durch drei Aspekte:

Positive Wertschätzung des Klienten – Akzeptanz. Damit ist die Achtung vor dem menschlichen Wesen an sich ausgedrückt. Sie zeigt sich unter anderem darin, dass Therapeuten sich mit Ratschlägen zurückhalten und Klienten nicht ihre Meinung aufdrängen.

Echtheit des Therapeuten – Kongruenz. Es geht hierbei um die Bereitschaft und Fähigkeit der Therapeuten, eigene Gefühle zu spüren und in die Sitzung mit einzubringen.

Einfühlendes Verstehen – Empathie. Empathie bezeichnet die Fähigkeit, den Klienten in seinem Erleben zu erfassen und zu verstehen, ohne ihn abzuwerten. Therapeuten beschreiben die zentralen Gefühlsäußerungen der Klienten mit eigenen Worten, das nennt man »spiegeln«.

Diese Bedingungen geben die Klienten das Gefühl, sich nicht verteidigen zu müssen, und ermöglichen es ihnen, mehr Vertrauen zu sich selbst zu gewinnen, sich nicht immer nach anderen Menschen zu richten, eigene Bewertungsmaßstäbe für sein Handeln zu entwickeln und offener für Veränderungen zu werden.

Die Gespräche finden in der Regel einmal die Woche statt und dauern ca. 50 bis 60 Minuten. Der Klient bestimmt in jeder Sitzung, worüber er sprechen möchte. Eine umfassende Therapie kann sich über mehrere hundert Stunden und einige Jahre hinziehen, oft reicht aber schon eine Kurzzeittherapie von 8 bis 20 Stunden, um die psychischen Beeinträchtigungen zu mindern bzw. zu beseitigen.

Die Gesprächspsychotherapie hat jedoch auch Grenzen. So profitieren oft Personen nicht ausreichend von der Therapie, die sich schnell nach anderen Menschen richten, da sie nicht die Fähigkeit und Motivation mitbringen, sich selbstbestimmt mit ihren Schwierigkeiten auseinander zu setzen und daher ständig Anleitung und Struktur vom Therapeuten erwarten. Das trifft auch für stille, zurückhaltende Menschen zu, die selten direkt auf andere zugehen und daher auch veränderte Beziehungsformen nicht so einfach »erproben« können.

Ein weiterer Nachteil der Gesprächspsychotherapie ist die geringe Hilfestellung in konkreten Schwierigkeiten. Auch bei Klienten mit völlig unterschiedlichen Störungen unterscheiden sich Verfahren und Vorgehen nur unwesentlich. Hier können Therapien mit klaren Handlungsanweisungen für den Klienten manchmal hilfreicher sein. Auch Menschen mit manifesten psychischen Erkrankungen und dadurch eingeschränkter Beziehungsfähigkeit (z. B. bei Schizophrenien oder Depressionen) zeigen einen schlechteren Behandlungserfolg.

Im Gegensatz zur Psychoanalyse, tiefenpsychologisch orientierter Psychotherapie und Verhaltenstherapie kann die Gesprächstherapie zurzeit noch nicht über die Kassen abgerechnet werden. Die Gesellschaft für wissenschaftliche Gesprächstherapie erwartet jedoch eine Genehmigung.

Was sind systemische Therapieverfahren?

Systemische Therapie betrachtet den Menschen im Kontext mit den ihn umgebenden Systemen. Es wird nicht mehr nur das Individuum als Symptomträger allein betrachtet und untersucht, sondern das »System« aller beteiligten Personen als Ganzes, in der Regel die Familie, aber auch Paare und andere soziale Gruppen.

Das Bild vom Menschen in der systemischen Theorie und Therapie basiert auf der Überzeugung, dass wir Menschen alle Anlagen in uns tragen, um uns vollständig zu entfalten. Jeder Mensch hat eine Lebenskraft in sich, die als ein »Schatz« gesehen werden kann. Dieser Schatz ist vorhanden, selbst wenn der Mensch über Zeiten hinweg keinen direkten Zugang zu ihm hat. Die Menschen werden als grundlegend gut angesehen. Befinden sie sich unter günstigen Bedingungen, entwickeln sie sich höchstwahrscheinlich zu gesunden Erwachsenen.

Dieser auf Wachsen und Entwickeln orientierte Ansatz unterscheidet sich von dem eher verbreiteten Ansatz anderer Therapiemethoden, die ein Krankheitssymptom in den Mittelpunkt der Aufmerksamkeit stellen. Zentral ist die Annahme, dass jedes System bereits über alle Möglichkeiten verfügt, die es zur Lösung seiner Probleme benötigt – es nutzt sie nur derzeit nicht. Daher liegt das Bemühen von vornherein auf der Konstruktion von Lösungen.

Eine weitere wichtige Grundannahme der systemischen Therapie ist, dass sich jeder Mensch sein eigenes Bild von der Welt schafft und wir daher nie ein objektives Bild eines anderen Menschen haben können. Aufgrund fundamentaler gemeinsamer Erfahrungen können wir uns aber dennoch verstehen, auch wenn es nie eine vollständige Übereinstimmung geben kann. Sprache stellt dabei das Mittel dar, mit dem Menschen versuchen, einen Zugang zueinander zu gewinnen. Aus dieser Vorstellung, dass wir die Innenwelt eines anderen Menschen nie ganz verstehen können, folgen zwei Grundgebote, die der *Akzeptanz* (»Achte die Vielfalt menschlicher Welten!«) und des Respekts (»Schätze den anderen im Zusammenleben als ebenbürtig!«).

Die *Familie* wird als ein System betrachtet, das von jeweils eigenen Regeln geleitet wird und in erster Linie nicht aus Personen, sondern aus Informationen und Kommunikationen besteht: Wie bei jeder anderen Gruppe auch entwickeln sich in einer Familie im Laufe der Zeit Regeln, welche die Verhaltensspielräume der einzelnen Mitglieder beschreiben und begrenzen, jedoch auch in gewissem Maße flexibel bleiben. Im Falle einer Familie jedoch, in der ein Mitglied eine manifeste Erkrankung wie z. B. eine Essstörung hat, ist in diesem Prozess ein System entstanden, das sich über bestimmte Verhaltens- und Kommunikationsmuster reguliert und aufrechterhält. Diese »Spielregeln« im System Familie sind auf die jeweilige Symptomatik quasi zugeschnitten und werden so angewendet, dass sich das System nicht verändert.

In der therapeutischen Arbeit ist die Aufmerksamkeit nicht auf die Probleme einzelner Personen gerichtet, sondern auf die Beziehungen und kommunikativen Spielregeln. Wird z. B. ein Familienmitglied magersüchtig, wird es nicht als kranker Patient gesehen, sondern z. B. als Symptomträger für die Kommunikationsschwierigkeiten der ganzen Familie. Es geht dann in der Therapie darum, das »Spiel« der Familie zu erfassen, das zur Aufrechterhaltung der Symptome beiträgt. Festgefahrene Strukturen und Muster werden aufgebrochen, um so das System durch neue »Spielregeln« in ein neues Gleichgewicht zu bringen.

Die Therapie kann sich durchaus über Monate oder Jahre hinziehen, die Gesamtzahl der Sitzungen bleibt jedoch im Allgemeinen gering (5 bis 20 Sitzungen). Die für die Therapie entscheidenden Prozesse geschehen nicht während, sondern zwischen den Sitzungen. In den Sitzungen soll dem »System« ein Impuls gegeben werden, der zu Veränderungsprozessen führt. Diese Veränderung braucht jedoch Zeit, um sich durchzusetzen. Daher ist es sinnvoll, zwischen den Sitzungen längere Zeitintervalle verstreichen zu lassen (in der Regel mindestens 3 bis 4 Wochen).

Wie die Gesprächspsychotherapie wird auch diese Therapieform derzeit nicht von Krankenkassen bezahlt.

4.4 Welche bekannten Entspannungsverfahren gibt es?

Autogenes Training

Das autogene Training ist eine Methode, durch Konzentration auf bestimmte Vorstellungen einen tiefen Entspannungszustand zu erreichen. Dazu spricht man sich in einer bestimmten Reihenfolge Sätze vor, die diese Vorstellungen ausdrücken, z. B. »Mein Arm ist ganz warm« oder »Mein

Herz schlägt ruhig«. Hat man die Reihenfolge der Übungen einmal erlernt und führt sie regelmäßig durch, so gelangt man auch über die Übungszeit hinaus zu einer allgemeinen Beruhigung, Gelassenheit und Verbesserung des Konzentrationsvermögens.

Die Durchführung des autogenen Trainings kann im Sitzen oder im Liegen geschehen. Der Übende behält ständig die Kontrolle über sich und kann die Übung jederzeit abbrechen.

Das autogene Training wird nicht nur bei psychischen Erkrankungen als ergänzende Therapiemethode eingesetzt, sondern ist auch bei Gesunden hilfreich und mildert die Folgen von psychischem Stress. Man kann Kurse bei den Volkshochschulen belegen, sonst kann man sich bei seiner Krankenkasse erkundigen und auch versuchen, ob diese vielleicht auch die Kosten für den Kurs übernimmt, notfalls mit einer entsprechenden Bescheinigung des Hausarztes.

Aus islamischer Sicht spricht nichts gegen das Erlernen des autogenen Trainings. Als Muslimen ist uns dessen Wirkung von der Durchführung der Gebete nicht ganz unbekannt. Durch die intensive Konzentration auf das Gebet und das Anliegen, das in den zitierten Versen des Korans zum Ausdruck kommt, tritt ebenfalls eine Beruhigung ein. Viele Beter sind so in ihr Gebet versunken, dass sie sich auch durch äußere Einflüsse nicht in der Konzentration stören lassen. Nicht nur aus der Perspektive eines muslimischen Therapeuten liegt daher viel Weisheit darin, dass unser Prophet Muhammad so großen Wert auf die regelmäßige Durchführung der Gebete gelegt hat.

Progressive Muskelrelaxation (PMR) nach Jacobson

Die deutsche Psychoanalytikerin Edith Jacobson entwickelte in den 30er Jahren ein Entspannungsverfahren, bei dem der Patient sich in bestimmten Übungen auf den Wechsel zwischen Spannung und Entspannung einzelner Muskelgruppen konzentriert. Die bewusste Entspannung nach einer maximalen Anspannung schult die Wahrnehmung von körperlicher Anspannung insgesamt und führt zu einer Senkung des Stresspegels im Organismus. Gut erprobt ist die PMR bei Bluthochdruck, Rückenschmerzen, Migräne, Schlafstörungen und koronarer Herzkrankheit, also Krankheiten, die weit verbreitet sind und allesamt mit einer zu hohen Gesamtanspannung einhergehen. Untersuchungen zeigen, dass sich bei mehr als der Hälfte der Patienten das Allgemeinbefinden deutlich bessert.

Das Verfahren ist nicht schwer zu erlernen, regelmäßige Übungen vorausgesetzt, vielleicht im Anschluss an eines der Tagesgebete. Man kann bei der Volkshochschule Kurse belegen, Auskünfte geben außerdem die Krankenkasse oder der Hausarzt.

4.5 Was ist der Unterschied zwischen Einzel- und Gruppentherapie?

Die Frage nach einer Einzel- oder einer Gruppentherapie stellt sich meistens unabhängig vom Therapieverfahren. Während sich im Einzelgespräch Patient und Therapeut allein in einem Raum gegenübersitzen, nehmen an einer normalen Gruppentherapie bis zu acht Patienten teil. Die Vielfalt der Therapieverfahren spiegelt sich auch bei den Gruppentherapien wider. Es gibt Gruppen, in denen ein Thema vorgegeben wird oder ein Patient im Mittelpunkt steht, andere Gruppenformen laufen nach relativ festen Regeln ab, wieder andere lassen den Patienten absolut freien Raum. Verhaltenstherapeutische Gruppen werden anders durchgeführt als tiefenpsychologisch fundierte, Gruppen mit persönlichkeitsgestörten Patienten wieder anders als solche für soziales Kompetenztraining.

Patienten haben immer wieder eine gewisse Scheu vor einer Gruppentherapie, die sich jedoch in fast allen Fällen legt. In den von uns durchgeführten Gruppen ist es nach ein bis zwei Jahren regelmäßiger Teilnahme für die Patienten manchmal eher schwer, einen Abschluss zu finden, da sie die Gruppe als sehr hilfreich erlebt haben.

Folgende typische Befürchtungen werden vor einer Gruppentherapie geäußert:

»Ich halte es nicht aus, mir die Probleme der anderen anzuhören.« Diese oft genannte Befürchtung äußern Patienten, die große Schwierigkeiten haben, sich von anderen abzugrenzen. Sie geben stets alles und bekommen wenig zurück, alle sprechen sich bei ihnen aus, sie selbst fühlen sich jedoch

allein gelassen. In der Gruppe können sie lernen, dass Hilfe auch darin bestehen kann, den anderen seine Dinge selbst erledigen zu lassen und sich gegen ständige Hilfsgesuche von solchen Menschen abzugrenzen, die nur lamentieren, ohne etwas zu ändern. Menschen, die stets jeder Auseinandersetzung aus dem Weg gehen, lernen in der Gruppe, dass nichts Schlimmes geschieht, wenn man einmal etwas durchsetzt und ausdiskutiert, sondern dass man sogar respektiert wird, wenn man stark sein kann und diese Stärke verantwortungsvoll einsetzt. In der Gruppentherapie achtet der Therapeut darauf, dass niemand überfordert wird und auch sich selbst nicht überfordert, ohne es vielleicht zu bemerken.

»Mich wird niemand richtig verstehen, weil er kein Muslim ist und meine Lebensweise nicht kennt.« Die therapeutische Erfahrung zeigt, dass die Lebenswelten der nichtmuslimischen Teilnehmer untereinander nicht weniger unterschiedlich sind als zwischen ihnen und den Muslimen. Ein christlicher älterer Landwirt z. B. wird mit einem jungen Muslim vielleicht sogar eher Gemeinsamkeiten im Lebensstil entdecken als mit einer jungen Frau, die gesellschaftliche Regeln ablehnt, Beziehungsschwierigkeiten mit wechselnden Freundschaften hat und möglicherweise noch Drogen konsumiert. Hinzu kommt, dass auch die Lebensstile der Muslime sehr unterschiedlich und derart mit lokalen Traditionen vermischt sind, dass sich einem in Deutschland oder in einer türkischen Großstadt aufgewachsenen Muslim die Lebenswelt eines Bruders aus dem Jemen oder einer ländlichen Gegend in Marokko ebenfalls nicht so einfach erschließt.

Soweit an unseren Therapiegruppen praktizierende Muslime teilnahmen, hatten die nichtmuslimischen Teilnehmer eher Respekt vor der praktizierten religiösen Lebensweise, einige beneideten sie sogar um den festen Halt, den der Islam ihnen bot.

»Ich habe Sorge, dass etwas aus der Gruppe herausgetragen wird«. In einer Therapiegruppe unterliegen die Mitpatienten ebenfalls der Schweigepflicht. Selbst nach jahrelanger Gruppenarbeit sind hiermit noch keine Probleme aufgetreten. In besonderen Situationen werden die Teilnehmer noch einmal speziell darauf hingewiesen. Außerdem kennt man normalerweise niemanden aus der Gruppe, so dass vor allem in größeren Städten immer eine gewisse Anonymität gewahrt bleibt.

»Vielleicht kenne ich jemanden aus der Gruppe.« Trifft man dennoch einen Bekannten in der Gruppe, muss dies zum Thema gemacht werden, bevor der neue Teilnehmer die Therapie beginnt. Auf keinen Fall können Patienten mit engen persönlichen Beziehungen gemeinsam teilnehmen wie z. B. Ehepaare oder Geschwister. Das wäre nur in einer Paar- oder Familientherapie möglich. Auch Abhängigkeitsverhältnisse (z. B. Vorgesetzte / Untergebene) schließen eine gemeinsame Teilnahme aus.

Ein wichtiger Vorteil der Gruppentherapie ist die Vielfalt der Teilnehmer: Hier findet ein lebendiger Austausch unterschiedlichster Menschen statt, der im Zweiergespräch mit einem Therapeuten so nicht möglich ist, ein Vorteil gerade für Patienten mit Beziehungsschwierigkeiten. Alte und Junge, Männer und Frauen, Muslime und Nichtmuslime erfahren viel über die Welt der anderen und über sich selbst. Sie stellen oft fest, dass sie eine vorurteilsgefärbte Brille tragen und lernen die Hintergründe bei sich dafür kennen.

Für Muslime kommt bei einer Gruppentherapie hinzu, dass sie nicht mit einem Therapeuten allein im Raum sind. Erschwerend ist für manche allerdings, dass die Therapiegruppen im Normalfall gemischtgeschlechtlich durchgeführt werden und dadurch Hemmnisse entstehen können, sich mitzuteilen.

4.6 Sind alle Therapieformen für Muslime geeignet?

Diese Frage ist unter zwei Aspekten zu diskutieren:

Gibt es aus der Sicht des Islam als Religion Vorbehalte gegen manche der hierzulande praktizierten Therapiemethoden? Da außerdem ein Großteil der hier lebenden Muslime Migranten sind, stellt sich zusätzlich die Frage, ob sich auch unter diesem Gesichtspunkt einige Therapieverfahren besser eignen als andere.

Bedenken werden von Muslimen in Gesprächen immer wieder geäußert und betreffen vor allem folgende Bereiche:

Darf ich mich als Patient vorbehaltlos öffnen? Ist es für die Therapie wirklich erforderlich, obwohl ich kein gutes Gefühl dabei habe und mich beschämt fühle? Gruppentherapien können das Problem noch verstärken, da hier mehrere fremde Personen im Raum sind, vor denen sich der Patient öffnen soll.

Darf ich auch mit einem Therapeuten des anderen Geschlechts allein über längere Zeit in einem Raum sein? Darf ich darüber hinaus Dinge mit ihm teilen, die sonst niemand von mir weiß?

Diese Fragen stellen sich besonders in den Therapieformen, deren Hauptbestandteil das Gespräch ist, z. B. bei den »tiefenpsychologischen Verfahren« oder der Gesprächspsychotherapie.

Kann ich bestimmte Übungen durchführen, die in der Therapie verlangt werden? Kann ich z. B. durch die Stadt gehen, obwohl ich Angst vor Menschenmengen und das Gefühl habe, dass man mir nachstarrt oder gar abfällige oder anzügliche Bemerkungen macht? Darf ich Fremde ansprechen und nach dem Weg fragen oder mich sonst wie »übungshalber« auffällig verhalten, obwohl ich Angst davor habe? Kann ich es wagen, die Waschung zum Gebet nur einmal durchzuführen, obwohl ich das Gefühl habe, sie nicht richtig vollzogen zu haben (s. z. B. Kap. 3.4.4: Wie werden Zwangserkrankungen behandelt?)?

Solche und ähnliche Fragen stellen sich besonders in der Verhaltenstherapie, die spezielle, auf die Störung abgestimmte Übungen erfordert.

Was soll ich tun, wenn bei bestimmten Therapieverfahren Körperkontakt wie gegenseitiges Stützen, Festhalten oder Ähnliches verlangt wird?

Dieses Problem kann sich bei Aufenthalten in der Klinik oder in der Reha stellen, da hier häufiger leiborientierte Therapieverfahren angewandt werden (z. B. konzentrative Bewegungstherapie oder Psychomotorik). Bei niedergelassenen Therapeuten in der Praxis trifft man diese Verfahren dagegen kaum, da sie von den Krankenkassen nicht bezahlt werden.

Wie sind nun diese Bedenken aus islamischer Sicht zu beurteilen? Al Qaradawi (1989) führt für den Fall eines unumgänglichen Einsatzes islamisch eigentlich verbotener Medikamente (z. B. alkoholische Lösungen, Insulin vom Schwein) Bedingungen an, unter denen sie verabreicht werden können:

- eine wirkliche Gesundheitsgefährdung des Patienten ohne dieses Medikament,

- das Fehlen von islamisch unbedenklichen Alternativen und die
- Verordnung durch einen gläubigen und fachkundigen muslimischen Arzt.

Wendet man diese Kriterien aus der Körpermedizin auf seelische Krankheiten an, die mit psychiatrischen und psychotherapeutischen Methoden behandelt werden, so ist eine eindeutige Antwort nicht leicht zu geben. Während es bei schweren psychiatrischen Krankheiten aus islamischer Sicht keine Probleme gibt (s. Kap. 4.2: Behandlung mit Psychopharmaka), stellt sich die Situation bei Ängsten oder leichteren Formen von Depressionen etwas komplizierter dar. Das soll an einem Beispiel verdeutlicht werden:

Depressionen z. B. im Rahmen einer längeren Ehekrise kann man in Einzel- oder Gruppentherapie psychoanalytisch oder tiefenpsychologisch orientiert behandeln oder verschiedene verhaltenstherapeutische Verfahren wiederum in Einzel- oder Gruppentherapie anwenden. Der Patient befindet sich entweder in einer Einzeltherapie (allein mit dem Therapeuten) oder in einer Gruppe (zwar nicht alleine, aber zusammen mit Fremden). Im Falle eines *tiefenpsychologischen Verfahrens* ist er angehalten, offen über sich und seine Gefühle zu reden, vor allem auch über die, die in der Gruppe im Zusammenhang mit den anderen Gruppenmitgliedern auftreten, was unabhängig von der Religionszugehörigkeit mit erheblichen Schwierigkeiten verbunden sein kann. Denn vielleicht trifft man dort in der Person des Therapeuten oder eines Gruppenmitgliedes auf »typische« Situationen, wie man sie auch aus seiner Ehe zu kennen glaubt, die einen »mordswütend«, schwach und ängstlich oder auch voller Zuneigung sein lassen. Werden die geschilderten Depressionen im Rahmen der Ehekrise verhaltenstherapeutisch behandelt, dann wird der Patient früher oder später vielleicht Übungen zur Selbstsicherheit durchführen und dabei z. B. seinem Ehepartner oder seiner Familie Grenzen aufzeigen müssen. Auch hier ist es im Rahmen einer Therapie, die ja noch »Übungsfeld« ist, nicht immer einfach, stets das richtige Maß zu finden, so dass man aus therapeutischer Sicht schon einmal über das Ziel hinausschießen darf, aus islamischer Perspektive aber vielleicht Gefahr läuft, religiöse (Verhaltens-)Gebote zu verletzen.

Wie aus diesen Beispielen deutlich wird, liegen die Probleme, die aus islamischer Sicht bestehen können, nicht so sehr in den verschiedenen Verfahren, die angewendet werden, sondern in den Inhalten, also in der Sache selbst. Das kann im Falle einer Angsterkrankung mit verhaltenstherapeutischen Übungen, ein volles Geschäft zu betreten, aus islamischer Sicht völlig problemlos sein, jedoch im Falle von Eheproblemen oder Sexualstörungen möglicherweise große Schwierigkeiten bereiten.

Hier muss jeder Muslim für sich entscheiden, wie schwerwiegend er seine Symptome erlebt und wie stark sie ihn in seinen sozialen Bezügen einschränken. Auch muss er im Einzelfall entscheiden, ob ihm die Beachtung der Gebote die Teilnahme an einer bestimmten Therapie verbietet. Da hier jedoch die Angst vor einer Therapie ein »willkommener Anlass« sein kann, diese aus »religiösen« Gründen nicht anzutreten, sollte man sich im Zweifelsfall mit einem muslimischen Therapeuten oder Gelehrten besprechen, der mit den hiesigen kulturellen Gepflogenheiten vertraut ist.

Die Frage, ob eine Therapie aus islamischer Sicht erlaubt oder verboten ist, stellt sich praktisch nur in Grenzfällen: so bei *leiborientierten Verfahren*, wo es durch Übungen zu Körperkontakten kommt, so dass sich gemischtgeschlechtliche Durchführungen verbieten, zumal wenn es sich um leichtere psychische Beeinträchtigungen handelt, für deren Behandlung obendrein noch Alternativen existieren.

In der Praxis stellt sich das Problem der Praktikabilität eines Verfahrens bei Muslimen, die einem anderen Kulturkreis entstammen, weit schärfer als die Frage nach dem Erlaubtsein aus islamischer Sicht. So kann die Orientierung vieler Therapieverfahren an der Sprache bei Migranten ein absolutes Therapiehindernis darstellen. Auch sind Psychotherapieverfahren mit ihrem Menschenbild, ihren Methoden und ihren Therapiezielen unterschiedlich stark kulturgebunden. Auf sie trifft dann ein Muslim aus einer fremden Kultur mit seiner eigenen Art, an die Lösung von Problemen heranzugehen.

Hier kann es zu Konflikten kommen. So gilt z. B. im Islam der Grundsatz, dass ein Mensch das Recht hat, »Geheimnisse als Teil seiner Würde für sich zu behalten« (Aslam 1982). Darüber hinaus gilt es als verwerflich, jemanden zu beschämen, indem man seine Schwächen aufdeckt. Diese

Grundsätze können in einem kulturellen Umfeld, in dem z. B. die Wahrung des Gesichts oder der Ehrbegriff von großer persönlicher und gesellschaftlicher Bedeutung sind, ein Behandlungshindernis darstellen. In einer Therapie werden jedoch »Schwächen« (Symptome oder Krankheitszeichen) nicht angesprochen, um jemanden zu beschämen, sondern damit er oder sie realistischer mit sich umgehen kann und sich die Symptome verlieren. Dennoch besteht unter Muslimen häufig ein Vorbehalt gegenüber den so genannten »aufdeckenden« Psychotherapieverfahren. Zu diesen gehören auch die tiefenpsychologisch orientierten Therapieverfahren, die sich bemühen, den hinter einem Symptom liegenden Konflikt zu verdeutlichen und zu lösen.

Aus praktischer Sicht kann man daher mit einer gewissen Tendenz zur Verallgemeinerung sagen, dass sich bei muslimischen Patienten in Deutschland, zumal bei Migranten, die handlungsorientierte *Verhaltenstherapie* gut bewährt hat. Sie setzt an der Alltagserfahrung an, dass man durch Üben ein Ziel erreichen kann, und bietet auch ein unmittelbar nachvollziehbares Krankheitsverständnis. Ähnliches gilt für *systemische Verfahren*, die vor allem die Beziehungsmuster in der Familie, dem wichtigsten Bezugsrahmen von Muslimen, zum Gegenstand haben.

5 Praxis der Therapie und Beratung

Die psychosoziale Versorgungslandschaft in Deutschland hat sich in den letzten 30 Jahren sehr verändert. Es gibt mehr Psychiater und Psychotherapeuten auch in ländlichen Regionen, die Großkliniken wurden weitgehend abgebaut, so dass die stationäre Behandlung wie bei somatischen Krankheiten auch in der Nähe der Wohnorte der Patienten erfolgen kann. Die Entwicklung moderner Psychopharmaka mit verringerten Nebenwirkungen trug ebenfalls zur Verbesserung der Behandlungsmöglichkeiten bei.

Neben diesen allgemeinen Verbesserungen rückten im Verlaufe der Jahre auch die Migranten und damit auch die Muslime verstärkt ins Blickfeld der psychosozialen Versorgungsstrukturen. Trotz weiterhin bestehender Defizite und Probleme ist aus der »Psychiatrie der Gastarbeiter« der 70er Jahre das Bemühen um »interkulturelle Kompetenz« in Praxen und Kliniken geworden. Zunehmend werden muttersprachliche Therapeuten eingesetzt oder spezialisierte Dolmetscherdienste etabliert, man findet Gebetsräume in verschiedenen Krankenhäusern, eine Klinik bietet sogar spezielle Angebote für praktizierende Muslime an. Migranten und damit auch Muslime und ihre islamische Lebensweise sind besonders in Ballungsgebieten fester Bestandteil des Krankenhausalltags geworden.

5.1 Wie finde ich den richtigen Ansprechpartner für mein Anliegen?

Die Muslime in Deutschland leben zwar überwiegend in den großen Ballungsräumen unseres Landes (Ruhrgebiet, Rhein-Main-Gebiet), teilweise jedoch auch weit verstreut in ländlichen Regionen. Andererseits gibt es nur relativ wenige ärztliche und Psychologische Psychotherapeuten oder Psychiater, von denen man weiß, dass sie als praktizierende Muslime mit speziellen Problemlagen muslimischer Klienten und Patienten mehr vertraut sind als andere, dem Islam fern stehende Muslime oder nichtmuslimische Ärzte, Therapeuten und Berater. Dabei ist es zur Vermeidung von Therapieabbrüchen wichtig, sich über die Möglichkeiten von Therapie und Beratung ausreichend zu informieren. In diesem Kapitel sollen daher die wichtigsten Ansprechpartner vorgestellt werden, die Ratsuchenden entweder direkt helfen oder diese weitervermitteln können.

Die wichtigsten therapeutischen Berufsgruppen

Wer sich auf die Suche nach einem Therapeuten macht, begegnet den vielfältigsten Berufsbezeichnungen. So findet man in den »Gelben Seiten« des Telefonbuches z.B. unter dem Stichwort »Psychologie / Psychologische Beratung« alle möglichen Eintragungen von »Beratern«, »Psychologen«, »Trainern«, »Gesundheitswerkstätten«, »Frauenberatungen« oder »Dipl. Soz. Supervis.« mit allerlei geheimnisvollen Abkürzungen, die nicht einmal der Fachmann, geschweige denn ein Laie kennen kann.

Diese Begriffsvielfalt kommt dadurch zustande, dass die Bezeichnungen »Psychologe«, »Berater« oder »Therapeut« nicht gesetzlich geschützt sind. Jeder kann sich so nennen, auch derjenige, der keine Ausbildung oder ein Studium absolviert hat. »Diplom-Psychologe« und »Psychologischer Psychotherapeut« dagegen sind geschützte Begriffe, die man nur nach gesetzlich geregelter Ausbildung und Prüfung führen darf und daher für den Patienten einen Qualitätsstandard garantieren. Man sollte bei der Auswahl also kritisch vorgehen.

Auch unter der Rubrik »Ärzte« findet man eine große Zahl verschiedener Bezeichnungen: Nervenärzte, Neurologen, Ärzte für Psychiatrie und Psychotherapie, Ärzte für Psychotherapeutische Medizin, Psychoanalytiker oder Ärzte anderer Fachgebiete (Internisten, Gynäkologen) mit dem Zusatz »Psychotherapie«. Wie soll man hier den Richtigen für sich und sein spezielles Anliegen herausfinden?

Dieses vielfältige Nebeneinander verschiedener Berufsbezeichnungen ist im Laufe der Jahre durch veränderte Berufsordnungen und zunehmende Spezialisierungen entstanden. Da die Situation für einen Laien nur schwer zu durchschauen ist, sollte der Hausarzt hier eine Orientierung geben und auch im gegebenen Fall eine Überweisung ausstellen, d.h. seinen

Patienten zu dem betreffenden Fachtherapeuten schicken. Folgend werden die verschiedenen Tätigkeitsbezeichnungen von Ärzten und Psychologischen Psychotherapeuten samt ihren Schwerpunkten aufgeführt.

Arzt für Neurologie: Ein Neurologe ist Facharzt für Erkrankungen des Nervensystems, also für körperliche Erkrankungen wie z. B. Epilepsie, Nervenschäden nach Unfällen, Lähmungen, Schlaganfälle und deren Folgen. Obwohl Neurologen einen Teil ihrer Ausbildung in der Psychiatrie absolvieren müssen, ist das Interesse der meisten an diesem Fach eher gering.

Arzt für Psychiatrie und Psychotherapie ist eine Facharztbezeichnung, die besagt, dass der betreffende Arzt in seiner Facharztausbildung neben der Psychiatrie auch eine Ausbildung in Psychotherapie durchlaufen hat. Er ist Spezialist ausschließlich für die verschiedenen seelischen Erkrankungen. Welchen Umfang seine psychotherapeutische Arbeit hat und welche Verfahren er anwendet, ist dem Interesse des einzelnen Arztes überlassen.

Arzt für Nervenheilkunde / Nervenarzt: Bezeichnung für einen Arzt, der Facharzt für die Fächer Neurologie und Psychiatrie ist. Je nach Patientenaufkommen und Neigung des Arztes liegt der Praxisschwerpunkt entweder in der Neurologie oder in der Psychiatrie. Steht die Zusatzbezeichnung »Psychotherapie« auf dem Praxisschild, bedeutet das jedoch nicht unbedingt, dass der betreffende Arzt Psychotherapie auch durchführt. Oftmals lässt ihm der Praxisbetrieb wenig Raum für diese zeitintensiven Therapien, bei vielen liegt auch das Interesse mehr auf dem Gebiet der Neurologie.

Arzt für Psychotherapeutische Medizin nennt man einen Facharzt, der Krankheiten psychotherapeutisch behandelt, deren Ursachen im psychosozialen und seelischen Bereich und in der Wechselwirkung zwischen Körper und Seele, also der Psychosomatik liegen. Hierzu zählen u. a. verschiedene Magen- und Darmerkrankungen.

Psychologischer Psychotherapeut: Dieser ist kein Arzt, sondern Psychologe und hat daher nicht Medizin, sondern Psychologie studiert. Nach dem Studium hat er eine mehrjährige Ausbildung in einem oder mehreren Psychotherapieverfahren durchlaufen. Wenn er in einer Kassenpraxis niedergelassen ist, kann man wie zu einem Arzt direkt zu ihm gehen. Er rechnet dann mit der Krankenkasse ab. Da er keine Medikamente verordnen und den Patienten nicht krankschreiben kann, arbeitet er in den meisten Fällen mit einem Arzt zusammen. Ob ein niedergelassener Psychologe von den Kassen anerkannt ist, steht auf dem Praxisschild, sonst muss man sich vor Therapiebeginn bei ihm erkundigen.

Steht bei einem Arzt (z. B. bei einem Hautarzt, Gynäkologen oder Internisten) die Bezeichnung *Psychotherapie* auf seinem Praxisschild, so hat er eine Zusatzausbildung in diesem Bereich absolviert. Dennoch arbeitet nur ein kleiner Teil psychotherapeutisch, da der tägliche allgemeine Praxisbetrieb zumeist wenig Zeit dazu lässt.

Die Bezeichnung *Psychoanalyse* auf dem Schild bedeutet, dass hier ein Arzt oder Psychologe als Psychoanalytiker arbeitet. Diese Therapien sind meistens sehr zeitaufwendig und stellen an die Patienten gewisse Anforderungen.

Welche Beratungsstelle für welches Problem?

Meistens geben die Namen der Beratungsstellen bereits den Schwerpunkt der Tätigkeit an. Hier gibt es allerdings vielfältige Überschneidungen. Hinzu kommt die Vielfalt der Trägerorganisationen und deren Spezialisierungen (z. B. auf Missbrauch oder Sucht). Falls man mit seinem Problem in einer Beratungsstelle jedoch nicht richtig sein sollte, wird man sicherlich weitergeleitet. Im Folgenden werden die wichtigsten Spezialisierungen genannt:

Ehe- und Familienberatung: Hier ist man mit allen Schwierigkeiten richtig, die mit der Beziehung und dem Familienleben zu tun haben. Die meisten Anlässe, eine Beratungsstelle aufzusuchen, liegen in diesem Bereich, so z. B. Erziehungsschwierigkeiten, Schulprobleme, Gewalt in der Familie, Probleme in der Partnerschaft, Trennungsabsichten usw. Auch wenn der Partner ein Gespräch dort ablehnt, kann es sehr hilfreich sein, dort um Rat nachzusuchen.

Suchtberatung: Die Suchtberatung bietet Hilfestellung in allen Fragen, die mit Sucht zu tun haben. Hierzu gehört nicht nur die Beratung der Süchtigen selbst, sondern auch der Angehörigen, die bei der Lösung des Problems eine wichtige Funktion innehaben und oft wegen der eigenen Belastung ebenfalls Rat benötigen. Die Suchtberatungsstellen kennen auch alle ambulanten Therapieangebote sowie die notwendigen Schritte von der Entgiftung bis zur stationären Entwöhnung und vermitteln die Klienten in Therapieplätze.

Spezialisierungen innerhalb der Suchtberatung stellen Beratungsstellen für Drogenabhängige, Spielsüchtige oder Menschen mit Essstörungen dar. Auch für diese gilt das bereits Gesagte.

Da Suchtbehandlung durch die vielfältigen körperlichen Folgeerkrankungen eine Nähe zur Medizin hat, sind auch Hausärzte über die örtlichen Beratungsangebote zumeist gut informiert. Eine weitere Informationsquelle ist das Gesundheitsamt.

Schulpsychologische Beratung: Die schulpsychologische Beratung ist vor allem für spezifische Schul- und Lernschwierigkeiten zuständig. Hierzu zählen z.B. Verhaltensauffälligkeiten wie Disziplinschwierigkeiten, Aggression, Schulverweigerung, aber auch allgemeines Schulversagen, Teilleistungsschwächen wie Lese-Rechtschreib-Schwäche, Konzentrationsstörungen und Prüfungsängste. Weitere Beispiele schulpsychologischer Beratung sind Fragen zur Einschulung, zum Schulwechsel oder zur Wiederholung einer Klasse. Wie man einen Schulpsychologen erreicht, erfährt man am besten im Sekretariat der Schule oder bei einem Lehrer.

Schwangerschaftskonfliktberatung: Die Schwangerschaftskonfliktberatung stellt insofern einen Sonderfall dar, weil nach deutschem Recht eine Abtreibung bis zur 12. Schwangerschaftswoche nur dann möglich ist, wenn u.a. spätestens drei Tage vor dem Abbruch durch einen Arzt in einer gesetzlich anerkannten Beratungsstelle eine Beratung stattgefunden hat, über die eine Bescheinigung ausgestellt wird. Daher bekommt man hier meist recht kurzfristig einen Termin. Die Beratung kann auch anonym erfolgen, es besteht wie bei allen Beratungen eine strenge Schweigepflicht gegenüber dritten Personen, insbesondere auch gegenüber Eltern und (Ehe-)Partnern.

Für eine Muslima ist die Schwangerschaftskonfliktberatung oft die einzige Stelle, der sie sich im Falle einer Schwangerschaft anvertrauen kann, insbesondere wenn diese nicht- oder außerehelich entstanden ist.

Weitere Arten von Beratungsstellen sind die, die sich einer speziellen Gruppe von Klienten zuwenden wie z.B. Beratungsstellen für Frauen,

Mädchen, Flüchtlinge, Folteropfer. Wieder andere haben sich auf bestimmte Problembereiche spezialisiert wie z. B. familiäre Gewalt oder sexuellen Missbrauch.

Welche überregionalen Ansprechpartner gibt es?

Bei der Suche nach überregionalen Ansprechpartnern ist das Internet eine überaus nützliche Einrichtung. Besonders von Vorteil ist, dass man sich landesweit über Therapiemöglichkeiten und Ansprechpartner informieren kann, auch wenn diese weiter weg leben und arbeiten und deshalb im örtlichen Telefonbuch nicht zu finden sind.

Es geht in diesem Abschnitt nicht darum, eine vollständige Liste aller überregionalen Einrichtungen zu erstellen, sondern vor allem solche zu nennen, die auf dem psychosozialen Gebiet besonders gut informiert sind und in Krisenfällen wissen, wer weiter helfen kann. Dabei werden nicht nur islamische Organisationen und Einrichtungen aufgeführt, sondern auch solche, in denen Muslime tätig sind. Die Anschriften und Internetadressen finden sich im Anhang, einzelne Einrichtungen, Kliniken oder Beratungsstellen finden sich ebenfalls dort.

Arbeitskreis türkischsprachiger PsychotherapeutInnen (AKTPT)

Der Arbeitskreis türkischsprachiger PsychotherapeutInnen wurde 1995 gegründet und ist laut seiner Internetseite »ein unabhängiger Zusammenschluss von PsychotherapeutInnen unterschiedlicher Berufsgruppen, die an einem Austausch über ihre Arbeit mit MigrantInnen aus der Türkei interessiert sind«. Auf der Internetseite kann man eine aktuelle Liste türkischsprachiger Psychotherapeuten aufrufen, außerdem wurde 1997 erstmals ein Verzeichnis türkischsprachiger Psychotherapeuten unter dem Titel »Türkischsprachige Psychotherapieangebote im deutschsprachigen Raum« im Lambertus-Verlag, Freiburg, veröffentlicht.

Da muttersprachliche Therapieangebote auch weiterhin sehr wichtig sind, sollte man einen Blick in die bundesweite Therapeutenliste werfen, wenn ein Sprachproblem auftritt. Die islamische Orientierung der Mitglieder des Arbeitskreises hängt allerdings absolut vom Einzelfall ab.

Deutsch-Türkische Gesellschaft für Psychiatrie, Psychotherapie und psychosoziale Gesundheit e. V. (DTGPP)

Der 1994 von deutschen und türkischen Psychiatern und Psychotherapeuten gegründete Verein fördert die Zusammenarbeit von Fachkräften beider Nationen. Neben weiteren Zielen widmet er sich laut Satzung »der gezielten Verbesserung der psychosozialen Versorgung sowohl in der Türkei als auch in der Bundesrepublik Deutschland u. a. auf dem Gebiet der Psychiatrie, Psychotherapie und Rehabilitation sowie des Schulwesens, der Jugendarbeit und Altersversorgung«. Obwohl der Verein sich eher an Fachleute richtet und keine Therapieplätze vermittelt, ist hier viel Sachkompetenz in Fragen interkultureller Therapie und Begutachtung versammelt.

Der Islam ist hier und dort Thema von Veranstaltungen und Vorträgen, besondere Kenntnisse kann man bei den Mitgliedern im Normalfall jedoch nicht voraussetzen, auch die Einstellung zum Islam als lebensgestaltendes Element ist höchst unterschiedlich und individuell verschieden.

HUDA – Netzwerk für muslimische Frauen e.V.

HUDA (Rechtleitung) ist ein politisch und national unabhängiger Zusammenschluss muslimischer Frauen in Deutschland und Herausgeber der gleichnamigen Zeitschrift. HUDA ist ein Forum für den Dialog zwischen muslimischen Frauen in Deutschland, unabhängig von nationaler, sozialer oder kultureller Herkunft, sowie eine Anlaufstelle für Anfragen von Muslimen und Nichtmuslimen, die ggf. an Organisationen oder Personen mit besonderen Kompetenzen zur Beantwortung weitergeleitet werden. Weiterhin bietet HUDA Frauen bei persönlichen Problemen Hilfe und Unterstützung durch eine qualifizierte Familientherapeutin und Mitarbeiterinnen eines Frauenhauses sowie durch die Bereitstellung eines Sorgenbriefkastens und eines Sorgentelefons. Außerdem berät der Verein zum Thema »Ehe im Islam« und gibt auch Tipps und Anregungen für bikulturelle Ehen. In Zusammenarbeit mit dem Institut für Islamstudien ist bei HUDA auch ein Ehevertrag nach islamischen Maßstäben erhältlich.

Ein besonderer Arbeitsschwerpunkt von HUDA ist der Kampf gegen die Frauenbeschneidung, man kann hier Rat und Hilfe zu dieser Frage erhalten.

Islamische Zentren / Moscheeverbände

Die großen islamischen Zentren wie z. B. in München, Aachen und Hamburg leisten zumeist eigene psychosoziale Beratung, die oft von deutschstämmigen Muslimen durchgeführt wird. Ausgebildete Therapeuten wird man dort allerdings nur in Ausnahmefällen antreffen. Da die Mitarbeiter der Zentren die Situation in ihrem eigenen Umkreis gut kennen und zumeist auch über bundesweite Ansprechpartner als weiterführende Informationsquellen verfügen, ist eine Anfrage dort auf jeden Fall sinnvoll. Vorteil dieser Einrichtungen ist ihre Kompetenz in Fragen des Korans, der Sunna und des islamischen Rechts, soweit diese bei den Problemen der Ratsuchenden eine Rolle spielen. Weiterhin finden sich in den Zentren meistens Muslime aus den verschiedensten Ländern, so dass sich Sprachprobleme leichter lösen lassen.

Die großen, bundesweit auftretenden und meist türkischen Moscheeverbände (ATIB, DITIB, IGMG, VIKZ) nennen zwar in ihren Satzungen u. a. Hilfen in sozialen Angelegenheiten als Vereinsziele, auch wurden vereinzelt zu diesem Zweck auch Zweigvereine gegründet. Ein professionelles Hilfs- und Beratungsangebot findet man jedoch nur selten. In den meisten Organisationen und deren Moscheegemeinden leisten die Hodschas einen Großteil der Beratungen, oft sind sie allerdings kaum des Deutschen mächtig, noch kennen sie das Lebensumfeld ihrer Mitglieder, insbesondere der Jugend.

Dachverbände: Islamrat, Zentralrat

Der *Islamrat* ist eine der beiden Spitzenorganisationen der Muslime in Deutschland. Spezielle Beratungsangebote werden nicht vorgehalten, Ratsuchende jedoch weitergeleitet.

Der *Zentralrat der Muslime in Deutschland* (ZMD) ist der andere der beiden Spitzenorganisationen der Muslime in Deutschland. Auf seiner Website finden sich unter der Rubrik »Rat und Hilfe« mehrere Adressen, Faxnummern und E-Mail-Adressen, unter denen man professionelle Ansprechpartner u. a. in den Bereichen »muslimische Seelsorge« und »psychotherapeutische Hilfe« erreichen kann. Außerdem ist die »Islamische Arbeitsgemeinschaft für Sozial- und Erziehungsberufe e. V.« (IASE) Mitglied im ZMD. Sie ist bestrebt, in Deutschland tätige und praktizierende muslimische Psychiater, Psychologen, Sozialarbeiter und Erzieher zu vernetzen. Auch die Frauenbeauftragte des ZMD steht für Anfragen aus dem psychosozialen Bereich zur Verfügung.

Verband binationaler Partnerschaften (IAF)

Der Verband wendet sich nicht speziell an Muslime, sondern an binationale Paare und deren Probleme. Auf der Internetseite ist zu lesen: »Eines unserer wichtigsten Anliegen ist, die Chancen und Möglichkeiten des Zusammenlebens von Menschen unterschiedlicher Kulturen deutlich zu machen. Ein weiterer Schwerpunkt unserer Arbeit liegt in der Beratung von Frauen und Männern in allen Fragen einer binationalen Beziehung. Rechtliche Einschränkungen sowie die vielfältigen Formen von Benachteiligung und Diskriminierung nehmen wir zum Anlass, die Öffentlichkeit zu informieren und unsere Vorstellungen beim Gesetzgeber einzubringen.«

Die Internetseite ist eine wahre Fundgrube zu allen wichtigen Fragen, insbesondere auch juristischer Art (Eheschließung, Trennung, Aufenthaltsbestimmungen usw.), außerdem finden sich viele interessante Links zum Thema.

Wie finde ich einen Therapeuten oder eine Beratungsstelle in meiner Umgebung?

Wegen der eingeschränkten flächendeckenden Verfügbarkeit muslimischer Therapeuten und Berater werden auch zukünftig die örtlichen nichtmuslimischen Institutionen und Personen von besonderer Wichtigkeit sein. Daher sollen folgend die wichtigsten Möglichkeiten besprochen werden, sich über (allgemeine und nichtmuslimische) therapeutische und beratende Einrichtungen in seiner unmittelbaren Umgebung zu informieren.

Das Telefonbuch und die »Gelben Seiten«

Die »Gelben Seiten« des Telefonbuches geben einen ersten Überblick über die in einer Region vorhandenen Angebote. Dabei ist allerdings zu berücksichtigen, dass dort nicht automatisch alle Therapeuten oder Beratungsstellen aufgeführt werden, sondern nur die, die sich dort haben eintragen lassen.

Schlägt man auf der Suche nach einer Beratungsstelle die »Gelben Seiten« des Telefonbuches auf, ist diese meistens unter einer der folgenden Bezeichnungen zu finden:

- Beratungsstelle für ... (z. B. Kinder und Jugendliche, sexuellen Missbrauch, Schwangerschaft)
- Ehe-, Familien- und Lebensberatungsstelle
- Familien- und Paarberatung
- Erziehungsberatungsstelle
- Suchtberatungsstelle oder Drogenberatungsstelle
- Schwangerschaftskonfliktberatung
- Sexualberatung
- Schulpsychologische Beratungsstelle

Auch kann man unter dem Namen der möglichen Träger der Beratungsstellen suchen, z. B. unter Katholische oder Evangelische *Ehe- und Lebensberatungsstelle*. Weitere mögliche Träger sind das Diakonische Werk, die Caritas, die Arbeiterwohlfahrt (AWO), das Rote Kreuz oder Pro Familia. Eine besondere Ausnahme stellen katholische Beratungsstellen für Schwangerschaftskonfliktberatung dar. Nach kircheninternen Auseinandersetzungen tragen jetzt viele den Namen »donum vitae« (Geschenk des Lebens), worunter man sie im Telefonbuch finden kann.

Dabei sollte man allerdings beachten, dass nicht alle Orte über Beratungsstellen verfügen, und ggf. im Telefonverzeichnis einer größeren Stadt in der Nähe nachschauen.

Kassenärztliche Vereinigungen

Die niedergelassenen Ärzte und Psychologischen Psychotherapeuten sind bundesweit in achtzehn sog. Kassenärztlichen Vereinigungen, kurz KV genannt, organisiert. Diese sind für die flächendeckende gesundheitliche

Versorgung der Patienten verantwortlich. Hier kann man telefonisch oder auch per Internet einen Therapeuten in seiner Gegend suchen.

Krankenkassen

In der örtlichen Geschäftsstelle seiner Krankenkasse kann man ebenfalls eine Liste zugelassener ärztlicher und Psychologischer Psychotherapeuten seiner Region erhalten.

Sozialpsychiatrischer Dienst

Der Sozialpsychiatrische Dienst bietet Hilfen in psychischen Krisen an. Er informiert Betroffene und Angehörige über therapeutische, pflegerische oder andere Hilfsangebote und vermittelt diese. Der Sozialpsychiatrische Dienst ist in der Regel bei Gesundheitsam angesiedelt, in Bayern und Baden-Würtemberg sind zumeist die Wohlfahrtsverbände Träger der Sozialpsychiatrischen Dienste. Dort arbeiten Ärzte, Sozialarbeiter, Krankenschwestern und -pfleger sowie Psychologen. Sie bieten Beratungsgespräche an und führen ggf. auch Hausbesuche durch. Gegenüber anderen Behörden (Ausländeramt, Jugendamt) besteht grundsätzlich Schweigepflicht, es sei denn, der Dienst wird von diesen mit einer Begutachtung beauftragt, worüber der Betroffene jedoch ausdrücklich unterrichtet wird.

Die Mitarbeiter des Sozialpsychiatrischen Dienstes kennen zumeist die regionale Situation sehr genau und können daher fundierte Informationen zum richtigen Ansprechpartner geben. Besonders wenn ein Angehöriger offensichtlich psychisch krank und verhaltensauffällig ist, das aber nicht bemerkt und jede Behandlung verweigert, ist der Sozialpsychiatrische Dienst der wichtigste Ansprechpartner.

Telefonseelsorge

Die Telefonseelsorge ist eine Einrichtung der beiden großen christlichen Kirchen. Ein Anruf dort ist anonym und kostenlos. Die Mitarbeiter bieten Hilfe und Gespräche in allen Krisenlagen des Lebens an. Sie werden oft mit Problemen konfrontiert, die spezielles therapeutisches Fachwissen erfordern, und leiten dann an kompetente Stellen weiter. Sie kennen die Situation und das örtliche Angebot an Beratungsstellen und Therapeuten gut.

5.2 Das Jugendamt

Jugendämter sind Teil der Verwaltungen von Städten und Landkreisen. Ob eine Stadt ein eigenes Jugendamt hat, hängt überwiegend von der Größe der Stadt ab. In jedem Fall gibt es ein Jugendamt bei der Kreisverwaltung, das auch für Städte ohne eigenes Jugendamt zuständig ist. Ein Anruf bei der Kreisverwaltung schafft schnell Klarheit.

Viele Städte und Landkreise haben eine Homepage im Internet, die den Besucher in der Regel gut über die Aufgaben informiert und ihn zu der gesuchten Information führt.

Welche Aufgaben hat das Jugendamt?

Die Handlungsgrundlage des Jugendamtes ist das Kinder- und Jugendhilfegesetz (KJHG). Dort ist unter § 1 das Recht auf Erziehung, Elternverantwortung und Jugendhilfe beschrieben. In § 2 werden die Leistungen und Aufgaben der Jugendhilfe aufgeführt:

- Jugendarbeit: außerschulische Jugendbildung in Verbänden und (Sport-) Vereinen sowie Kinder- und Jugenderholung, etc. Beispiel: Bei knappen finanziellen Möglichkeiten kann einer Familie ein Teil eines Familienurlaubes finanziert werden. Dazu ist ein Antrag beim Jugendamt erforderlich.
- Jugendsozialarbeit: z.B. begleitende sozialpädagogische Maßnahmen bei Ausbildung und Beschäftigung in Abstimmung mit Schule und Arbeitsamt. Beispiel: Ein Jugendlicher, der aufgrund von Entwicklungsverzögerungen noch nicht in der Lage ist, eine Ausbildung oder eine Beschäftigung durchzustehen, kann in einer Jugendwerkstatt darauf vorbereitet werden.
- Erziehungsberatung: Angebote zur Förderung der Erziehung in der Familie.
- Kindertageseinrichtungen und Tagespflege: Bei Unterbringung der Kinder in Kindertageseinrichtungen sollten muslimische Eltern vor der Anmeldung mit der Einrichtung klären, ob dort auch die islamischen Feste gefeiert werden können, die dann aber möglicherweise von den Eltern selber organisiert und gestaltet werden müssen. Außerdem sollte abgesprochen werden, dass muslimische Kinder bei den Mal- und Bastelar-

beiten für christliche Feste islamische Vorlagen erhalten, die dann jedoch ebenfalls selber beschafft werden müssen (z. B. Kalligrafien aus islamischen Büchern kopieren).

- Benötigt eine alleinerziehende, berufstätige Muslima eine Tagesmutter, so kann sie eine muslimische Mutter vorschlagen. Manche Jugendämter stellen allerdings gewisse Anforderungen an ihre Tagesmütter, d.h., dass diese an Fortbildungsveranstaltungen teilnehmen müssen. Näheres kann man vom zuständigen Jugendamt erfahren.

GESETZLICH VERANKERTE HILFE

(1) Hilfen zur Erziehung und ergänzende Leistungen

- **Ambulante Hilfen: Die »Sozialpädagogische Familienhilfe« ist eine Hilfsform, bei der eine ausgebildete Fachkraft die Familie zu Hause unterstützt. Hierdurch soll die Erziehungsfähigkeit der Eltern gestärkt werden, in Konflikten und Krisen sowie im Kontakt mit Ämtern und Institutionen Unterstützung gegeben und Hilfe zur Selbsthilfe geleistet werden. Ob eine muslimische Familie tatsächlich von derartigen Hilfsmaßnahmen profitieren kann, hängt sehr von der Person der Fachkraft, ihrer »interkulturellen Kompetenz«, ihren Islamkenntnissen und der Haltung des jeweiligen Jugendamtes ab. Werden die Grundlagen des muslimischen Familienkonzepts nicht in Frage gestellt, kann diese Form der Unterstützung erfahrungsgemäß sehr hilfreich sein.**
- **Stationäre Hilfen: Stationäre Hilfen nach dem Kinder- und Jugendhilfegesetz (KJHG) im erzieherischen Bereich (»Hilfe zur Erziehung«) erfolgen überwiegend aufgrund eines Antrages der Eltern. Die oft schwer gestörten Kinder und Jugendlichen werden dann aufgrund besonderer familiärer Gegebenheiten z. B. in Heimen, Wohngruppen oder Pflegefamilien untergebracht.**

Das Jugendamt entscheidet über den Antrag und teilt dies den Eltern mit. Sollte das Jugendamt eine Unterbringung des Kindes außerhalb der Familie vorschlagen, können die Eltern diese Entscheidung annehmen oder ablehnen. Wird z. B. die Unterbringung in einer Pflegefamilie vorgeschlagen, können die Eltern eine muslimische Familie benennen, die dann auch akzeptiert werden sollte, wenn diese an einer Pflegeelternschulung teilnimmt. Leider sind den Jugendämtern

kaum muslimische Pflegeeltern bekannt, die Kinder aus problembelasteten muslimischen Familien aufnehmen würden. Die Kontakte zu den Eltern werden im anschließenden »Hilfeplanverfahren« festgelegt, an denen alle Beteiligten teilnehmen und wo deren Wünsche zu berücksichtigen sind.

(2) Hilfe für seelisch behinderte Kinder und Jugendliche und ergänzende Leistungen
Hierzu ist ein ärztliches bzw. psychologisches Gutachten oder gegebenenfalls auch eine sozialpädagogische Diagnostik erforderlich. Es können z. B. Kinder mit Lese- und Rechtschreibschwäche unterstützt werden.

(3) Hilfe für junge Volljährige und Nachbetreuung
Nach dem Gesetz soll auch »einem jungen Volljährigen Hilfe für die Persönlichkeitsentwicklung und zu einer eigenverantwortlichen Lebensführung gewährt werden (...) in der Regel nur bis zur Vollendung des 21. Lebensjahres.« sowie Beratung im notwendigen Umfang nach Beendigung der Hilfe. So kann das Jugendamt z. B. bei Druck seitens der Familie, eine begonnene Ausbildung abzubrechen, Unterstützung bei der Wohnungsbeschaffung bieten sowie Hilfestellung beim Auftauchen von Problemen am Arbeitsplatz oder bei der Beantragung von finanziellen Mitteln leisten.

Weitere Aufgaben der Jugendhilfe sind unter anderem:

Inobhutnahme sowie *Herausnahme von Kindern und Jugendlichen* auch ohne Zustimmung von sorgeberechtigten Personen (z. B. bei sexuellem Missbrauch). Wird ein Kind aufgrund gravierender Bedrohung aus einer Familie herausgenommen, geschieht dies grundsätzlich unmittelbar nach Bekanntwerden. Die Kinder werden zunächst in sog. Aufnahmegruppen, Bereitschaftspflegestellen oder Jugendschutzstellen untergebracht.

Erklären sich die Eltern im Nachhinein mit der anderweitigen Unterbringung des Kindes einverstanden, stellen sie einen Antrag auf »Hilfe zur Erziehung«. Dann ist das Verfahren wie unter »stationäre Hilfen« abzuwickeln. Widersprechen Eltern jedoch der Herausnahme, wird das Familiengericht angerufen. Je nach Situation kann auch der Aufenthaltsort des Kindes zunächst geheim bleiben und eine Kontaktsperre ausgesprochen werden. Die Eltern sollten auf jeden Fall mit dem Jugendamt im Gespräch bleiben.

Die *Mitwirkung in Verfahren vor den Vormundschafts- und Familiengerichten:* In diesen Fällen nimmt das Jugendamt z. B. Stellung zum Sorgerecht in Scheidungsverfahren.

Mitwirkung in Verfahren nach dem Jugendgerichtsgesetz: Bei jugendlichen Straftätern sowie Heranwachsenden nimmt das Jugendamt in der Gerichtsverhandlung oder durch Vorlage eines Sozialberichtes Stellung.

Amtspflegschaft und Amtsvormundschaft des Jugendamtes: Das Jugendamt schlägt dem Vormundschaftsgericht geeignete Einzelpersonen als Vormund vor oder übernimmt selbst Vormundschaften (Amtsvormund). Die Eltern können natürlich auch einen muslimischen Vormund vorschlagen.

Beurkundungen und Beglaubigungen wie z. B. Erklärungen über die Anerkennung der Vaterschaft, die Verpflichtung zur Anerkennung der Unterhaltsansprüche, die Erklärung zum Familiennamen des nichtehelichen Kindes sowie weiterer Erklärungen und deren Beglaubigung. Heiratet z. B. ein Paar hier in Deutschland ausschließlich nach islamischem Recht, gelten Kinder aus dieser Ehe als nichtehelich, da diese Eheschließung nicht als solche anerkannt wird. In diesem Fall wird das Jugendamt die Eltern einladen, eine entsprechende Erklärung abzugeben. Dadurch wird das Kind rechtlich dem ehelichen Kind gleichgestellt. Für ausländische Eltern gelten bei ihrer Botschaft für das Anzeigen der Ehe jedoch andere rechtliche Vorschriften.

Nach welchen Grundsätzen arbeitet das Jugendamt?

Das Jugendamt ist grundsätzlich gehalten, die Familie und ihre Lebensweise zu respektieren, die Eltern in ihrer Erziehungsverantwortung zu stärken und zu unterstützen. So kann natürlich auch eine muslimische Familie Unterstützung und Entlastung vielfältiger Art durch das Jugendamt erhalten.

Gemäß § 1 Abs. 2 des KJHG ist »Pflege und Erziehung der Kinder das natürliche Recht der Eltern und die zuvörderst ihnen obliegende Pflicht«. Es gilt aber auch der Grundsatz: »Über ihre Betätigung wacht die staatliche Gemeinschaft«, d.h., kommen die Eltern dieser Pflicht nicht nach oder schädigen sie sogar das Kind, tritt das Jugendamt als Vertreter der staatlichen Gemeinschaft auf den Plan. Erfährt das Jugendamt von einer »Beeinträchtigungen des Kindeswohls«, muss es reagieren. Das geschieht meistens in Form von Gesprächs- und anderen Hilfsangeboten an die Eltern. Obwohl das Jugendamt seine Aufgaben familienfreundlich und unterstützend wahrnehmen soll, ist es dennoch verpflichtet, das Kind oder den Jugendlichen in seinen Wünschen ernst zu nehmen und ihn ggf. auch gegen den Willen der Eltern zu unterstützen.

Können sich Muslime ruhigen Gewissens an das Jugendamt wenden?

Behörden stehen bei vielen Muslimen, die ja in der überwiegenden Zahl der Fälle auch Migranten sind, nicht immer in bestem Ruf. Das liegt einmal an den Erfahrungen aus dem Heimatland, wo Behörden oft korrupt, unproduktiv und mächtig sind, so dass man am besten möglichst wenig mit ihnen zu tun hat. Doch auch deutsche Behörden vermitteln oft nicht das Gefühl, dort mit seinen Interessen gut aufgehoben zu sein. Bei Ausländerbehörden und Sozialämtern werden viele schlechte Erfahrungen gemacht, allein was den Einsatz und den Umgangston der Mitarbeiter angeht, auch wenn man berücksichtigt, dass diese Ämter bei der Durchsetzung unpopulärer Entscheidungen oft keinen Ermessensspielraum haben.

Auch beim Umgang mit Jugendämtern sind muslimische Eltern sehr reserviert. Hier geht es nicht einfach um Fakten, um die Umsetzung sozialhilferechtlicher Bestimmungen, um Anspruchsgrenzen beim Wohngeld usw., sondern um Erziehungs- und Rollenvorstellungen, um Wertehaltungen und Beziehungsmuster aus dem höchst privaten Feld der Familie. Die Vorstellung, dass sich hier staatliche Behörden einmischen, noch dazu Nichtmuslime, ist vielen unerträglich. Und doch haben wir als Muslime die Gesetze des Landes, in dem wir leben, zu respektieren. Auch unter uns Muslimen gibt es Kindesmisshandlungen und sexuellen Kindesmissbrauch, auch unsere Kinder brauchen möglicherweise den Schutz des Jugendamtes! Wie man an den Missständen sieht, können wir eben nicht alles unter uns regeln.

Das Problem beginnt dort, wo Jugendamtsleiter als Vorgesetzte oder einzelne Mitarbeiter ihre persönlichen Vorstellungen von Richtig und

Falsch zum Maßstab ihres Handelns machen oder im Gegenteil Missstände in den Familien als »islamisch« verstehen. Beides hindert sie daran, mit Hilfe von muslimischen Fachleuten nach islamisch vertretbaren Lösungen der Probleme zu suchen. So geschieht es leider manchmal, dass das Jugendamt durch seine Aktivitäten die Lage für das Kind eher verschlechtert als verbessert.

Probleme entstehen für Muslime vor allem dort, wo es Aufgabe des Jugendamtes ist, das Kind oder den Jugendlichen in seinen Wünschen ggf. auch gegen den Willen seiner Eltern zu unterstützen, wenn es als Vertreter der »staatliche Gemeinschaft« entsprechend den vorherrschenden Normen dies für angezeigt hält. Hier eröffnet sich für den einzelnen Mitarbeiter ein Ermessensspielraum, der viel mit seiner Einstellung zum Islam als Religion, Wertesystem und Lebensform zu tun hat. Da die Normen westlicher Gesellschaften sich besonders in moralischer Hinsicht teilweise gravierend von islamischen Normen unterscheiden, kann dies zu Eingriffen des Staates in die muslimische Familie führen.

Das könnte der Fall sein, wenn sich z. B. die Tochter einer muslimischen Familie an das Jugendamt wendet und um Herausnahme aus der Familie bittet, weil die Eltern sie zwingen, ein Kopftuch zu tragen. In solch einem Fall kommt es sehr auf die professionelle Arbeit des Jugendamtes an: Stimmt der Vorwurf überhaupt? Steht der Wunsch der Tochter in einem angemessenen Verhältnis zu der vorgetragenen Problematik oder wird an diesem Beispiel nur ein »normaler« familiärer Konflikt deutlich? Die Erfahrung zeigt, dass es auch muslimische Kinder und Jugendliche gibt, die nur deshalb von zu Hause wegwollen, weil sie von Freunden gehört haben, in einer Pflegefamilie darf man alles, was daheim verboten ist: lange fernsehen, ausgehen und Partys feiern. In solchen Situationen richtig zu entscheiden und nicht der Pubertätslaune einer Heranwachsenden aufzusitzen, erfordert viel Fingerspitzengefühl.

So berichtete ein Mitarbeiter eines Jugendamts in Hessen, dass er bei muslimischen Mädchen sehr vorsichtig sei, da ca. 90% nach einer Unterbringung ohne Wissen des Jugendamts wieder in ihre Familien zurückkehren. Verfügt das Jugendamt, dass das Kind oder der Jugendliche das Elternhaus verlassen muss, und widersprechen die Eltern, entscheidet das

Familiengericht in der Regel zugunsten der Tochter. Was auf kurze Sicht wie eine Lösung aussieht, da eine auch für das Kind problematische familiäre Konfliktsituation entschärft wird, kann auf Dauer gesehen jedoch zu einem großen Problem für das Mädchen werden, da es durch die Herausnahme durch das Jugendamt in eine zunehmende Isolation von ihrer (Groß-)Familie und der Verwandtschaft und deren (mehr oder weniger islamischen) Lebensstil gerät und bei Problemen im Heim oder der Pflegefamilie und auch danach als Erwachsene möglicherweise völlig allein dasteht. Daher ist es dringend erforderlich, dass sich mehr islamische Familien bereit erklären, Kinder als Pflegekinder aufzunehmen.

Die Frage, ob man sich ruhigen Gewissens an das Jugendamt wenden kann, ist also nicht grundsätzlich mit Ja oder Nein zu beantworten und hängt sehr vom Einzelfall ab. Sexueller Missbrauch eines Kindes ist ein Verbrechen und benötigt umgehende Intervention. In diesem Fall kann keine Lösung, auch eine nichtmuslimische Pflegefamilie, schlimmer als das Problem selbst sein. Auch ein Antrag auf eine Tagesmutter oder einen Kindertagesstättenplatz stellt für Muslime kein Problem da. Dazwischen liegen alle Grade von Risiken und Problemen, aber auch Chancen, die sehr vom Einzelfall und den jeweiligen Jugendamtsleitern und -mitarbeitern abhängen.

WAS MUSS MAN BEIM UMGANG MIT DEM JUGENDAMT BEACHTEN?

- **Ruhig bleiben!**
- **Nichts zu verheimlichen versuchen, das weckt Argwohn und erschwert eine Verständigung.**
- **Wenn man Sorge hat, dass das Jugendamt einem mehr Probleme als Lösungen beschert, kann man vielleicht einen nichtmuslimischen Bekannten oder eine Freundin mitnehmen, deren Gegenwart und Unterstützung allein auf manche Jugendamtsmitarbeiter mäßigend wirkt.**
- **Was kann man tun, wenn man mit einer Maßnahme des Jugendamtes nicht einverstanden ist?**
  - **Ruhig und besonnen reagieren und ggf. den Rat eines Anwalts einholen.**
  - **Anbieten, eine Familienberatung aufzusuchen, die dem Jugendamt Bericht erstatten kann. In der Beratung stößt man wahrscheinlich auf eine offenere**

und therapeutische Haltung und vermeidet möglicherweise vorerst Interventionen des Jugendamtes.

- **Höflich, aber bestimmt fordern, dass das Jugendamt sich wegen möglicher Lösungen bei einem islamischen Psychologen, Gelehrten oder bei einem islamischen Zentrum oder bei einer Moschee informiert. Es ist allerdings nicht dazu verpflichtet.**
- **Bei Schwierigkeiten Notizen über alle Vorkommnisse im Zusammenhang mit dem Jugendamt machen und auch nach den Gesprächen dort ein Gedächtnisprotokoll mit Datum, Uhrzeit, Zeugen und Inhalt anfertigen. Vielleicht sind diese Aufzeichnungen einmal vor dem Familiengericht nützlich, selbst nach vielen Monaten.**

⊙ **Im Falle von Vormundschaften sollte man versuchen, einen muslimischen Vormund für das Kind zu bekommen.**

⊙ **Wenn ein Kind aus der Familie genommen werden muss, sollte man versuchen, eine muslimische Pflegefamilie zu finden und auf jeden Fall mit dem Jugendamt im Gespräch zu bleiben!**

Will man sich über die Maßnahmen des Jugendamtes beschweren, gibt es zwei Wege: Eine *Dienstaufsichtsbeschwerde* richtet sich an den Dienstvorgesetzten des Jugendamtsmitarbeiters oder -leiters und bringt oft nicht viel. Nach Empfehlungen von Fachleuten sollte man die Gerichte oder die *Rechtsaufsicht* über die Jugendämter anrufen, die von der Obersten Landesjugendbehörde, den Innen- oder Sozialministerien der Länder wahrgenommen wird.

5.3 Ambulante Versorgung

Eine Behandlung, bei der Patienten den Arzt oder Therapeuten aufsuchen, nennt man ambulante Therapie. Diese ist natürlich weit kostengünstiger als ein Krankenhausaufenthalt und steht daher an erster Stelle. Außerdem reicht sie zumeist aus; nur Patienten mit schwereren Krankheitsbildern oder solche, die eine spezielle Behandlung benötigen, werden direkt stationär aufgenommen und therapiert.

Praktizierende muslimische Therapeuten sind in Deutschland noch selten. Obwohl vor allem Frauen in zunehmender Zahl Sozialarbeit, Psychologie oder Pädagogik studieren, ist der Bedarf an qualifizierter islamischer Beratung noch immer groß, wie der Andrang bei den wenigen vorhandenen Stellen zeigt. Wo man auf muslimische Therapeuten und Berater trifft, ist eher dem Zufall überlassen, da islamische Beratungsstellen bis auf wenige Ausnahmen in Deutschland noch nicht existieren.

Nicht nur Psychotherapeuten, auch niedergelassene muslimische Psychiater mit eigener Praxis muss man in Deutschland noch mit der Lupe suchen. Ein arabisch oder türkisch klingender Name sagt nichts über die Einstellung des Arztes zur Religion. Einige praktizierende muslimische Ärzte sind im Internet zu finden, soweit sie in eigener Praxis niedergelassen sind.

5.3.1 Die Behandlung beim niedergelassenen Psychiater

Über Psychiater bestehen oft seltsame Vorstellungen. Manche glauben, er habe eine Art »Röntgenblick«, brauche dem Patienten nur einmal in die Augen schauen und wisse dann seine geheimsten Gedanken. Andere meinen, sein Beruf färbe mit der Zeit auf ihn ab, und er sei schließlich selbst etwas verrückt. Wieder andere meinen, er verändere mit seinen Medikamenten die Persönlichkeit seiner Patienten oder gewinne mit geheimnisvollen Mitteln wie Hypnose Gewalt über sie.

So wie es schrullige Lehrer oder Pfarrer gibt, findet man sicherlich auch merkwürdige Psychiater. Im Allgemeinen aber sind es nüchterne, klar denkende und hart arbeitende Ärzte, die leider manchmal auch hilflos vor den Krankheiten ihrer Patienten stehen und mit all ihrer Wissenschaft an die Grenzen des Machbaren stoßen. Der Mensch ist eben keine Maschine, die nach festen Gesetzen funktioniert und an der man bei einer Störung nur einige lockere Schrauben nachziehen muss.

Zum Psychiater kommt man am besten mit einer Überweisung vom Hausarzt, vor allem, seitdem man 10 Euro Praxisgebühr zahlen muss. Je nach Andrang in der Praxis und Schwere der Krankheit muss man evtl. mit einigen Wochen Wartezeit rechnen, bevor man seinen Termin bekommt. Die Situation in der Praxis des Psychiaters ähnelt der des Hausarztes: Er hat Arzthelferinnen, ein Wartezimmer, verschiedene Räume zur Behandlung und zumeist auch ein Gerät zur Messung der Hirnströme (EEG), wenn er nicht noch zusätzlich Neurologe ist und weitere verschiedene Geräte benutzt.

Eine psychiatrische Untersuchung findet im Rahmen eines Gespräches statt. In diesem Gespräch über die Beschwerden des Patienten, ihren Beginn und Verlauf macht sich der Arzt ein Bild darüber, wie der Patient in zeitlicher oder örtlicher Hinsicht orientiert ist, ob er Wahrnehmungsstörungen hat, wie seine Stimmung ist usw. Auch dient das Gespräch zum ersten Aufbau einer vertrauensvollen Arzt-Patienten-Beziehung, die in der Psychiatrie besonders wichtig ist. Der Arzt wird weiterhin Fragen zur Lebensgeschichte des Patienten und seiner aktuellen beruflichen und privaten Situation stellen, um sich ein Bild über die Gesamtsituation und die Persönlichkeit seines Patienten machen zu können.

Das psychiatrische Untersuchungsgespräch erfolgt normalerweise allein mit dem Patienten, da es hier um sehr private und oft auch intime Dinge geht, die für keine weiteren Ohren bestimmt sind. Deshalb wird der Arzt einen Angehörigen erst später dazu holen, um auch dessen Sicht der Dinge zu hören und ergänzende Angaben zu erhalten, soweit es notwendig ist und der Patient es erlaubt. Aus islamischer Sicht gelten für das Alleinsein mit dem Arzt dieselben Ausnahmeregeln wie in der Körpermedizin, wo auch ein Arzt eine Frau (oder eine Ärztin einen Mann) untersuchen darf.

Die ärztliche Untersuchung dient der Diagnosestellung und der Planung der Therapiemaßnahmen. Oft verschreibt der Psychiater Medikamente, von denen jedoch nur sehr wenige nach längerer Einnahme abhängig machen, die man aber nicht so lange bekommt. Der Arzt wird das bei der Besprechung der Nebenwirkungen in der Regel erwähnen, man sollte ihn aber ruhig auch von sich aus danach fragen.

Bei akuten Erkrankungen oder auch bei der Erstverordnung von Medikamenten wird der Patient öfter einbestellt, in der Regel wöchentlich. Manchmal reicht aber auch schon ein Telefonat. Wenn die Behandlung dann fortgeschritten ist, kommen die Patienten in drei- bis vierwöchigem Rhythmus in die Praxis. Ähnliches gilt auch bei chronisch psychisch Kranken, die sich mindestens einmal im Vierteljahr vorstellen sollten, wenn nicht eine regelmäßige Medikamentenspritze monatliche Termine notwendig macht.

5.3.2 Das Problem des Dolmetschers

Der Einsatz eines Dolmetschers oder einer Dolmetscherin in medizinischen oder psychosozialen Bereichen ist nicht ohne Probleme: Reichen die Sprachkenntnisse des Übersetzers für seine Aufgabe aus? Das Problem stellt sich besonders bei der zweiten Generation der Migranten, die z. B. oft nur noch ein mangelhaftes Türkisch sprechen. Versteht er überhaupt den gemeinten Sinn, vor allem bei Patienten, die Dialekte sprechen und aus anderen sozialen Schichten stammen als der Dolmetscher? Kann der Dolmetscher auch Sinnzusammenhänge übertragen, die sich aus der Verwendung von Umschreibungen ergeben, für die es in der anderen Sprache keine Entsprechung gibt?

Im Bereich der Psychiatrie, Psychotherapie und Beratung kommen beim Einsatz eines Dolmetschers noch zusätzliche Schwierigkeiten hinzu: Zumeist geht es hier um Dinge, die für keine anderen Ohren bestimmt sind. Die für die Therapie und Beratung notwendige, möglichst vorbehaltlose Offenheit wird dadurch sehr erschwert. Außerdem stellt sich das Problem der Schweigepflicht besonders beim Einsatz nichtprofessioneller Dolmetscher, vor allem wenn Verwandte oder Bekannte des Patienten dolmetschen. Sie sind in das Beziehungsgeflecht des Patienten eingebunden, nicht neutral und psychologisch schnell überfordert (z. B. im Falle von Kindern). Außerdem könnten sie auch einmal selbst Gegenstand des Gesprächs sein, was Patienten in so einer Situation natürlich vermeiden würden.

Das Geschlecht des Dolmetschers hat ebenfalls einen großen Einfluss auf die Bereitschaft, sich z. B. über Dinge des Intimlebens zu äußern.

In der Praxis muss man jedoch gangbare Lösungen entwickeln und die Anlässe stärker beachten: Eine Sozialberatung oder ein orientierendes Gespräch, um jemanden an eine kompetente Stelle weiterzuleiten, sind sicherlich eher mit einem Dolmetscher möglich als eine langfristige Psychotherapie. Doch auch hier gibt es Unterschiede: So knüpft eine Verhaltenstherapie stark an Alltagserfahrungen an und ist mit ihren Übungen

z. B. bei Angststörungen leichter mit einem Dolmetscher durchzuführen als eine tiefenpsychologisch orientierte Psychotherapie, in der es um innerpsychische Konflikte und Kräfteverhältnisse geht.

Wo finde ich einen Dolmetscher?

In manchen Städten betreiben Organisationen, die sich mit Migranten beschäftigen, Dolmetscherdienste, die allerdings kostenpflichtig sind. Auch verfügen die Polizeibehörden und Ausländerämter der Städte und Kreise häufig über Dolmetscherlisten, wo auch seltenere Sprachen aufgeführt werden. Es handelt sich dabei aber nicht in jedem Fall um professionelle Dolmetscher, dennoch müssen sie im Normalfall bezahlt werden.

In manchen Kliniken existieren Dolmetscherdienste, von denen die relativ häufig wechselnden Ärzte oft gar nicht wissen, zumal wenn es nicht so viele Migranten in der Region gibt.

In Beratungsstellen sind gelegentlich muttersprachliche Berater beschäftigt, besonders wenn diese sich an eine spezielle Klientel richten, bei der Sprachprobleme zu erwarten sind (z. B. Asylsuchende, Flüchtlinge). Wenn es um einzelne Arztbesuche beim Psychiater oder einzelne Beratungsgespräche geht, kann man hier vielleicht einen Mitarbeiter als Dolmetscher gewinnen.

Institutionen, die viel mit fremdsprachigen Migranten zu tun haben, verfügen meist selbst über Kontakte zu Dolmetschern, deren Qualität sie auch beurteilen können. Soweit sie nicht ehrenamtlich arbeiten, bleibt allerdings die Frage der Kosten.

Hat jemand einen Freund, eine Freundin oder einen Verwandten, der beide Sprachen gut beherrscht und zum Dolmetschen bereit wäre, sollte man mit dem Therapeuten oder dem Berater besprechen, ob derjenige für diesen Anlass neutral und kompetent genug ist.

Dolmetscher in der Therapie?

Idealerweise hält sich der Dolmetscher wie ein unsichtbarer Dritter ganz im Hintergrund. Der Patient spricht mit dem Therapeuten und schaut ihn dabei an. Beide sollen kurze Sätze benutzen und Pausen machen. Das schafft für einen selbst Zeit zum Nachdenken und hilft dem Dolmetscher, auch möglichst wort- und sinngetreu zu übersetzen und nicht lange Sätze zusammenzufassen. Hat jemand etwas nicht verstanden, fragt er nicht den Dolmetscher, sondern stellt die Frage dem Gegenüber, die dann übersetzt wird. Ist diese Arbeitsweise einmal eingespielt, geht das Gespräch recht flott, wobei der Dolmetscher allerdings mit einem Höchstmaß an Konzentration Schwerstarbeit leistet.

5.3.3 Die Behandlung beim Psychotherapeuten

Wie komme ich zu einer ambulanten Psychotherapie?

Hat man keine Empfehlung eines anderen Patienten und sind die Anfragen bei einer der überregionalen Stellen ohne Ergebnis geblieben (s. Kap. 5.1: Wie finde ich den richtigen Ansprechpartner für mein Anliegen?) und kann der Hausarzt einem auch nicht weiterhelfen, so sollte man zu seiner Krankenkasse gehen. Sie hält eine aktuelle Liste mit allen Psychotherapeuten der Umgebung bereit. Eine andere Möglichkeit ist die aktuelle Ausgabe der »Gelben Seiten« des Telefonbuches.

Als Versicherter einer Krankenkasse kann man mit seiner Versicherungskarte auch direkt zu einem zugelassenen ärztlichen oder Psychologischen Psychotherapeuten gehen. Er kann die ersten Stunden, in denen er eine Diagnose stellen und überlegen muss, ob eine Behandlung sinnvoll und erfolgversprechend ist, als probatorische Sitzungen auf dem Krankenschein abrechnen. Der Therapeut regelt dann mit der Krankenkasse die weitere Kostenübernahme. Dazu schreibt er ein kurzes Gutachten über die Erkrankung und die Erfolgsaussichten der Therapie, das die Kasse dann unter einem Nummernkürzel an einen externen ärztlichen Gutachter weiterleitet. Bis auf die Diagnose bleiben alle Einzelheiten gegenüber der Krankenkasse anonym. Ist man bei einem Psychologischen Psychotherapeuten in Behandlung, muss man nach Zusage der Krankenkasse noch vor Behandlungsbeginn einen Arzt aufsuchen, der prüft, ob nicht eine behandlungsbedürftige körperliche oder psychiatrische Erkrankung vorliegt.

Psychotherapeuten mit Kassenzulassung haben oft lange Wartezeiten, manchmal sechs Monate bis zu einem Jahr. Andererseits gibt es Diplom-Psychologen, die zwar über eine Approbation verfügen, also die staatliche Erlaubnis zur Ausübung der Heilkunde, jedoch keine Kassenzulassung besitzen. Hat man also bei vielen Kassentherapeuten ohne Erfolg nach einem Therapieplatz gesucht und ist die Wartezeit unzumutbar lang, kann man sich bei der Krankenkasse um die Kostenübernahme bei einem nicht zugelassenen Psychotherapeuten bemühen. Dazu sollte man alle vergeblichen Versuche dokumentieren, einen Therapeuten zu finden (Name des Therapeuten, Datum und Zeit des Anrufs, genannte Wartezeit), und bei der Krankenkasse mit dem Antrag einreichen. Eine gewisse Beharrlichkeit und das Bestehen auf eine zeitnahe therapeutische Versorgung sind allerdings nötig. Die Aufnahme der Behandlung darf jedoch erst nach Zusage der Kosten durch die Kasse erfolgen. Die vom Therapeuten erhaltene Rechnung reicht man dann an die Krankenkasse weiter.

Für Muslime entsteht bei der Suche nach einem Therapeuten manchmal eine besondere Situation. Vor allem in Ballungsgebieten sind gelegentlich Psychologen aus verschiedenen Ländern des islamischen Kulturkreises wie der Türkei, Marokko oder der arabischen Halbinsel tätig. Viele haben keine Kassenzulassung, verfügen aber über spezielle Kenntnisse und Voraussetzungen zur Behandlung von Migranten. Oft handelt es sich auch um praktizierende Muslime. Auch in diesen Fällen kann ein Versuch sinnvoll sein, einen Antrag bei der Krankenkasse auf Kostenübernahme der Therapie zu stellen. Voraussetzung ist hier allerdings, dass der Therapeut über eine fundierte Therapieausbildung verfügt und gerade für diesen Klienten spezielle Voraussetzungen mitbringt. Hierzu zählen vor allem Sprachkenntnisse und Kenntnisse über den Kulturkreis des Klienten, die allerdings aus eigener Anschauung erwachsen sein müssen und nicht nur in Urlauben erworben sein dürfen. Für seltenere Sprachen wie Tamazight (Sprache der nordafrikanischen Berber) gibt es z. B. nur sehr wenige Therapeuten. Dennoch ist trotz aller guten Argumente eine Kostenübernahme nicht sicher. Wichtig ist für die Krankenkasse, dass sie durch die beantragte Behandlung Kosten spart z. B. gegenüber einer möglichen stationären Behandlung bei einer Verschlechterung der Symptomatik.

Was geschieht in Therapie und Beratung?

Die ersten Stunden in einer Therapie sind meistens von einer deutlichen Beklommenheit des Patienten, der Patientin geprägt. Man hat keine rechte Vorstellung von einem Psychotherapeuten und seinen Methoden und weiß nicht, was einen erwartet. Zusätzlich verunsichert, dass die Therapeutin oder der Therapeut viel Raum lässt, die Probleme zu schildern. Einfacher (aber nicht besser!) wäre es, wenn der Therapeut mehr fragen und dadurch die unangenehmen Schweigepausen füllen würde.

Wie soll die Beziehung zum Therapeuten beschaffen sein?

Noch wichtiger als die Behandlungsmethode ist die Beziehung zum Therapeuten. Anders wäre auch nicht verständlich, dass Therapeuten unterschiedlicher Therapierichtungen vergleichbare Therapieergebnisse erzielen könnten. Idealerweise ist die Beziehung zum Therapeuten von Vertrauen und dem Gefühl der Sicherheit und Geborgenheit bestimmt. Das bemerkt der Patient unter anderem daran, dass die Therapie für ihn ein Schutzraum ist, in dem er ohne Furcht vor Strafe, Abwertung oder Abbruch der Beziehung sein Innerstes offenbaren kann. Vertrauen und Sicherheit sind Gefühle, die nicht einfach vorhanden sind, sondern eine Atmosphäre brauchen, in der sie sich entwickeln können. Daher wird man einige Zeit brauchen, bis man bestimmte Themen offen ansprechen kann.

So wichtig Vertrauen in der Therapie ist, es soll nicht blind und unkritisch werden. Die Sicht des Therapeuten ist nur eine mögliche. Wenn er Zusammenhänge herstellt oder Widersprüche bemerkt und anspricht, muss der Patient diese erst für sich bestätigen und akzeptieren, bevor sie »stimmen«.

Blindes Vertrauen führt schnell zur Abhängigkeit von der Therapeutin. Obwohl sie sich im Verlaufe einer Therapie zumindest zeitweise nicht immer ganz vermeiden lässt, ist die Autonomie des Patienten ein ganz wichtiges Therapieziel, auf das der Therapeut immer hinarbeiten sollte.

Darf es eine private Beziehung zwischen Therapeut und Patientin geben?

Diese Frage ist gerade bei Muslimen von einiger Wichtigkeit, weil die Brüderlichkeit innerhalb der Umma einen wesentlichen Teil des Lebensgefühls und der Identität eines Muslims ausmacht. Das gilt umso mehr, als in unserer Minderheitensituation in Deutschland das Gefühl besonders ausgeprägt ist, füreinander da zu sein und sich gegenseitig Hilfe zu leisten. Dadurch neigen manche muslimische Patienten und Ratsuchende dazu, Therapeuten und Beraterinnen mit allen möglichen Problemen des Alltags zu behelligen (z. B. dem Wunsch, die Kinder zu hüten, während man sich ein Auto kaufen möchte!), so dass hier klare und professionelle Grenzziehungen erforderlich sind und ein Therapeut oder Berater solche Wünsche ablehnen wird. Auch haben Patienten oft eine passive Erwartungshaltung an den Therapeuten, obwohl er in einer guten Therapie den Großteil der Arbeit selbst zu leisten hat.

Bei den Anlässen, sich in Psychotherapie zu begeben, geht es oft um Beziehungsprobleme. Daher ist es wichtig, dass Patientin und Therapeut möglichst keinen Kontakt außerhalb der Beratung bzw. Therapie zueinander haben. Denn gerade hier werden ja die Grenzen der Hilfen in der Familie deutlich: Die intensiven Beziehungen untereinander verstellen den Blick und lassen einen nicht mehr frei sein in seinen Handlungen. Alte, unerledigte Probleme spielen plötzlich wieder eine Rolle, und man kann die Dinge nicht auseinander halten, wie es erforderlich wäre. Erst der Blick von außen, den der fremde Therapeut oder Berater mitbringt, eröffnet eine neue Perspektive und damit andere Lösungsmöglichkeiten. Ganz deutlich wird dies in Ehekrisen: Die Ehepartner sind bei allen Gesprächsversuchen, die bisher zusammen unternommen haben, jedes Mal nach zehn Minuten frustriert an derselben Stelle gelandet (»Ich habe doch gleich gewusst, dass du …!«). Oft gelingt es dann erst zusammen mit einem neutralen Dritten, der mit den Problemen der beiden nichts zu tun hat, die eingefahrenen Schienen gegenseitiger Vorwürfe zu verlassen.

Kann man sich auf die Schweigepflicht der Therapeuten verlassen?

Ein guter Therapeut hält sich eisern an die Schweigepflicht. Er ist gesetzlich dazu verpflichtet und kann für einen Bruch der Schweigepflicht bestraft werden. Eine Patientin muss absolut darauf vertrauen können, dass die Therapeutin mit niemandem ohne ihr Wissen und ohne ihre Erlaubnis über die Therapie spricht. Auch dass sie sich in Behandlung befindet, geht niemanden etwas an. Dieser Punkt ist gerade bei Minderheiten, die teilweise sehr engen Kontakt miteinander pflegen, von großer Wichtigkeit. Es geht hierbei nicht nur um Ruf und Ehre, sondern in manchen muslimischen Kreisen oft leider auch um Leib und Leben, z. B. bei Ehebruch.

Die Schweigepflicht umfasst alles, was der Patient dem Therapeuten mitteilt, auch sog. »Privatgeheimnisse« wie z. B. strafbare Handlungen. Eine mögliche Ausnahme besteht nur da, wo der Therapeut Kenntnis von Verbrechen erhält. Das wäre z. B. bei sexuellen Missbrauch der Fall. Die Therapeutin würde die Situation ausgiebig mit ihrer Patientin besprechen und sich vielleicht auch mit einem Anwalt beraten, ohne allerdings die Identität der Patientin preiszugeben.

Die Schweigepflicht gilt auch für Therapeuten untereinander, wenn nicht die Therapie der Anlass des Kontaktes ist (z. B. bei Therapeutenwechsel oder bei der Mitbehandlung durch einen Arzt). Ein Therapeut hat keinerlei Recht, über einen Patienten, den er privat kennt, etwas von einem anderen Therapeuten zu erfahren, nur weil dieser auch Therapeut ist.

Woran erkenne ich eine gute Therapie?

Kurz gesagt: am guten Therapieergebnis. Da dies allerdings erst am Ende der Behandlung steht und der Patient aber früher wissen möchte, ob er an den richtigen Therapeuten geraten ist, sollte er auf Folgendes achten:

Es sollte sich in den ersten Stunden ein *Gefühl einstellen, hier gut aufgehoben zu sein und verstanden zu werden.* Das bedeutet jedoch nicht, dass der Therapeut sich stets so verhält, wie man es gerade gefühlsmäßig braucht. Wenn er schweigt, um dem Patienten Gelegenheit zu geben, ein Thema anzusprechen, in Ruhe nachzudenken oder einmal in sich hineinzuhorchen, dann hat das nichts mit alleine lassen zu tun, obwohl der Patient das vielleicht so empfindet und sich gerade überhaupt nicht verstanden fühlt. Auch wenn er ihm zumutet, Übungen gerade in Bereichen zu machen, die ihn bisher fast zu Tode geängstigt haben und in denen er meinte, sein Herz bleibt stehen, dann hat das nichts mit Herzlosigkeit zu tun.

Ein guter Therapeut wird seinen Patienten mit seinen *Schwierigkeiten ernst nehmen.* Er wird sich nicht lächerlich machen über die Probleme des Patienten, so ungewöhnlich sie diesem selbst auch erscheinen mögen. Er wird ihn nicht herablassend behandeln.

Ein guter Therapeut wird *nicht ständig von sich reden*, weil es nicht um ihn, sondern um den Patienten geht.

Ein guter Therapeut wird *dem Patienten nichts überstülpen*, von dem er meint, dass es für diesen gut ist: der Patient bestimmt letztlich, was geschehen soll. Der Therapeut darf und soll allerdings die Motive des Patienten hinterfragen und mögliche Widersprüche aufzeigen.

Ein guter Therapeut *wahrt Grenzen:* Er wird seine Patientin nicht anfassen, er wird sie nicht duzen, er wird sich nicht privat mit ihr treffen.

Ein guter Therapeut *erträgt durchaus Kritik* durch den Patienten und kann einen Fehler oder ein unbedachtes Wort zugeben.

Und schließlich erkennt man gute Therapeuten an einer langsamen *Besserung des eigenen Befindens* trotz mancher Schwankungen.

Was tue ich, wenn Probleme in der Therapie auftauchen?

Eine Therapie ist immer recht anstrengend. Wenn man am Problem arbeitet und nicht nur über das Wetter spricht, ist es fast unvermeidlich, dass es irgendwann zu Schwierigkeiten kommt. Ein guter Therapeut bereitet seine Patienten bereits in den ersten Stunden darauf vor, damit es sie nicht unvorbereitet trifft. Folgende Schwierigkeiten sind recht häufig und fast »normal«:

Das Symptom verschlimmert sich. Diese Situation kann besonders zu Anfang und am Ende einer Therapie auftauchen. Zu Beginn hängt eine Verschlechterung häufig damit zusammen, dass sich das Symptom als bisherige »Lösung« eines Konfliktes verstärkt meldet, wenn man darüber spricht. Das wäre z. B. der Fall, wenn ein junger Mann zwischen Heirat (Verantwortung) und seiner Familie (Geborgenheit) hin- und hergerissen ist und eine auftretende Angststörung ihn einer Entscheidung enthebt, weil er in diesem Zustand gar nicht heiraten kann. Die Angst wird sich möglicherweise kurzfristig verstärken, wenn ihm klar wird, dass er sich irgendwann entscheiden muss.

Am Ende der Therapie bedeutet die Rückkehr der Symptome zumeist eine Art »Hilferuf«, weil der Patient vor der Bewährungsprobe steht, ohne seinen Therapeuten auskommen zu müssen. Normalerweise ist dieser »Rückfall« nur kurzfristig.

Das Gefühl, die Therapie bringt nichts. Da eine Therapie recht anstrengend ist, muss es dem Patienten, salopp gesagt, auch »schlecht genug« gehen, ehe er sich solch einer Anstrengung unterzieht. Ist das nicht der Fall, ist also die Motivation nicht ausreichend, kommt eine Therapie auch nicht recht voran. Außerdem sollte man mit seinem Therapeuten besprechen, ob die eigenen Erwartungen an einen schnellen Therapieerfolg nicht zu hoch waren und jetzt enttäuscht werden.

Das Gefühl, vom Therapeuten nicht verstanden zu werden. Wenn sich dieses Gefühl einstellt, sollte man mit seinem Therapeuten unbedingt darüber sprechen. Er muss einerseits seine Behandlung überprüfen, aber auch mit dem Patienten zusammen überlegen, ob dieses Gefühl auch ein Ausdruck seiner Schwierigkeiten sein kann. Vielleicht hatte er zu hohe Erwartungen an die Therapie oder an ihn als Therapeuten und ist jetzt enttäuscht, vielleicht geschieht ihm so etwas im Alltag mit anderen Menschen auch immer wieder. Vielleicht drückt sich auch hier ein Wunsch aus, die Therapie abzubrechen, weil sie zu schwierig zu werden droht. Besonders Muslime, die ja ohnehin häufig mit der Erwartung, nicht verstanden zu werden, eine Therapie bei einem Nichtmuslim beginnen, sollten ihre eigenen Motive mit ihrem Therapeuten überprüfen und die Therapie nicht an einer Stelle abzubrechen, wo es gerade an das Eigentliche geht.

Der Wunsch nach einem Therapeutenwechsel. Auch hier kommt es auf die Motive an. Manchmal stimmt wirklich die »Chemie« nicht, und natürlich gibt es auch »schlechte« Therapeuten, mit denen die Therapie nichts bringt. Dann sollte man auch wechseln. Andererseits kann der Wunsch nach einem anderen Therapeuten aber auch bedeuten, dem Problem aus dem Wege zu gehen, mit dem der Therapeut einen konfrontiert.

In einer Beratungsstelle kann man sich den Berater zumeist nicht aussuchen. Aber auch hier ist zuweilen ein Wechsel zu einem anderen Mitarbeiter der Beratungsstelle möglich.

5.4 Stationäre Versorgung

Wenn bei einer psychischen Erkrankung ambulante Hilfen nicht ausreichen, müssen die Patienten wie bei körperlichen Erkrankungen stationär behandelt werden. Das geschieht in psychiatrischen Abteilungen an Allgemeinkrankenhäusern oder in psychiatrischen Fachkrankenhäusern, die z. T. spezialisiert sind, so z. B. für Sucht, psychiatrische Alterserkrankungen (Gerontopsychiatrie) oder Kinder und Jugendliche.

Fast alle psychiatrischen Kliniken verfügen über so genannte Tageskliniken, wohin die Patienten morgens kommen, ihr therapeutisches Programm absolvieren und abends und am Wochenende nach Hause gehen können. Dadurch verlieren sie nicht den Kontakt zu ihrem sozialen Umfeld und können auch eher ihren gewohnten Interessen nachgehen. Tageskliniken haben eine Brückenfunktion zwischen stationärer und ambulanter Therapie.

Im Rahmen der stationären Versorgung gibt es verschiedene psychotherapeutische Fachkliniken, die unterschiedliche Behandlungsmethoden anwenden und manchmal auf einzelne Krankheitsbilder spezialisiert sind (z. B. Essstörungen, selbstverletzendes Verhalten, Ängste oder Traumata). Diese Kliniken haben zumeist längere Wartezeiten, auch muss sich die Krankenkasse des Patienten vorher bereit erklären, die Behandlungskosten zu übernehmen (s. Kap. 5.4.2: Psychotherapie in einer Fachklinik).

5.4.1 Die Behandlung in einer psychiatrischen Klinik

Eine stationäre Behandlung erfolgt in einer psychiatrischen Klinik oder einer psychiatrischen Abteilung in einem normalen Krankenhaus. Meistens sind die Krankenhäuser für die Versorgung eines bestimmten Stadtteils oder Kreises zuständig, so dass man sich die Klinik nicht aussuchen kann. Die Aufnahme erfolgt nach einer Einweisung durch den Hausarzt oder Nervenarzt, die Behandlung wird von der Krankenkasse bezahlt.

Nicht nur die Schwere der Krankheit, z.B. eine akute Suizidgefahr, kann eine stationäre Behandlung notwendig machen, auch erfordern manche Erkrankungen eine längere Beobachtung, um die genaue Diagnose stellen und eine gezielte Therapie einleiten zu können – besonders wenn die Erkrankung das erste Mal auftritt. Oft ist es für Patienten auch wichtig, eine Zeit lang aus ihrer belastenden Umgebung herauszukommen und Abstand zu finden. Das ist z. B. bei Frauen mit Depressionen der Fall, die sich zu Hause mit schweren Selbstvorwürfen quälen, ihren Haushalt, der sie den ganzen Tag »anschaut«, nicht zu schaffen.

In einer psychiatrischen Klinik gibt es oft Stationen, die geschlossen sind. Das Ausgangsverbot gilt jedoch nur für einen kleinen Teil der dortigen Patienten, und das auch nur für eine kurze Zeit, in der sie besonders krank sind. Alle anderen Patienten können sich die Tür von der Schwester aufschließen lassen, wenn sie die Station verlassen möchten. Besuch ist auch auf einer geschlossenen Station jederzeit möglich, wenn er die Therapie nicht stört oder der Patient nicht zu krank ist.

Der Aufenthalt in einer psychiatrischen Klinik ist für jeden, Muslim oder Nichtmuslim, eine völlig neue Situation, in der man sich erst einmal orientieren und zurechtfinden muss. Einige Mitpatienten sind einem vielleicht zu Beginn etwas unheimlich und zeigen ungewohnte Verhaltensweisen, im Normalfall ist die Situation auf einer Station jedoch friedlich und umgänglich. Pfleger, Schwestern und Ärzte tun ihr Möglichstes für eine normale und angenehme Atmosphäre. Oft werden Schwestern und Pfleger bestimmte Patienten zugeordnet, für die sie besonders zuständig sind.

Während des Krankenhausaufenthaltes werden die Patienten nach einer Phase der Stabilisierung dann oft auf eine andere Station mit einem bestimmten Behandlungsschwerpunkt verlegt, von wo aus sie dann vielleicht in die Tagesklinik wechseln oder entlassen werden.

Viele Patienten haben während der stationären Behandlung das Gefühl, sich zu langweilen. Zwei oder maximal drei Gespräche mit dem Psychologen in der Woche, eine kurze Visite beim Arzt wegen der Medikamente, dazu etwas Gymnastik und Ergotherapie scheinen zu wenig und lassen die Frage aufkommen, ob man hier überhaupt richtig ist und vernünftig behandelt wird, besonders wenn die Beschwerden, seien es Ängste oder Depressionen, nicht sofort verschwinden. Es ist manchmal wirklich schwierig, sich zu beschäftigen, fernzusehen oder zu lesen, wenn einen Konzentrationsstörungen, innere Unruhe oder ständiges Grübeln quälen.

Hierzu muss man wissen, dass die Devise »Viel hilft viel« bei psychischen Problemen nicht gilt. Die Zahl der Gespräche allein ist kein Hinweis auf eine gute Therapie, die meistens aus mehreren sorgfältig zusammengestellten und aufeinander abgestimmten Elementen (Medikamente, Gespräche, spezielle Aktivitäten wie Ergotherapie, Sport oder Gruppentherapie, Ruhezeiten etc.) besteht. Auch neigen viele Patienten dazu, sich zu überfordern, weil ihnen durch ihre Krankheit das Gefühl für die eigenen Leistungsgrenzen verloren gegangen ist. So ist neben den therapeutischen Aktivitäten auch die Zeit ein wesentlicher Faktor bei der Gesundung von einer psychischen Erkrankung. Hier ist die islamische Eigenschaft des »Sabr« gefordert, von der es im Koran heißt: »O die ihr glaubt, sucht Hilfe in Geduld und Gebet; wahrlich, Allah ist mit den Geduldigen« (2:153).

Die *Angehörigen* der Kranken tragen nach den Patienten selbst zumeist die größte Last der Krankheit. Sie verstehen das Verhalten ihres Sohnes, ihrer Tochter oder des Ehepartners zumeist nicht und wissen nicht, wie sie sich verhalten können. Viele glauben, in der Erziehung etwas falsch gemacht zu haben oder halten die Einflüsse von *Dschinnen* oder Verwünschungen von Neidern oder Fremden für die Ursache der Krankheit. Um sich hier besser informieren und Fragen stellen zu können, bieten die meisten Kliniken für die Angehörigen der Patienten spezielle Sprechstunden an. Außerdem existieren vielerorts Angehörigengruppen, die sich in regelmäßigen Abständen treffen und wo man sich manchen Rat, Trost und Hilfe holen kann. Ansprechpartner sind zumeist die Sozialarbeiter der Station oder des Krankenhauses.

Eine sehr wichtige Hilfe ist auch die »Familien-Selbsthilfe Psychiatrie«, ein Zusammenschluss von Angehörigen psychisch Kranker (vormals Bundesverband der Angehörigen psychisch Kranker). Hier kann man sich klinikunabhängig beraten lassen. Gegen das Gefühl, allein zu sein mit seinen Problemen als Angehöriger, helfen Angehörigengruppen, die sich in regelmäßigen Abständen treffen und deren Adressen der Verband vermittelt (Anschrift im Anhang).

Die Arbeit mit Angehörigen hat wegen des hohen Stellenwertes der Familie im Islam eine besondere Bedeutung. Für die Therapie der Patienten ist es wichtig, dass die Familie diese mittragen kann, dass die Angehörigen wissen, wie sie im Wesentlichen abläuft, da sie oft Sorge haben, dass ihre Kinder oder Ehepartner Einflüssen ausgesetzt sind, die nicht nur dem Familienleben, sondern auch dem Islam zuwiderlaufen.

Viele Kliniken bieten in größeren Abständen einen »Tag der offenen Tür« an, an dem man sich die Stationen und einige beispielhafte Therapieformen anschauen kann. Da über psychiatrische Kliniken in vielen Fällen völlig abwegige Vorstellungen bestehen (»Gummizelle«, gewalttätige Kranke), sind diese Tage der offenen Tür eine gute Gelegenheit, sich einmal eine Klinik von innen anzuschauen, vor allem, wenn man einen psychisch Kranken in der Familie hat. Die Scheu vor einer eventuell einmal notwendigen stationären Behandlung wird dann geringer.

Für einen Muslim, der seine Religion praktiziert, bedeutet der Aufenthalt in einer psychiatrischen Klinik einen großen Bruch mit seinem bisherigen Alltag. z. B. die Gebete samt Gebetswaschung, die Kleidung im privaten Raum oder auch Fastentage muss er jetzt in den Stationsablauf integrieren, und das zu einem Zeitpunkt, wo er sich schlecht fühlt und nichts lieber täte als die gewohnten Dinge.

Das Fleisch zu den *Mahlzeiten* ist in den meisten Krankenhäusern zwar nicht halal geschlachtet, es besteht aber inzwischen fast überall die Möglichkeit, zumindest schweinefleischfreie oder auch vegetarische Kost zu bekommen. Oft fragen die Schwestern schon selbst danach, wenn sie erfahren, dass ein Patient Muslim ist.

Will ein Patient seine *Gebete* verrichten, so kann er dies natürlich auf seinem Zimmer tun. Oft wird man hier jedoch gestört, so dass man nach einer ruhigen Räumlichkeit fragen sollte. In fast allen Kliniken gibt es einen Raum für den christlichen Gottesdienst, den man nach Rücksprache mit dem Pfarrer vielleicht benutzen kann, manchmal existiert sogar ein muslimischer Gebetsraum, besonders in Gebieten mit einem hohen Anteil muslimischer Bürger. Hier hat sich in den Krankenhäusern in den letzten Jahren viel getan, muslimische Patienten mit ihren speziellen Bedürfnissen gehören immer mehr zum Alltag.

Zur Behandlung in einer psychiatrischen Klinik gehören noch weitere Elemente, die aus islamischer Sicht zur Verunsicherung führen können.

Die Bereiche der *Untersuchung und Pflege* haben in der Psychiatrie einen etwas anderen Schwerpunkt als in der Körpermedizin. Jeder Patient wird bei der Aufnahme zwar körperlich untersucht, doch spielen körperliche Verrichtungen im üblichen Sinne nur eine untergeordnete Rolle. Für die Untersuchung des Arztes gilt das im Kapitel 5.3.1 »Die Behandlung beim Psychiater in der Praxis« Gesagte.

Psychiatrische Pflege besteht vor allem in der Gestaltung der therapeutisch-pflegerischen Beziehung zum Patienten, weniger in körperlichen Verrichtungen. Oft existiert ein so genanntes Bezugspflegesystem, in dem jeder Patient eine für ihn zuständige Pflegekraft hat, an die er sich mit seinen Anliegen in erster Linie wenden muss. Pflegerische Gespräche können zwar prinzipiell alle Themen zum Gegenstand haben, konzentrieren sich aber zumeist auf die Realität des Alltags, das Befinden und angemessenes Verhalten. Als praktizierender Muslim wird man allerdings leider nur selten auf Mitarbeiter stoßen, die sich mit der islamischen Lebensweise und muslimischen Wertvorstellungen auskennen oder sie sogar teilen. Allerdings werden gute und kompetente Ärzte und psychiatrische Pflegekräfte den Patienten in der Bewältigung *seiner* Lebensweise unterstützen und möglicherweise sogar viel von ihm lernen können.

Die Möglichkeit der Teilnahme an *therapeutischen Anwendungen* muss man als Muslim im Einzelfall beurteilen. Je nach Orientierung und Ausbildung der Mitarbeiter werden in den Kliniken unterschiedliche Therapien angeboten. Hierzu zählen Gymnastik, Sport, Schwimmen und einzelne Therapieformen wie Musik- oder Tanztherapie, Entspannungsübungen oder Psychomotorik und auch die Beschäftigungstherapie mit Tonarbeiten u. a. Hat man Zweifel oder lehnt man sie ab, sollte man das äußern. Wenn die Therapeuten die Befürchtung haben, dass hinter der Ablehnung nicht religiöse Gründe, sondern persönliche Ängste oder mangelnde Therapiemotivation stehen, sollten sie sich bei einem fachkundigen Muslim, in einem Islamischen Zentrum oder im Internet nach der islamischen Haltung zu dieser Frage erkundigen.

Der Krankenbesuch ist für Muslime eine wichtige religiöse Pflicht und natürlich auch auf einer psychiatrischen Station möglich, selbst wenn diese geschlossen ist. Der Prophet hat gesagt: »Besucht die Kranken, speist die Hungrigen und lasst die Gefangenen frei« (zit. nach DENFFER 1984). Im Zweifel sollte man dort anrufen und das Pflegepersonal fragen, ob der Patient für einen Besuch psychisch stabil genug ist. Dass dieser Besuch nicht zu lange dauern soll, sagte ebenfalls der Prophet: »Es gehört zur Sunna des Propheten, bei einem Krankenbesuch nur kurz zu bleiben und sich leise zu verhalten« (zit. nach ILKILIC 2001). Wenn der Kranke aus therapeutischen Gründen zeitweilig Abstand von bestimmten Personen nehmen soll, ist das oft nur schwer verständlich, besonders für besorgte Angehörige, kann aber zur Stabilisierung gelegentlich erforderlich sein. Man sollte die Mitarbeiter um eine Erläuterung der Hintergründe bitten und vielleicht einen anderen Besucher (Freund, Freundin, Geschwister usw.) nach dem Befinden des Patienten fragen oder ihm Grüße ausrichten lassen.

Von nahezu allen Kliniken werden heute Angehörigenberatungen angeboten, entsprechende Informationen erhält man über die Klinik- oder Stationsleitung.

Kann ich in einer psychiatrischen Klinik gegen meinen Willen festgehalten werden?

Die Aufnahme in eine psychiatrische Klinik geschieht normalerweise auf freiwilliger Basis. Der Patient kann daher jederzeit die Klinik verlassen und die Behandlung abbrechen, auch wenn eine weitere Therapie aus ärztlicher Sicht wichtig wäre. Nur in seltenen Fällen, wo jemand infolge einer psychischen Erkrankung sich selbst oder andere erheblich gefährdet, kann er mit richterlicher Genehmigung auch gegen seinen Willen auf einer geschlossenen Station eines psychiatrischen Krankenhauses untergebracht werden.

Eine Unterbringung gegen den Willen des Patienten ist an strenge Voraussetzungen geknüpft:

- Es muss eine psychische Erkrankung vorliegen. Eine tätliche Auseinandersetzung zwischen zwei Gesunden führt eher in Polizeigewahrsam als in die Klinik.
- Der Zusammenhang zwischen der vom Patienten ausgehenden Gefahr und der Krankheit muss von einem Arzt bestätigt werden. Das Handeln psychisch Kranker steht nicht immer im Zusammenhang mit ihrer Erkrankung.
- Eine Unterbringung wird von einem Richter angeordnet und begrenzt. Nur bei Gefahr im Verzuge kann das Ordnungsamt direkt eine Unterbringung veranlassen, muss jedoch den Richter sofort einschalten. Auch hier ist ein ärztliches Zeugnis erforderlich.
- Eine Behandlung gegen den Willen des Betroffenen, z. B. durch Medikamente, ist nur bei Gefahr für Leib und Leben des Patienten oder anderer (z. B. bei tätlichen Angriffen) erlaubt.

Die verschiedenen Bundesländer haben für die Unterbringung psychisch Kranker in Gefahrensituationen eigene Ländergesetze (PsychKGs), die sich in Einzelheiten unterscheiden. Deshalb sollte man sich bei Fragen dazu an einen Psychiater oder an den Sozialpsychiatrischen Dienst der Stadt oder des Kreises wenden, die einen ausführlich beraten.

Eine zweite Möglichkeit, in einer psychiatrischen Klinik gegen seinen Willen untergebracht zu werden, ist im Rahmen einer rechtlichen Betreuung gegeben (s. dazu Kap. 3: Rechtliche Betreuung).

5.4.2 Psychotherapie in einer Fachklinik

Obwohl viele psychiatrische Kliniken über spezielle Stationen für die Durchführung von Psychotherapie verfügen, gibt es Kliniken, die sich ganz auf Psychotherapie spezialisiert haben. Der Einzugsbereich ist zumeist überregional, und die Kliniken sind nicht zur Aufnahme eines Patienten verpflichtet, wie es z. B. bei psychiatrischen Kliniken mit einem regionalen Versorgungsauftrag der Fall ist. Manche psychotherapeutischen Kliniken führen sowohl Rehabilitationen (s. Kap. 5.4.3) als auch Akutbehandlungen durch.

Die bestehenden psychotherapeutischen Fachkliniken unterscheiden sich zumeist hinsichtlich ihrer Therapiemethoden als auch ihrer Zielgruppen. Einige Kliniken arbeiten verhaltenstherapeutisch, andere tiefenpsychologisch oder systemisch. Andere behandeln ausschließlich Patienten mit Essstörungen, selbstverletzendem Verhalten oder Persönlichkeitsstörungen, wieder andere haben besondere Schwerpunkte z.B. für Zwangsstörungen oder Angsterkrankungen.

Für die Behandlung akuter Krankheiten sind die Krankenkassen zuständig. Reicht daher eine ambulante Psychotherapie nicht mehr aus, kann der behandelnde Arzt den Patienten in eine psychotherapeutische Klinik zur stationären Behandlung einweisen. Welche Klinik am ehesten in Frage kommt, hängt sowohl von der Erkrankung als auch der bisher durchgeführten Psychotherapie ab. Man sollte diese Frage daher mit seinem Psychotherapeuten ausführlich besprechen.

Zusätzlich zu der erforderlichen ärztlichen Einweisung erstellt der Therapeut in den meisten Fällen einen ausführlichen Bericht für die Klinik, die danach entscheidet, ob eine stationäre Behandlung bei ihnen sinnvoll und erfolgversprechend ist. Manche Kliniken führen eine persönliche Voruntersuchung des Patienten durch und entscheiden dann über eine Aufnahme.

Zur Übernahme der stationären Behandlungskosten durch die Krankenkasse ist ebenfalls ein Bericht des Arztes oder des Psychotherapeuten erforderlich, in dem er begründen muss, warum die ambulante Therapie nicht ausreicht und eine stationäre Behandlung gerade auch in dieser Klinik erforderlich ist. Auch hier kann für Muslime die Begründung wichtig sein, dass in einer speziellen Klinik gerade für ihn als Muslim oder als Migranten ein spezielles Therapieangebot besteht.

In den meisten Kliniken sind gewisse Wartezeiten bis zur Aufnahme die Regel. Diese können von einigen Wochen bis zu mehreren Monaten reichen.

Der Aufenthalt in der Klinik dauert oft mehrere Wochen bis Monate. Ist die von der Krankenkasse zugesagte Behandlungsdauer überschritten, bemüht sich die Klinik gegebenenfalls um eine Verlängerung. Bei der Behandlung spielen Medikamente eine wesentlich geringere Rolle als in psychiatrischen Kliniken und werden nur in Ausnahmefällen eingesetzt. Die Behandlung erfolgt auf offenen, gemischtgeschlechtlich belegten Stationen zumeist in einzel- oder gruppentherapeutischen Gesprächen, zusätzlich finden verschiedene andere Therapieformen wie Beschäftigungs- und Gestaltungstherapie, Sport und Gymnastik statt.

Für muslimische Patienten gilt das in Kapitel 5.4.1 (Die Behandlung in der psychiatrischen Klinik) Gesagte. Auch hier wird man nur in Ausnahmefällen auf praktizierende muslimische Mitarbeiter treffen, es sei denn, die Klinik hätte sich auf Muslime oder Migranten spezialisiert (s. Anhang).

5.4.3 Der Weg in die Rehabilitation

Was bedeutet Rehabilitation?

Viele der ersten Generation der Muslime in Deutschland, Frauen und Männer, die als »Gastarbeiter« ins Land kamen, haben jahrelang schwere und schwerste Arbeit verrichtet und dabei oft ihre Gesundheit aufs Spiel gesetzt oder gar ruiniert. Diese Arbeit hat deutliche Spuren hinterlassen: Verschleißerscheinungen an der Wirbelsäule mit ständigen Rückenschmerzen, außerdem Gelenkbeschwerden, Herz- und Kreislauferkrankungen und viele andere dauerhafte Schäden mehr. Diese Schäden sind entweder Krankheitsfolgen oder durch langjährige äußere Einflüsse (schwere Arbeit) entstanden und sollen in der Rehabilitation gebessert werden. Auch nach einem Arbeits- oder Verkehrsunfall droht oder entsteht oft eine Behinderung, wo ebenfalls eine Rehabilitation die Folgen bessern und möglichst wieder eine Heilung bewirken soll. Daher bezeichnet man als Rehabilitation alle medizinischen, beruflichen oder sozialen Maßnahmen, die man unternimmt, wenn jemandem durch eine Krankheit, ein angeborenes Leiden oder durch eine äußere Schädigung eine Behinderung droht oder er bereits behindert ist und wenn dadurch ein würdiges Leben und eine Teilnahme am Leben der Gesellschaft im Alltag oder im Beruf eingeschränkt ist.

Der bisher geläufige Begriff der »Kur« ist mit der Gesundheitsreform 2000 abgeschafft worden. Stattdessen spricht man von »medizinischer Vorsorge und Rehabilitation«.

Welche Arten von Rehabilitation gibt es?

Man unterscheidet die medizinische, die berufliche und die soziale Rehabilitation. In allen drei Bereichen gibt es eine Vielzahl von Einrichtungen, daher sollen hier nur die wichtigsten besprochen werden.

Die *medizinische Rehabilitation* soll einen gesundheitlichen Schaden und die dadurch eingetretenen Behinderungen im täglichen Leben, im Beruf und bei der Teilnahme am gesellschaftlichen Leben beseitigen oder zumindest bessern. Außerdem sollen drohende Beeinträchtigungen verhindert und der Patient bei der Bewältigung seiner Behinderung unterstützt werden.

Leidet z. B. jemand unter immer wieder auftretenden Rückenbeschwerden durch Bandscheibenschäden, soll eine Rehabilitationsmaßnahme einer dauernden Behinderung vorbeugen, z. B. durch Gewichtsabnahme, Erlernen spezieller Gymnastik, Muskelkräftigung, da er sonst möglicherweise seinem Beruf nicht mehr nachgehen könnte und vielleicht sogar berentet werden müsste.

Hat jemand z. B. einen Herzinfarkt erlitten, so soll die medizinische Rehabilitation seine allgemeine Leistungsfähigkeit wieder aufbauen. Gleichzeitig soll der Patient lernen, seine Lebensweise umzustellen, sich anders zu ernähren oder mehr Sport zu treiben und ggf. das Rauchen einzustellen, da sonst die Gefahr eines erneuten und vielleicht tödlichen Infarktes besteht.

Medizinische Rehabilitation für körperlich Erkrankte wird in speziellen Reha-Kliniken durchgeführt (s. »Wie komme ich in eine Rehabilitationsmaßnahme?«).

Da besonders bei psychisch Kranken die jeweilige Situation des Patienten von besonderer Bedeutung ist, müssen sich auch die Maßnahmen in hohem Maße daran orientieren. Mehr noch als in der Körpermedizin ist eine Einzelfallplanung erforderlich. Besonders wichtige Ansprechpartner sind vor allem die behandelnden Psychiater, die Sozialpsychiatrischen Dienste und die Sozialarbeiter der psychiatrischen Kliniken.

Die Rehabilitationseinrichtungen für psychisch Kranke sind oft gemeindenah organisiert und für die Patienten gut zu erreichen. Wir wollen die wichtigsten im Folgenden kurz vorstellen:

Rehabilitationseinrichtungen für psychisch kranke und behinderte Menschen

Diese Einrichtungen sollen für psychisch kranke und behinderte Menschen in der Nähe ihres Wohnortes Hilfen zur medizinischen und, soweit erforderlich, auch zur beruflichen Rehabilitation zu Verfügung stellen. Dazu gehören u. a. Maßnahmen zur seelischen und körperlichen Stabilisierung, Aktivierung und zur Verbesserung der Lebensfertigkeiten im Alltag. Die Einrichtungen verfügen über verschiedene Berufsgruppen wie Ärzte, Pflegekräfte, Sozialarbeiter u. a. m.

Übergangseinrichtungen

Ähnlich den Rehabilitationseinrichtungen bieten Übergangseinrichtungen besonders nach einem stationären Aufenthalt durch sozio- und milieutherapeutische Maßnahmen Hilfen bei der Wiedereingliederung in das Alltagsleben an. Übergangseinrichtungen haben meistens keinen eigenen Arzt, sondern arbeiten eng mit den behandelnden Ärzten der Bewohner zusammen.

Psychosomatisch-psychotherapeutische Rehabilitationseinrichtungen

Diese Einrichtungen richten sich weniger an schizophrene und schwer depressive Patienten, die vorwiegend mit Medikamenten behandelt werden müssen, sondern eher an Kranke mit Ängsten, Zwängen und anderen neurotischen Erkrankungen sowie in Lebenskrisen, die vorwiegend psychotherapeutisch, also mit Hilfe von Übungen (Verhaltenstherapie) oder Gesprächstherapie durch Ärzte, Psychologen und andere Fachtherapeuten behandelt werden.

Tagesstätten

Tagesstätten sind in Deutschland unterschiedlich organisiert. Sie bieten ein therapeutisches Milieu für psychiatrische Patienten, die zwar in einer eigenen Wohnung leben, aber dennoch eine sinnvolle Tagesbeschäftigung benötigen. Es werden zumeist Arbeits- oder Beschäftigungstherapie angeboten, im Vordergrund steht die Förderung alltagspraktischer Fertigkeiten wie Kochen, Einkaufen o.Ä.

Betreute Wohnangebote

Betreute Wohnangebote existieren in einer Vielzahl von Organisationsformen. Hier werden psychisch Kranke in ihren Wohnungen bei der Bewältigung des Alltagslebens von Sozialarbeitern oder Krankenschwestern betreut und je nach Bedarf ein- bis mehrmals wöchentlich besucht. Ziel ist eine möglichst eigenständige Lebensführung.

Wohnheime

Wohnheime betreuen psychisch Kranke, die nicht zu einer selbstständigen Lebensführung in der Lage sind. Viele befanden sich jahrelang in psychiatrischen Kliniken, andere haben besonders schwere Krankheitsverläufe hinter sich. Teilweise sind sie tagsüber in Werkstätten für Behinderte oder in arbeitstherapeutischen Einrichtungen tätig. Der Schwerpunkt dieser Einrichtungen liegt auch hier auf milieu- und soziotherapeutischen Bemühungen. Die ärztliche Versorgung erfolgt durch niedergelassene Ärzte oder Institutsambulanzen.

Ist jemand nach einer Erkrankung oder wegen einer Behinderung nicht mehr in der Lage, erwerbstätig zu sein, so soll die *berufliche Rehabilitation* dabei helfen, weiterhin beruflich tätig sein zu können. Hat z. B. ein Kfz-Mechaniker einen Unfall mit einer Querschnittslähmung erlitten, so dass er auf einen Rollstuhl angewiesen und deshalb eine Arbeit in der Werkstatt nicht mehr möglich ist, kann er im Rahmen der Rehabilitation berufliche Fortbildungs- oder Umschulungsmaßnahmen einschließlich Überbrückungsgeld erhalten, so dass er weiterhin erwerbstätig sein kann, wenn auch in einem anderen Beruf.

Bei psychisch Kranken ist häufig weniger eine spezielle berufliche Funktion oder Fertigkeit, sondern die allgemeine Leistungsfähigkeit betroffen. Durch die Erkrankung sind die Patienten sehr verunsichert und trauen sich nur noch sehr wenig zu. Andererseits erkennen sie ihre Leistungseinbußen oft nicht und halten weiter an inzwischen unrealistischen Zielen und Vorstellungen fest. Ein berufliches Scheitern ist dann vorprogrammiert.

Da Arbeit nicht nur die wirtschaftliche Existenz sichert, sondern auch Selbstbewusstsein stärkt und soziales Ansehen bedeutet, leiden viele Patienten besonders unter der nachlassenden beruflichen Leistungsfähigkeit. Wenn ein leitender Ingenieur einer Abteilung mit über hundert Beschäftigten nach einer schwer verlaufenen schizophrenen Erkrankung schließlich gerade noch in der Lage ist, zwei Stunden täglich in der Arbeitstherapie einer Langzeiteinrichtung, in der er lebt, Kleinteile zu montieren, dann ist die psychische Verarbeitung dieser Erfahrung für den Patienten sehr schwierig und belastend.

Für die berufliche Rehabilitation von psychisch Kranken stehen verschiedene Einrichtungen mit unterschiedlichen Schwerpunkten und Zielsetzungen zur Verfügung, daher ist auch hier eine individuelle Beratung von großer Wichtigkeit. Ansprechpartner sind wiederum die behandelnden Psychiater, der Sozialpsychiatrische Dienst und die Sozialarbeiter der Klinik.

Folgende Einrichtungen führen Maßnahmen zur beruflichen Rehabilitaton durch:

Integrationsfachdienste

Einrichtungen dieser Art werden von der Agentur für Arbeit oder anderen Organisationen beauftragt, psychisch Kranke bei der Wiedereingliederung in den Arbeitsmarkt zu helfen und zu begleiten. Sie organisieren Praktika, sprechen mit den Arbeitgebern und helfen bei allen Problemen am Arbeitsplatz, die durch die Behinderung entstehen.

Berufliche Trainingszentren

Berufliche Trainingszentren sollen psychisch Kranken und Behinderten den Wiedereinstieg ins Berufsleben ermöglichen. Sie sind meistens regional organisiert und nutzen Betriebspraktika als Bestandteil des Trainings.

Rehabilitationseinrichtungen für psychisch kranke und behinderte Menschen

Auf dem Sektor der beruflichen Rehabilitation sollen diese Einrichtungen die Leistungsfähigkeit der Patienten abklären, stabilisieren und stärken, sie je nach Eignung und Neigung für weitere berufliche Maßnahmen vorbereiten und sie möglichst auf dem allgemeinen Arbeitsmarkt oder auch in Werkstätten für Behinderte (s.u.) zu integrieren.

Zuverdienstfirmen

Zuverdienstfirmen ermöglichen psychisch Kranken, deren Arbeitsfähigkeit eingeschränkt ist, stundenweise bezahlte Tätigkeit auszuüben. Sie gibt es in vielen Organisationsformen. Teilweise werden vergleichsweise hohe Anforderungen an die Leistungsfähigkeit der Patienten gestellt.

Werkstätten für Behinderte (WfB)

Diese Einrichtungen beschäftigen Behinderte, die auf dem allgemeinen Arbeitsmarkt nicht bestehen können. In einem geschützten Rahmen werden einfache Arbeiten gegen ein geringes Entgelt erbracht.

Wie komme ich in eine Rehabilitationsmaßnahme?

Je nach beruflicher und privater Situation und je nach Anlass kommen für die Finanzierung einer Rehabilitationsmaßnahmen verschiedene Leistungsträger in Betracht, so z. B. die Rentenversicherung, die Krankenkassen, die Agentur für Arbeit, die Unfallversicherung, die Jugendhilfe oder die Sozialhilfe. Um den Antrag an der richtigen Stelle zu stellen, ist eine Beratung notwendig und sinnvoll.

Wichtigste Ansprechpartner und Informationsquelle sind der Hausarzt und die Krankenkassen. Diese leiten entweder die Anträge oder die Antragsteller an die richtigen Stellen weiter. Da bei einer Rehabilitationsmaßnahme oft verschiedene Institutionen zuständig sind, wurden inzwischen sog. »Servicestellen für Rehabilitation« eingerichtet, bei denen man über die Möglichkeiten einer Rehabilitation umfassend beraten wird. Hier werden auch erste Schritte eingeleitet. Diese Servicestellen bestehen in allen Landkreisen und größeren Städten, die Adresse kann man bei der Krankenkasse erfragen.

Am Anfang einer Rehabilitation steht zumeist die Bescheinigung eines Haus- oder Facharztes. In dieser Bescheinigung sollen unbedingt spezielle Wünsche nach einem Ort oder einer Klinik genannt und begründet werden. So ist z. B. im Gesetz festgelegt, dass religiöse Belange des Versicherten berücksichtigt werden müssen. Diese Bestimmung ist für Muslime besonders wichtig, da es einige Kliniken gibt, die speziell auf sie eingerichtet sind. So hält z. B. die Klinik für Rehabilitation in Bad Oeynhausen in der Nähe von Bielefeld Halal-Speisen bereit. Gebetszeiten und -richtung werden angegeben, der Patient erhält einen Gebetsteppich. Die Kliniktermine, Essenszeiten und Therapiemaßnahmen nehmen nicht nur auf Gebets- oder Fastenzeiten Rücksicht, die Anwendungen erfolgen auch getrenntgeschlechtlich, so dass Männer und Frauen Massagen, Schwimmen oder Gymnastik jeweils unter sich absolvieren können. Die Klinik hat eine muslimische Sozialarbeiterin angestellt, die dolmetscht und die Patienten in ihren Belangen berät. Auf diese Weise kommen vor allem Frauen nach vielen Berufsjahren erstmals in den Genuss einer Rehabilitation. Andere Kliniken haben sich auf Migranten allgemein und deren Probleme spezialisiert (siehe Liste im Anhang). Hier findet man auch Spezialkliniken für Psychosomatik oder Suchterkrankungen.

Wenn jemand nicht genau weiß, wer als Kostenträger für Rehabilitation in Frage kommt, kann sich bei seiner Krankenkasse oder bei einer der oben genannten »Servicestellen für Rehabilitation« erkundigen. Oft wird von den Kostenträgern noch einmal mit einer Untersuchung beim Vertrauensarzt oder dem Medizinischen Dienst der Krankenkasse geprüft, ob eine Rehabilitation wirklich angezeigt ist, die Patienten dazu in der Lage sind und eine Durchführung auch Erfolg verspricht. Wenn die Rehabilitation bewilligt ist, bestimmt der Kostenträger den Ort und die Klinik. Dabei werden spezielle Wünsche des Arztes und des Patienten berücksichtigt, wenn sie in der Verordnung des Arztes aufgeführt waren.

Wenn der Klinik die Kostenzusage vorliegt, teilt sie dem Patienten Zeit und Ort der Rehabilitationsmaßnahme mit.

Eine Besonderheit betrifft Patienten, die wegen einer akuten Erkrankung (z. B. Schlaganfall oder Herzinfarkt) im Krankenhaus behandelt wurden und direkt anschließend zur völligen Wiederherstellung ihrer Gesundheit in eine Rehabilitationsklinik gehen. Diese Maßnahme wird vom Arzt oder Sozialarbeiter des Krankenhauses in die Wege geleitet. Auch hier muss sich ein Muslim auf seine Religion berufen und deutlich den Wunsch äußern, in eine Klinik zu kommen, wo seinen religiösen Erfordernissen Rechnung getragen wird.

Was ist bei der Planung einer Rehabilitationsmaßnahme besonders zu beachten?

Viele muslimische Migranten, die vor vielen Jahren als junge Menschen nach Deutschland kamen, wollten nur eine kurze Zeit bleiben, etwas Geld verdienen und dann in ihre Heimat zurückkehren. Die meisten sind jedoch geblieben, haben Familien gegründet oder ihre Angehörigen nach Deutschland nachgeholt. Manche haben sich in der alten Heimat ein Haus gebaut, planen die Rückkehr im Rentenalter und wollen sich zu diesem Zweck ihre Rentenbeiträge auszahlen lassen. Wenn man jedoch irgendwelche Leistungen aus der Rentenversicherung erhalten hat, erhält man nur für den Zeitraum danach die Beiträge zurück. Da jedoch die meisten Rehabilitationsverfahren von den Rentenversicherungen bezahlt werden, führte diese Bestimmung dazu, dass viele (muslimische) Migranten auf eine Rehabilitationsmaßnahme verzichteten, obwohl sie zur Gesunderhaltung dringend notwendig gewesen wäre, da sie so das Geld vieler Versicherungsjahre verloren hätten. Entgegen den ursprünglichen Plänen, im Alter in die Heimat zurück zu kehren, bleiben letztlich doch viele in Deutschland, nicht zuletzt wegen der Kinder und Enkel und auch der guten medizinischen Versorgung wegen, die im Alter wichtiger wird.

5.5 Die Behandlung im Ausland

Eine Behandlung im Ausland, bei Jugendlichen meist im Heimatland der Eltern, ist für viele muslimische Migranten ein möglicher Weg aus ihren Schwierigkeiten. Zumindest die Elterngeneration, die noch in der Türkei aufgewachsen ist, hat das Gefühl, in ihrer Heimat mit ihren Problemen besser verstanden zu werden. Es bestehen keine Sprachschwierigkeiten, man muss nicht viel erklären und der Arzt verhält sich so, wie man es erwartet. Das Wetter ist wärmer, die Sonne scheint heller, der Muezzin ruft zum Gebet, und die Familie gibt Geborgenheit. Gerade in persönlich schweren Zeiten greifen viele Menschen gerne auf scheinbar Vertrautes zurück. Wie ist jedoch der Versuch einer Behandlung im Heimatland aus therapeutischer Sicht zu beurteilen? Dies soll an den Beispielen Drogenabhängigkeit und Depression dargestellt werden.

Suchtmittelabhängigkeit ist nicht nur für die Patienten, sondern auch für deren Familien eine erhebliche Belastung. Die Eltern sind über die Drogenabhängigkeit ihres Sohnes schockiert und wissen nicht, was sie tun können. Einen Zugang zu Suchtberatungsstellen haben sie in den meisten Fällen nicht, außerdem soll dieser Skandal nicht öffentlich bekannt werden. Daher versuchen die Familien zumeist, eine Lösung innerhalb der Familie zu finden.

Manche Eltern schicken ihre Kinder zurück in ihr Heimatland, um sie aus dem bisherigen Umfeld zu entfernen. Andere verheiraten sie in der Hoffnung, dass sie die Verantwortung für die Familie zur Vernunft bringen wird. Beide Maßnahmen sind jedoch höchst problematisch, weil die meist jungen Menschen die Heimat ihrer Eltern oft nur aus dem Urlaub kennen und durch diese Maßnahme noch mehr entwurzelt werden. Im Falle einer Heirat soll ein junger Mann, der bisher nicht einmal für sich die Verantwortung übernehmen und seine eigenen Konflikte regeln konnte, plötzlich für eine Familie sorgen. Auch gegenüber der jungen Frau, die wahrscheinlich nicht einmal über das Problem ihres Mannes informiert wurde, ist dieses Vorgehen moralisch nicht akzeptabel.

Ein weiterer Lösungsversuch dieses Problems besteht darin, Sohn oder Tochter während eines Heimaturlaubs für einige Wochen in eine Kurzzeittherapie zu schicken. Ein Erfolg stellt sich jedoch kaum ein, die meisten werden nach kürzester Zeit wieder rückfällig. Hierfür gibt es mehrere Gründe:

- Die Patienten kommen im Ausland in eine Einrichtung, die mit den Hintergründen der bisherigen Lebensweise des Patienten und seinen Schwierigkeiten in Deutschland nicht vertraut ist, die ihm daher auch keine rechte Hilfestellung anbieten und mit ihm kaum praktische Lösungen erarbeiten kann.
- Ein körperlicher Entzug von den konsumierten Suchtstoffen gelingt meistens in kurzer Zeit. Doch zu erlernen, wie man die Konflikte des Alltags anders lösen kann als durch Drogen, braucht sehr viel länger und eine regelmäßige therapeutische Begleitung nicht nur des Drogenabhängigen, sondern auch seiner Familie oder der wichtigsten Menschen in seinem Umfeld.

- Es gibt kaum Kontakte zu vorbehandelnden Einrichtungen in Deutschland (soweit eine Vorbehandlung stattgefunden hat). Das betrifft auch die Vorbereitung auf die Situation nach der Behandlung im Ausland. Eine Weiterleitung an eine Suchtberatungsstelle in Deutschland findet so gut wie nicht statt. Beides sind jedoch eine Minimalforderungen an eine Drogentherapie, die diesen Namen verdient.
- Der Patient gelangt nach der Therapie zumeist wieder in dasselbe Umfeld, aus dem er gekommen ist und das einen wesentlichen Anteil sowohl am Zustandekommen als auch an der Struktur der Drogenabhängigkeit hatte. Ein Rückfall ist unter diesen Umständen mehr als wahrscheinlich.

Hinzu kommt, dass die Kosten für eine solche Therapie von den Krankenkassen in Deutschland höchstwahrscheinlich nicht übernommen werden. Die Familien der Patienten müssen für eine derartige »Therapie« hohe Summen aufbringen. Das setzt den Patienten massiv unter Druck, diese auch erfolgreich zu absolvieren, was bei der Qualität des Angebotes fast nicht zu erwarten ist. Da es hier in erster Linie um finanzielle Interessen der Klinikbetreiber zu gehen scheint, sollte man solchen Angeboten gegenüber sehr zurückhaltend sein. Nur wenn die oben genannten vier Punkte gebührend berücksichtigt werden, sollte man sich einen solchen Schritt überlegen und sich im Zweifelsfall bei einer der im Anhang genannten Adressen informieren.

Auch bei verschiedenen *psychischen Erkrankungen*, wie z. B. Depressionen, scheint eine Behandlung in der Heimat oft als letzter Ausweg, besonders wenn verschiedene Therapieversuche in Deutschland erfolglos geblieben sind. Handelt es sich um überwiegend psychotherapeutisch zu behandelnde Erkrankungen, ist gut vorstellbar, dass eine Therapie in einem sprachlich und kulturell »stimmigen« Umfeld positive Ergebnisse zeigt, sofern man einen Therapeuten findet, ihn bezahlen kann und genug Zeit für die Behandlung hat. Bei schwereren psychiatrischen Erkrankungen wie Schizophrenien oder schweren Depressionen ist eine Besserung dagegen nicht so wahrscheinlich, weil sie weniger mit dem Umfeld des Patienten zu tun haben und zumeist auch auf Medikamente zumeist gut ansprechen. So zeigt die Erfahrung, dass Patienten, die während ihres Türkeiurlaubs einen Psychiater aufgesucht haben, dort auch mit den üblichen Medikamenten und Methoden behandelt wurden.

Kann man während einer Behandlung ins Ausland fahren?

Einige Patienten mit psychischen Erkrankungen sind oft über längere Zeit in ärztlicher oder psychotherapeutischer Behandlung. Will man in dieser Zeit ins Ausland, sollte man das nicht ohne die Zustimmung der Krankenkasse tun und vorher mit seinem Arzt oder Psychotherapeuten darüber sprechen. Ist z. B. jemand in psychotherapeutischer Behandlung und fährt in die Türkei, um sich dort scheiden zu lassen oder andere familiäre Angelegenheiten zu regeln, stellt das eine erhebliche Belastung dar, die man nicht nur mit seinem Therapeuten vorbereiten und durchsprechen sollte, sondern die auch zu einer Verschlechterung des Befindens führen kann. Wenn nach solch einer Reise ein stationärer Aufenthalt nötig würde, könnte die Krankenkasse argumentieren, dass die Verschlechterung vom Patienten selbst herbeigeführt worden sei, und Probleme bei der Kostenübernahme der Behandlung machen. Hat sich der Patient jedoch mit einer entsprechenden Bescheinigung seines Arztes, dass diese Reise ein Bestandteil der Therapie ist, vorher die Zustimmung der Krankenkasse eingeholt, gibt es hier keine Probleme.

In Einzelfällen wurden während eines kurzfristigen Türkeiaufenthaltes zur dortigen ärztlichen Behandlung zwar die Kosten nicht übernommen, aber immerhin das Krankengeld durch die Krankenkasse während dieser Zeit weitergezahlt.

Kann man während einer Therapie die Hadsch oder die Umra durchführen?

Für einen Muslim liegt natürlich der Gedanke nahe, mit seinen Sorgen zum Hause Gottes zu pilgern und die Atmosphäre der Wirkungsstätten unseres Propheten Muhammad auf sich wirken zu lassen. In der Hoffnung, Wichtiges und weniger Wichtiges in seinem Leben besser unterscheiden zu können und im Gebet Kraft zu sammeln für anstehende Lösungen und Änderungen in seinem Leben zu Hause. So haben nicht nur Muslime in privaten Krisen, sondern auch Patienten mit Depressionen oder psychosomatischen Erkrankungen die Hoffnung, in Mekka und Medina Linderung und Hilfe zu erfahren.

Wie so oft in unserem Fach ist diese Frage auch von einem muslimischen Therapeuten nicht generell mit einem Ja oder Nein zu beantworten. Leidet z. B. jemand an einer akuten Psychose oder ist gerade davon genesen, kann er die Pilgerfahrt keinesfalls unternehmen. Er würde die Anstrengung, die vielen Menschen und Reize und die starken Gefühle, die mit einem solchen Unterfangen verbunden sind, nicht ertragen und fände sich bald in einer psychiatrischen Klinik in Saudi-Arabien wieder.

Auch im Falle von stärkeren Depressionen ist für eine Umra oder die Hadsch Vorsicht geboten. Dem Patienten würde in Mekka und Medina noch quälender bewusst, dass er in seiner Krankheit wenig bis gar nichts mehr fühlen kann. Der Zustand würde sich wahrscheinlich nicht verbessern, sondern sogar eher verschlechtern.

Befindet sich ein Ehepaar dagegen in einer Krise, droht eine Scheidung oder geht es darum, sein Leben neu zu ordnen, dann kann die Hadsch oder Umra, eingebettet in eine vorbereitende bzw. begleitende Beratung oder auch Therapie, sehr sinnvoll sein. Vor allem wenn man die heiligen Stätten zum ersten Mal besucht, kann das intensive religiöse Erleben die Grundlage einer gemeinsamen und verbindenen Erfahrung werden und den Beteiligten Kraft und Zuversicht geben, einen neuen Anfang zu versuchen und gewonnene Einsichten zu festigen. Auch bei psychosomatischen Erkrankungen oder chronischen Schmerzzuständen erlebt man häufig eine relative oder auch sogar völlige Beschwerdefreiheit während des Aufenthalts in Mekka und Medina.

Dennoch muss man festhalten: Die Erwartungen vieler kranker Pilger an die Ergebnisse ihrer Reise für ihre Gesundheit sind zu hoch gesteckt. So wichtig und für das Leben eines Muslim bedeutsam Hadsch oder Umra auch sind, sie lösen nicht alle Probleme des Alltags. Beide können zwar ungeheuer motivieren und positive Kräfte wecken, den Weg aus den Problemen weisen sie jedoch nicht automatisch.

Plant jemand ergänzende Behandlungsmaßnahmen im Ausland oder will er eine Pilgerfahrt unternehmen, sollte er also sein Anliegen dringend mit seinem Therapeuten oder Arzt besprechen, das Für und Wider erörtern. Ein guter Therapeut wird ein offenes Ohr für den Wunsch seines Patienten haben und auch die Chancen erkennen und fördern, die für ihn darin liegen.

5.6 Die Behandlung bei einem traditionellen Heiler (Hodscha)

Die Behandlung durch einen traditionellen Heiler (türkisch: Hodscha) hat bei vielen muslimischen Migranten einen hohen Stellenwert. Untersuchungen von Rohner u. a. (1993) haben ergeben, dass mindestens die Hälfte aller türkischen Patienten, die sich wegen psychischer Probleme in ärztlicher Behandlung begeben, auch einen traditionellen Heiler konsultiert hatten. Wegen der großen Zahl türkischer Muslime in Deutschland wird im Folgenden überwiegend auf den »Hodscha« Bezug genommen, obwohl Heilerinnen und Heiler auch unter Angehörigen anderer muslimischer Kulturkreise verbreitet sind.

Hintergrund ist ein traditionelles Krankheitsverständnis, das besonders bei psychischen Krankheiten schädliche äußere Einflüsse wie den »Bösen Blick« (türk. »nazar«) oder »Schwarze Magie« (türk. »büyü«) für deren Entstehung verantwortlich macht. Es erfordert daher auch andere Therapieformen, als sie die moderne Psychiatrie und Psychotherapie anbieten können. Das gilt besonders bei chronischen psychischen Erkrankungen, wo die psychiatrischen Behandlungsmöglichkeiten augenscheinlich an ihre Grenzen stoßen.

Die Bezeichnung »Hodscha« wird vielfältig verwendet. Im Normalfall trägt der Vorbeter und Religionslehrer in einer Moschee diesen Titel, es werden aber auch islamische Gelehrte und Personen als Hodschas bezeichnet, die als traditionelle Heiler tätig sind. Die Übergänge sind in jeder Richtung fließend. Es gibt islamisch gebildete Heiler, die sich von magischen Praktiken abgrenzen und je nach psychologischem Einfühlungsvermögen wirkliche Hilfestellung bieten. Andere arbeiten mit einer Mischung aus Islam und der »Medizin des Propheten«, also überlieferten Aussprüchen und Handlungen des Propheten zu Gesundheitsfragen. Wieder andere Hodschas dagegen arbeiten eher auf der Grundlage der

Volksmedizin, Kräuterheilkunde, Diätlehre oder Chiropraxie sowie manchmal auch traditionellen vorislamischer Praktiken. Es ist jedoch auch möglich, dass ein Hodscha alle Elemente in sich vereinigt.

Die Art der Ausbildung ist völlig ungeregelt und zumeist unbekannt. Ein mit seiner Beratungspraxis erfolgreicher Hodscha benötigt jedoch ein hohes Maß an psychologischem Geschick und Einfühlungsvermögen für seine Klienten.

Der Kontakt zu Hodschas wird in der weit überwiegenden Zahl der Fälle von den Angehörigen hergestellt und nicht von den Patienten selbst. Hier wird ein besonderes Bedürfnis der Familien nach Hilfe und Unterstützung sichtbar, dem das moderne Versorgungssystem kaum gerecht wird. Die Patienten selbst stehen den Praktiken der Hodschas teilweise recht kritisch gegenüber, befolgen jedoch überwiegend deren Empfehlungen. Dazu gehören vor allem das Tragen eines Amuletts (zumeist mit Koranversen) und das Lesen des Korans, aber auch bizarre Rituale wie das Duschen über einem Hühnerkäfig oder das Trinken von Wasser aus einem Fluss, in den die Mutter der Patientin vorher urinieren sollte.

Die Einstellung unter den Psychiatern, Psychotherapeuten und Beratern zur Konsultation von Hodschas reicht von Überlegungen zur Zusammenarbeit, wo diese möglich ist, bis zur völligen Ablehnung. Assion (1999) plädiert für eine differenzierte Betrachtung: Ein Risiko bestehe dann, wenn durch einen Hodscha eine dringend erforderliche psychiatrische Behandlung verschleppt oder verhindert wird, weil dieser der modernen Medizin ablehnend gegenüber steht.

Muslimische Therapeuten sind ihrer Religion und der professionellen Ausübung ihrer Behandlung verpflichtet. Aus beiden Gründen sollten sie sich von magischen Praktiken unbedingt fern halten. Eine gute Therapeutin wird ihre Patientin jedoch in deren Welt »aufsuchen« und im Einzelfall beurteilen, wie sich der Einfluss eines Hodschas auf den Behandlungsverlauf auswirkt, ähnlich wie sie auch sonstige Einflüsse in Beruf und Privatleben der Patientin untersucht. Es kann daher durchaus therapieentscheidend sein, den Kontakt einer Patientin zu einem Hodscha nicht abzulehnen, da dieser Einfluss auf Ressourcen der Patientin hat, zu denen die Therapeutin selbst keinen Zugang findet. Bei klaren Absprachen zwischen den Beteiligten gibt es durchaus ermutigende Beispiele aus der Praxis.

Für die muslimische Patientin bedeutet dies, dass sie ihrer Therapeutin möglichst von der Konsultation des Hodschas erzählen sollten. Für sie ist es wichtig, alle Einflüsse zu kennen, die auf das Befinden der Patientin einwirken. Das ist besonders bei schweren psychiatrischen Erkrankungen wie Schizophrenien und Depressionen von Bedeutung, wo eine Suizidgefahr nicht auszuschließen ist. Die Therapeutin sollte dann wissen, welche Einstellung der Hodscha zu ihrer Behandlung hat. Eine gute Therapeutin wird mit diesem Thema allerdings verantwortungsvoll umgehen und auch die Chancen erkennen und fördern, die für ihre Patienten darin liegen.

6 Ausblick – Was erfordert die Zukunft?

Die Lage der psychosozialen Versorgung der Muslime in Deutschland ist aus islamischer Sicht derzeit noch unbefriedigend und verbesserungswürdig. Grund dafür sind nicht nur die besonderen Bedingungen wie Sprache und Kultur, die viele Muslime als Migranten mitbringen, sondern auch die speziellen Anforderungen, die praktizierende Muslime aufgrund ihrer Religion stellen.

Was muss zur Verbesserung der Situation geschehen?

Verbesserung des Umganges miteinander

Geschwisterlichkeit ist ein zentraler Begriff im Islam. Viele Stellen im Koran und Hunderte von Hadithen haben den Umgang der Muslime untereinander zum Thema. Wir sind zu Recht stolz darauf, diesen Begriff mit Inhalt gefüllt zu haben. Geschwisterlichkeit verbindet die Muslime dieser Welt mit einem unsichtbaren, aber spürbaren und identitätsstiftenden Band, dem sich kaum jemand entziehen kann. Die Hadsch stellt ein ergreifendes Symbol dafür dar. Wir leiden mit unseren muslimischen Schwestern und Brüdern in der Welt, wenn ihnen Ungerechtigkeit oder Gewalt geschieht. Die Spendenbereitschaft zur Unterstützung von Bedürftigen oder zur Errichtung einer Moschee o.Ä. ist beeindruckend. Geschwisterlichkeit im Großen scheint zu funktionieren.

Wie sieht es jedoch im Alltag aus? Wir machen unsere Kritik schnell an äußeren Merkmalen fest. Muslime, die ihre Religion gar nicht oder nur eingeschränkt praktizieren, werden von anderen vielleicht als »Ungläubige« beschimpft. Umgekehrt werden praktizierende Muslime und Muslimas von sog. »Liberalen« schnell als Fundamentalisten und integrationsunwillig verunglimpft, nur weil sie z. B. ein Kopftuch tragen oder ihre Kinder nicht zum gemischtgeschlechtlichen Schwimmen lassen. Jeder sollte für das Recht des anderen eintreten, so sein zu dürfen, wie man es vor Gott und sich verantworten kann. Ob jemand ein Kopftuch trägt oder nicht, ob sie in die Disko geht oder er sein Kind nicht mit auf eine Klassenfahrt lässt: bei aller Diskussion untereinander haben wir die persönlichen Überzeugungen des anderen zu respektieren – auch wenn wir sie nicht teilen. Dazu benötigen wir allerdings eine verbesserte Streitkultur im Umgang miteinander und die Fähigkeit, um eines höheren Ziels willen einmal »fünfe gerade sein« zu lassen.

Verbesserung der gesellschaftlichen Integration

Die Verbesserung der gesellschaftlichen Integration praktizierender Muslime bedarf noch einiger allseitiger Anstrengungen. Es entsteht jedoch zu oft die paradoxe Situation, dass dem Willen der Muslime zur Integration Hemmnisse und Bedingungen auf Seiten der Gesellschaft gegenüberstehen. Ein Beispiel dafür ist die Kopftuchdebatte, die inzwischen nicht nur mehr Lehrerinnen betrifft, sondern auf den gesamten Arbeitsmarkt ausstrahlt. Wer engagierte praktizierende muslimische Frauen kennt, die ein Kopftuch tragen und deswegen keine Arbeitsstelle bekommen, weiß, wie viel Engagement, Intelligenz und Herzenswärme unserer Gesellschaft durch diese leidliche Diskussion verloren gehen. Die Gesellschaft verhält sich hier wie ein Kleinkind, das die Augen schließt, damit die »Gefahr« verschwindet: Ist das Kopftuch nicht mehr sichtbar, gibt es auch die »fundamentalistische Gefahr« nicht mehr. Hier werden typische psychologische Mechanismen deutlich, die auch die Grenzen muslimischer Identitätsentwicklung aufzeigen: Die Muslime sind nach dem Ost-West-Konflikt in den 90er Jahren zum Träger eines neuen Feindbildes geworden. Solange unsere Gesellschaft ein solches Feindbild zur Sicherung der eigenen Stabilität benötigt, werden wir uns als Muslime verhalten können, wie wir wollen, wir werden dieser Funktion nicht entkommen.

Dennoch: Muslime sollten sich in »sabr« üben und mit Ruhe und Geduld an den vielen Aufgaben in der Gesellschaft konstruktiv mitwirken. Nur so lassen sich Ängste in der Bevölkerung abbauen. Muslime müssen als normaler Teil unserer Bevölkerung auch Mitarbeiter in den vorhandenen psychosozialen Regeldiensten werden. Muslimische Mitarbeiter im Jugendamt, bei den Trägern der Jugendhilfe, in vorhandenen Beratungsstellen, in der ambulanten psychiatrischen und psychotherapeutischen

Versorgung oder in Kliniken sollten so normal sein wie nichtmuslimische, unabhängig davon, ob hier bevorzugt Muslime behandelt werden oder nicht. Umso wichtiger sind gute Bildung und Ausbildung für Muslime in Deutschland, damit mehr muslimische Mitarbeitende in öffentlichen Institutionen zur Verfügung stehen.

Folgende Maßnahmen sind zur Verbesserung der sozialen Integration seitens der Muslime vonnöten:

Sprachkurse, Hausaufgabenbetreuung und Sozialberatung in den Moscheen

Die *deutsche Sprache* ist die wichtigste Voraussetzung für eine gesellschaftliche Integration. Das gilt sogar für die dritte Generation der muslimischen Migranten, die im Zeitalter von Satellitenfernsehen oft noch kein Deutsch sprechen, wenn sie in den Kindergarten oder in die Schule kommen. Auch viele nicht berufstätige Mütter leben hier seit vielen Jahren ohne deutsche Sprachkenntnisse, zumal wenn sie im Zuge der sog. Heiratsmigration ins Land gekommen sind. Hier müssen die Moscheen noch einige Aktivitäten entwickeln.

Da Eltern ohne Sprachkenntisse ihren Kindern in der Schule kaum helfen können, sollten die Moscheen weiterhin eine regelmäßige *Hausaufgabenbetreuung* anbieten. Die Schulabschlüsse muslimischer Migranten liegen erheblich unter dem Durchschnitt, hier gibt es ebenfalls einen riesigen Aufholbedarf. Sprachkurse und Hauaufgabenbetreuung sind auch von kleineren Moscheen zu leisten und letztlich eine Frage des Engagements Einzelner.

Wie es bereits an den großen islamischen Zentren z. B. in Aachen oder Hamburg geschieht, sollten auch die kleineren Moscheen stundenweise *soziale Beratungen* anbieten. Wegen der Berührungsängste vieler Muslime, besonders der ersten Generation, mit Behörden könnte man z. B. Mitarbeiter der Stadtverwaltung, der örtlichen Krankenkasse, den örtlich zuständigen so genannten Versichertenältesten der Rentenversicherung zu Informationsveranstaltungen einladen und hier auch gegebenenfalls dolmetschen. Weitere denkbare Themen sind Versicherungen aus islamischer Sicht, das deutsche Erbrecht usw. Aktivitäten dieser Art tragen in hohem Maßse zum Abbau von Barrieren und damit zur Integration der Muslime bei. Auch sollten in den Moscheeverbänden nicht nur männliche Mitarbeiter, sondern auch Frauen für die Beratungsarbeit zur Verfügung stehen.

Verbesserung der Ausbildung der Hodschas und Imame

Muslime, die in Moscheeverbänden organisiert sind, gehen mit ihren Problemen meist zu ihren Hodschas. Diese haben eine außerordentlich starke Stellung und können wertvolle Arbeit leisten. Daher ist besonders wichtig, sie in diesem Bereich ausreichend zu qualifizieren. Die wichtigste Voraussetzung dazu ist, dass sie nicht mehr aus dem Ausland nach Deutschland geholt werden – wobei die mangelnden Sprachkenntnisse nur ein Teil des Problems darstellen –, sondern auch hier aufgewachsen sind und daher das berufliche und gesellschaftliche Umfeld und die Schwierigkeiten ihrer Gemeindemitglieder kennen. Sie sollten neben ihrer islamischen Ausbildung zukünftig sämtlich Sozialarbeit oder -pädagogik studiert haben und könnten so einen wichtigen Integrationsbeitrag leisten.

Islamische Pflegefamilien / islamische Betreuer

Da kaum islamischen Pflegefamilien zur Verfügung stehen, müssen die Jugendämter muslimische Kinder oft in nichtmuslimischen Pflegefamilien unterbringen. Bei allem Engagement und allem Dank, der diesen dafür gebührt, ist diese Situation aus muslimischer Sicht jedoch höchst unbefriedigend. Wenn wir als islamische Gemeinschaft ein Interesse daran haben, die islamische Identität der Muslime besonders in einer nichtislamischen Gesellschaft zu stärken und zu festigen, dann muss hier dringend eine Änderung erfolgen.

Gleiches gilt für muslimische Betreuer. Wegen der teilweise weitgehenden Eingriffsrechte eines Betreuers in das Leben seines Betreuten ist ein stabiles Vertrauensverhältnis zwischen allen Beteiligten von grundsätzlicher Bedeutung. Ein muslimischer Betreuer wird es sicherlich leichter haben, wichtige Entscheidungen auch islamisch zu begründen und sie so vielleicht akzeptabler zu machen. Obwohl die wirtschaftliche Lage für Berufsbetreuer schwieriger wird, bietet sich hier auch ein Berufsfeld für muslimische Sozialarbeiter und Sozialarbeiterinnen an.

Islamische Selbsthilfegruppen

Selbsthilfegruppen gibt es zu den verschiedensten Problemkreisen, vom Thema Angst über Migräne bis hin zu Zwangserkrankungen, aber auch für missbrauchte Frauen oder alleinerziehende Väter. In Deutschland gab es Mitte der 90er Jahre über 70.000 verschiedene Selbsthilfegruppen, in denen ca. 2,65 Mio. Menschen organisiert waren (Bäcker u. a. 2000). Hier treffen sich von denselben medizinischen und sozialen Problemen Betroffene zur gemeinsamen gegenseitigen Hilfe und Unterstützung. Wenn man bedenkt, dass Muslime in vielen Bereichen des Alltagslebens ähnliche Probleme haben, dann könnten islamische Selbsthilfegruppen eine große Hilfe darstellen.

Themen wären z. B. Schul- und Erziehungsprobleme, Drogenmissbrauch eines Kindes, psychische Krankheiten in der Familie oder chronische Erkrankungen. In der Praxis stehen der Gründung einer Selbsthilfegruppe von Muslimen allerdings manche Schwierigkeiten entgegen, die von sprachlichen Problemen bis hin zur Sorge reichen, dass etwas aus der Gruppe herausgetragen werden könnte. Nicht zuletzt müssen die Betroffenen zuerst einmal bekennen und sich selbst eingestehen, dass bei ihnen evtl. sogar gravierende Probleme bestehen, was ebenfalls den meisten schwer fallen dürfte.

Verbesserung der Strukturen

Nicht nur der Einzelne ist gefordert, die muslimische Gemeinschaft als Ganzes muss ihre Kräfte bündeln. Als Teil des pluralen Systems unserer Gesellschaft brauchen wir in Zukunft verstärkt eigene Strukturen und Einrichtungen der freien Wohlfahrtspflege, die wie die Einrichtungen kirchlicher oder anderer Träger einer besonderen Grundlage und einem besonderen Geist verpflichtet sind, gleichzeitig aber auch einen Teil der Regelversorgung für die Allgemeinbevölkerung darstellen. Die Schaffung muslimischer sozialer Einrichtungen und Strukturen führt wie im Falle der Kirchen oder anderer freier Träger keineswegs in eine »Parallelgesellschaft« und widerspricht auch nicht der Forderung nach Integration. Sie hilft eher, diese zu verbessern, indem sie besonders praktizierende Muslime und solche aus anderen Kulturkreisen darin unterstützt, Möglichkeiten und Grenzen der Religionspraxis in einer nichtmuslimischen Gesellschaft auszuloten. So wird die Versorgung einer Klientel gesichert, die durch ihre Religion spezielle Anforderungen stellt und bisher in vielen Bereichen unterversorgt geblieben ist. Folgend einige Beispiele für islamische soziale Einrichtungen:

Islamisches psychosoziales Beratungsangebot

Gerade praktizierende Muslime sind in einer nichtislamischen Gesellschaft einer Vielzahl von Problemen ausgesetzt und fragen bei Therapeuten, von denen bekannt ist, dass sie praktizierende Muslime sind, immer wieder nach Beratungsmöglichkeiten oder Therapieplätzen. Ein islamisches psychosoziales Versorgungsangebot in Form von Beratungsstellen unabhängig von den Moscheen soll daher den Muslimen in Schwierigkeiten helfen, ihre Lebensweise auf ihre religiösen Grundlagen (Koran und Sunna) hin zu befragen und davon kulturelle Bestandteile zu unterscheiden (z. B. Verheiratung der Kinder durch die Eltern, Verbannung der Frau aus der Öffentlichkeit). Dieses Beratungsangebot muss dort, wo es notwendig ist, einen bikulturellen und ggf. zweisprachigen Ansatz verfolgen, der auch in Zukunft einen hohen Stellenwert behalten wird, darüber hinaus aber auch die Gewähr dafür bieten, dass islamische Aspekte und Ansätze so weit zum Tragen kommen können, wie sie der Klient als für sich verbindlich erlebt und akzeptiert.

Psychosoziale Beratung von Muslimen durch Muslime unterscheidet sich im Arbeitsalltag wenig von der Arbeit anderer Beratungsstellen. Die islamischen Aspekte eines Beratungsfalles kommen erst sekundär und nur in dem Umfang zum Tragen, wie der Klient sie als für sich verbindlich erlebt, d.h. unter Umständen auch gar nicht. Eine islamische psychosoziale Beratung als Integrationshilfe umfasst jedoch einen beträchtlichen Teil praktischer Sozialarbeit. Für die Praxis gelten die üblichen Qualitätsstandards von Beratung und Therapie.

Islamische Frauenhäuser

Dieses Thema wird unter Muslimen kontrovers diskutiert. Aus den Erfahrungen der therapeutischen Praxis ist die Notwendigkeit jedoch nicht zu bezweifeln. Derzeit sind muslimische Frauen in Notsituationen auf die bestehenden Frauenhäuser nichtmuslimischer Träger angewiesen. Obwohl wir als Berater und Therapeuten immer wieder froh darüber sind, dass Frauen in ihrer Not dort Zuflucht finden, bleibt die Situation aus vielerlei Gründen dennoch unbefriedigend.

Nicht nur sprachliche Probleme sind zu bewältigen, auch kann man von nichtmuslimischen Frauenhäusern nicht erwarten, islamische Betreuungs- und Beratungsangebote für die betroffenen Frauen bereitzuhalten. Lösungen sind für praktizierende Muslimas nur akzeptabel, wenn sie islamisch unbedenklich sind. Darüber hinaus können Aktivitäten, die den religiösen, sozialen und kulturellen Hintergrund der Betroffenen nicht gebührend berücksichtigen, den muslimischen Frauen mehr schaden als helfen, auch wenn sie grundsätzlich gut gemeint sind und in deren vermeintlichem Interesse erfolgen.

Islamische Alteneinrichtungen

Durch die Abnahme der Geburtenrate verändert sich die Altersverteilung der deutschen Gesellschaft. Davon sind grundsätzlich auch die Muslime betroffen. Daher ist davon auszugehen, dass wir in den nächsten Jahren auch immer mehr Muslime in Alten- und Pflegeeinrichtungen antreffen, da chronische Krankheit, enge Wohnungen, aber auch Familienangehörige, die im Ausland leben und zur Pflege nicht zur Verfügung stehen, eine Heimaufnahme notwendig machen. Da der Koran von den Kindern fordert, sich intensiv um das Wohlergehen unserer Eltern zu kümmern, können wir als Muslime vielleicht dazu beitragen, in diesem Bereich alternative Wohn- und Lebensformen zu entwickeln, die islamischem Geist entsprechen und gleichzeitig eine Bereicherung auch für die Nichtmuslime in unserem Land darstellen.

Islamisches Krankenhaus

Obwohl bei der derzeitigen finanziell schwierigen Situation der Krankenhäuser in Deutschland die Gründung eines islamischen Krankenhauses nicht zu erwarten ist, gehört dieser Bereich jedoch auch zu den denkbaren Aktivitäten der Muslime. Ein islamisches Krankenhaus wäre nicht nur für

Muslime da, sondern wie die Häuser in christlicher Trägerschaft ein Teil der Regelversorgung der Bevölkerung, könnte jedoch die besonderen Erfordernisse muslimischer Patienten berücksichtigen und neben den modernen medizinischen Methoden spezielle, ausgewählte Aspekte traditioneller islamischer Behandlungsmethoden (Diäthetik u. a.) anbieten.

Islamischer Wohlfahrtsverband

Die muslimischen Verbände in Deutschland betreiben in unterschiedlichem Maße soziale Arbeit. Darüber hinaus sind auch verbandsunabhängige Einrichtungen im sozialen Dienstleistungssektor tätig (s. Liste im Anhang). Wie die Caritas, die Diakonie oder die Zentralwohlfahrtsstelle der Juden sollten sich diese Einrichtungen zu einem islamischen Wohlfahrtsverband zusammenschließen, um ihre Kräfte zu bündeln, Kosten zu minimieren und auch ihre Interessen wirkungsvoller zu formulieren. Vor dem Hintergrund der bestehenden Uneinigkeit, Einzelinteressen und nationalen Ausrichtungen vieler Verbände wird dieser Schritt jedoch noch geraume Zeit benötigen. All diese Veränderungen werden Zeit brauchen. Menschen sind geneigt, mit Kritik erst einmal beim anderen anzufangen. Daher wird erst dann etwas geschehen, wenn wir die bereits erwähnte Mahnung Gottes im Koran aus Sure 13, Vers 11 beherzigen: »Wahrlich, Gott ändert den Zustand, in dem sich ein Volk befindet nicht, ehe sie sich selbst verändert haben.«

Anhang

Empfehlenswerte Literatur und Medien

Arbeitskreis Charta für eine kultursensible Altenpflege / Kuratorium Deutsche Altershilfe (Hg.): Für eine kultursensible Altenpflege. Eine Handreichung, Köln 2002.
Zu beziehen über das Kuratorium Deutsche Altershilfe (Anschrift s. u.).

Bäuml, Josef: Psychosen aus dem schizophrenen Formenkreis. Ein Ratgeber für Patienten und Angehörige. Springer-Verlag, Heidelberg 1994.
Ein sehr gut und leicht verständlicher Ratgeber, der dennoch alle wichtigen Fragen im notwendigen Umfang anspricht.

Bundesverband der Angehörigen psychisch Kranker (BapK) (Hg.): Mit psychisch Kranken leben. Rat und Hilfe für Angehörige. Psychiatrie-Verlag, Bonn 2002.

Brill, Karl-Ernst, Marschner, Rolf: Psychisch Kranke im Recht. Ein Wegweiser. Psychiatrie-Verlag, Bonn 2005.

Perincioli, Cristina (Hg.): CD-ROM AVA1 – Häusliche Gewalt: Informationen für Betroffene, und CD-ROMAVA2 – Häusliche Gewalt: Fortbildung und Sensibilisierung. Bonn 2003.
Beide CD-ROMs sind kostenlos über das Bundesministerium für Familie, Senioren, Frauen und Jugend zu beziehen. (Adresse s. u.)

Finzen, Asmus: Schizophrenie – die Krankheit verstehen. Psychiatrie-Verlag, Bonn 2004.

Hegemann, Thomas, Salman, Ramazan: Transkulturelle Psychiatrie. Konzepte für die Arbeit mit Menschen aus anderen Kulturen, Psychiatrie-Verlag, Bonn 2001.

Kriechhammer-Yagmur, Sabine, et al.: Binationaler Alltag in Deutschland. Ratgeber für Ausländerrecht, Familienrecht und interkulturelles Zusammenleben. Brandes & Apsel, Frankfurt 2001.
Der einzige im deutschsprachigen Raum lieferbare Ratgeber für binationale Paare und Familien.

Ministerium für Gesundheit, Soziales, Frauen und Familie des Landes Nordrhein-Westfalen (Hg.): Patientenrechte in Deutschland. Leitfaden für Patienten und Ärzte. Düsseldorf 2003.
Eine übersichtliche Einführung, kostenlos, zu bestellen beim Gesundheitsministerium in Düsseldorf.
Fax: 0211-8553211, E-Mail: info@mgsff.nrw.de oder auf der Internetseite www.mgsff.nrw.de.

PALM, Dorothee: Dialog der Herzen. Christlich-islamische Paare. Lit-Verlag, Münster 2003.
Der bisher einzige Ratgeber in deutscher Sprache zum Thema bireligiöse Ehe und Partnerschaft.

RAZVI, Mehdi, KLÖPPEL, Pia,. KRAUSEN, Halima: Entdeckungsreisen im Koran, eb-Verlag, Hamburg 2001.

ZIMMERMANN, Walter: Ratgeber Betreuungsrecht. Hilfe für Betreute und Betreuer. Deutscher Taschenbuch Verlag, München 2001.
Ein ausführlicher, aber dennoch verständlich geschriebener Ratgeber.

Öffentliche und allgemeine Institutionen

Bundesärztekammer
Postfach 120 864, 10589 Berlin
Tel.: (030) 4 00 45 60
E-Mail: info@baek.de, Internet: http://www.baek.de

Bundesarbeitsgemeinschaft für Rehabilitation (BAR)
Walter-Kolb-Straße 9 – 11, 60594 Frankfurt am Main
Tel.: (069) 60 15 18-0
E-Mail: info@bar-frankfurt.de, Internet: www.bar-frankfurt.de

Bundesministerium für Familie, Senioren, Frauen und Jugend
Alexanderplatz 6, 10178 Berlin
Tel.: (030) 2 06 55-0, Fax: (030) 20 65 5-11 45
E-Mail: poststelle@bmfsfj.bund.de, Internet: www.bmfsfj.de

Bundesverwaltungsamt
Bundesallee 216–218, 10719 Berlin
Tel.: 01 88 86 81-41 00, Fax: 01 88 86 81-41 10
Internet: www.bundesverwaltungsamt.de

Die Beauftragte der Bundesregierung für Migration, Flüchtlinge und Integration
Alexanderplatz 6, 10178 Berlin
Tel.: (030) 2 06 55-18 35, Fax: (030) 2 06 55-45 12
E-Mail: as@bmfsfj.bund.de, Internet: www.integrationsbeauftragte.de
Hier gibt es verschiedene Links, Publikationen, Daten und Fakten zum Thema Ausländer und Integration.

Deutsche Alzheimer Gesellschaft e.V.
Friedrichstraße 236; 10969 Berlin
Tel.: (030) 25 93 795-0, Fax: (030) 25 93 795-29
E-Mail: info@deutsche-alzheimer.de, Internet: www.deutsche-alzheimer.de

In den 80er Jahren schlossen sich an einzelnen Orten in Deutschland Angehörige von Demenzkranken und fachliche Helfer zu Selbsthilfegruppen zusammen, um die Interessen der Betroffenen, ihrer Angehörigen und professioneller Fachkräfte zu bündeln. Die Deutsche Alzheimer Gesellschaft ist der Bundesverband von Alzheimer Landesverbänden sowie von regionalen und örtlichen Gesellschaften.

Deutsche Hauptstelle gegen Suchtgefahren (DHS)
Postfach 1369, 59003 Hamm
Tel.: (02381) 90 15-0, Fax: (02381) 90 15-30
E-Mail: info@dhs.de, Internet: www.dhs.de
Die DHS ist der Zusammenschluss der in der Suchtkrankenhilfe und Suchtvorbeugung tätigen Verbände. Die Geschäftsstelle in Hamm gibt Auskünfte und Informationen an alle Betroffenen oder Interessierten.

Familien-Selbsthilfe Psychiatrie
Am Michaelshof 4b, 53117 Bonn
Tel.: (0228) 9 65 97 57
E-Mail: bapk@psychiatrie.de,
Internet: www.psychiatrie.de/familienselbsthilfe
Als Bundesverband der Angehörigen psychisch Kranker e.V. bietet die Familien-Selbsthilfe montags, dienstags und donnerstags von 15.00 bis 19.00 Uhr unter der Telefonnummer 0180-5 95 09 51 (12 ct / min) eine telefonische Beratung. Auch eine Beratung per E-Mail ist möglich:
beratung.bapk@psychiatrie.de.

Kuratorium Deutsche Altershilfe (KDA)
An der Pauluskirche 3, 50677 Köln
Tel.: (0221) 931847-0, Fax: (0221) 931847-6
E-Mail: publicrelations@kda.de, Internet: www.kda.de
Das KDA ist eine wichtige Informationsstelle zum Thema Alter und Versorgung im Alter. Hier existiert auch ein Arbeitskreis »Charta für eine kultursensible Alternpflege«.

Sozialverband Deutschland e.V.
Stralauer Straße 63, 10179 Berlin
Tel.: (030) 72 62 22-0, Fax: (030) 72 62 22-3 11
E-Mail: contact@sozialverband.de, Internet: www.sovd-bv.de
Bereits seit mehr als acht Jahrzehnten versteht sich der Sozialverband Deutschland als Ansprechpartner und Anwalt sozial benachteiligter und von gesellschaftlicher Ausgrenzung bedrohter Menschen. Neben der Arbeit auf politischer Ebene steht die ganz konkrete Hilfe und Beratung im Einzelfall als »Partner in sozialen Fragen«.

Psychotherapeutensuche

Beim Bund Deutscher Psychologen hilft eine persönliche Telefonberatung des BDP bei der Suche nach niedergelassenen Therapeutinnen und Therapeuten:
Psychotherapie-Infodienst (PID)
Tel. (02 28) 74 66 99,
E-Mail: wd-pid@t-online.de. Internet: www:psychotherapiesuche.de

Auch über die KBV kann man die für den eigenen Wohnort zuständige örtliche Landes-KV erfragen, die für die Sicherstellung der ärztlichen und psychotherapeutischen Versorgung verantwortlich ist und in vielen Fällen freie Therapieplätze vermittelt:
Kassenärztliche Bundesvereinigung (KBV)
Herbert-Lewin-Platz 2, 10623 Berlin
Tel.: (030) 40 05-0, Fax: (030) 40 05-15 90
E-Mail: info@kbv.de, Internet: www.kbv.de

Ferner kann die unabhängige Verbraucherberatung bei der Suche nach Adressen von Psychotherapeutinnen und Psychotherapeuten helfen, die Adressen der Patientenstellen in den Bundesländern ist zu erfahren bei der BAG der Patientenstellen:

Bundesarbeitsgemeinschaft der Patientenstellen
Gesundheitsladen München e.V.
Auenstraße 31, 80469 München,
Infotelefon: Mo–Do 13–14 Uhr, Tel. (089) 76 75 51 31,
E-Mail: mail@patientenstellen.de; Internet: www.patientenstellen.de

Neben den Patientenstellen haben einige Verbraucherzentralen der Bundesländer (z. T. regionale) Psychotherapieführer herausgegeben. Der Bereich »Gesundheitsdienstleistungen« bietet eine Menge praktischer Informationen, ist an den Verbraucherzentralen jedoch unterschiedlich stark ausgebaut und auch nicht immer gleich strukturiert. Bei Interesse kann man sich an den Bundesverband der Verbraucherzentralen wenden, der über eine Liste der Ansprechpartner in den Bundesländern verfügt:
Verbraucherzentrale Bundesverband
Markgrafenstraße 66, 10969 Berlin
Tel. (030) 2 58 00-0
E-Mail: info@vzbv.de, Internet: www.vzbv.de

Wer sich für eine bestimmte Therapierichtung entschieden hat, kann sich an die jeweiligen Berufsverbände wenden. Sie bieten nicht nur telefonisch Hilfe bei der Suche entsprechend ausgebildeter Therapeuten, sondern auch über das Internet, die bei den gängigen Verfahren oft diesem Muster folgen: **www.verhaltenstherapie.de, www.psychoanalyse.de, www.gestalttherapie.de.**

Der Arbeitskreis türkischsprachiger Psychotherapeuten vermittelt Adressen türkischsprachiger Psychotherapeutinnen und Psychotherapeuten:
Arbeitskreis türkischsprachiger Psychotherapeuten
Kontakt: Dipl.-Psych. Dr. M. Toker
Westf. Institut für Kinder- und Jugendpsychiatrie
Heithofer Allee 64, 59071 Hamm, Tel.: (02381) 89 31 43
E-Mail: aktpt@web.de, Internet: www.aktpt.de
Muslimische Ärzte, wenn auch kaum Psychotherapeuten, finden sich unter **www.muslim-markt.de**

Islamische soziale Einrichtungen

Begegnungs- und Fortbildungszentrum muslimischer Frauen und Mädchen (BFMF)

Liebigstraße 121 b, 50823 Köln
Tel.: (0221) 51 18 15, Fax: (0221) 9 17 15 97
E-Mail: bfmf-koeln.de, Internet: www.bfmf-koeln.de
Das BFMF ist eine multikulturelle, islamische Bildungs- und Begegnungsstätte für Frauen. Sie bietet Unterricht zum Nachholen verschiedener Schulabschlüsse, bietet Hilfe bei der beruflichen Orientierung, der Suche nach Ausbildungs-, Arbeits- und Praktikumsstellen und der Bewerbung. Neben Sprachkursen und Seminaren zu verschiedenen Themen wird soziale, pädagogische und psychologische Beratung angeboten. Das Zentrum hat 1999 für seine Leistungen den Karl-Kübel-Preis erhalten.

Haus des Islam

Schillerstraße 46, 64750 Lützelbach
Tel.: (06165) 91 20 19, Fax: (0496165) 91 20 18
E-Mail: Haus-des-islam@main-echo.net, Internet: www.hausdesislam.de
Das HDI hat sich laut Satzung »die Förderung der Volksbildung (Beitrag zum rechten Verständnis des Islam als Glaubenslehre und Lebensweise), sowie die Förderung der muslimischen Jugend im persönlichen und gesellschaftlichen Bereich« zur Aufgabe gemacht. Diese Ziele sollen durch allgemein bildende Veranstaltungen, Kurse, Publikationen und Freizeitaktivitäten verwirklicht werden.
Aus diesem Grund bietet das HDI nun schon seit vielen Jahren Seminare, Schwesterntreffen, Mädchenfreizeiten, Jungentreffen, Zeltlager, aber auch Bildungskurse an. Außerdem wird auch auf Aktivitäten gesellschaftlicher Natur großer Wert gelegt, wie Wandertage, Fahrradtouren, gemeinsame Fastentage, gemeinsames Fastenbrechen, »Id-ul-fitr« (türk. Ramazan Bayram), »Id-ul-adha« (türk. Bayram) und Reisen (regelmäßig eine Englandreise für Jugendliche). Zum HDI-Jahresprogramm gehört die Durchführung von Hadsch und Umra, der großen und der kleinen Pilgerfahrt zu den gesegneten Stätten des Islam.

HUDA – Netzwerk für muslimische Frauen e.V.
Postfach 200710, 53137 Bonn
Sorgentelefon: (0511) 8 48 55 77 oder (0234) 89 08 10
E-Mail: Hudanetzwerk@t-online.de, Internet: www.huda.de
HUDA ist ein politisch und national unabhängiger Zusammenschluss muslimischer Frauen in Deutschland, der nicht nur eine eigene Zeitung herausgibt, sondern sich als Informationspool für die Selbstorganisation muslimischer Frauenprojekte versteht, denen HUDA bei Bedarf organisatorische und publizistische Unterstützung gewährt.

Islamische Arbeitsgemeinschaft für Sozial- und Erziehungsberufe e.V. (IASE)
Dr. S. Ibrahim Rüschoff
Tel. (0160) 31 31 117
E-Mail: rueschoff@t-online.de
Die Arbeitsgemeinschaft widmet sich vor allem der Verbesserung der psychosozialen Versorgung der in Deutschland lebenden Muslime. Sie dient weiter der Vernetzung praktizierender Muslime, die in sozialen Berufen tätig sind (Psychiater, Psychologen, Sozialarbeiter und Pädagogen) und führt in unregelmäßigen Abständen Fachtagungen durch. Die Arbeitsgemeinschaft ist Mitglied im Zentralrat der Muslime in Deutschland.

Islamischer Sozialdienst und Informationszentrum e.V.
Kärntnerstraße 40 a, 70469 Stuttgart
ISIZ ist eine Gruppe von muslimischen Theologen, Pädagogen, Erzieherinnen, Politologen und Sozialarbeitern, die unter Berücksichtigung der gesellschaftlichen Realitäten einen qualifizierten Sozialdienst anzubieten versuchen.

Isma – Haueninitiative für Integration und Austausch e.V.
Laubenheimer Straße 59, 55130 Mainz
Tel.: (06131) 5 53 14 95
E-Mail: isma-mainz@web.de.
Isma e.V. ist eine Arbeitsgemeinschaft von Fachkräften verschiedener Na-

tionalitäten aus sozialen, pädagogischen psychologischen und medizinischen Berufen. Der Verein bietet Beratung und sozialpädagogische Hilfen in Erziehungs- und Familienfragen an sowie Familien- und Paartherapie, Einzeltherapie und Mediation.

MoSaik, Institut für systemische Therapie und sozialpädagogische Familienhilfe

Dipl.-Psych. Malika Laabdallaoui
Laubenheimer Straße 59, 55130 Mainz
Tel.: (06131) 5 53 14 95, Fax (06131) 5 53 14 97
E-Mail: info@mosaik-mainz.de, Internet: www.mosaik-mainz.de
MoSaik hat besonders Erfahrungen mit Familientherapie sowie muslimischen Minderheiten aus dem nordafrikanischen Raum. Das Institut bietet Dolmetscherdienste für Arabisch, Tamazight und Türkisch an, darüber hinaus verschiedene Fortbildungsangebote für Einzelpersonen und Institutionen.

Muslim Lawyers e.V.

Postfach 601206, 14412 Potsdam
Tel.: (0331) 5 50 96 65, Fax. (0331) 5 5096 67
E-Mail: info@muslim-lawyers.net, Internet: www.muslim-lawyers.net

Muslim § Recht

Am Landpflegeheim 4a, 22549 Hamburg
E-Mail: info@muslimrecht.de
Muslim § Recht ist eine unabhängige Menschenrechts- und Juristenorganisation, die ein sachliches Bild des Islam und der Muslime in Deutschland fördern will.

ZIF – Zentrum für islamische Frauenforschung und Frauenförderung

Postfach 520362, 50952 Köln
Tel.: (0221) 3 68 64 67, Fax: (0221) 3 68 64 68
E-Mail: Info@zif-koeln.de, Internet: www.zif-koeln.de
Das ZIF kümmert sich insbesondere um Beratung und Ausbildung von

Frauen und Mädchen vor dem Hintergrund frauengerechter Auslegung islamischer Quellen.

Islamische Organisationen

Institut fürIslamstudien e.V. / Mevlevî-Tariqa Deutschland
Dorfstraße 63, 03253 Trebbus
Tel. und Fax: (035322) 3 33 70
E-Mail Sekretariat@mevlevihane.de, Internet: www.mevlevi.de
Das Institut ist ein gemeinnütziger Verein von größtenteils deutschsprachigen Muslimen. Angeboten werden Gespräche zu (inter-)religiösen und (inter-)familiären Familienfragen, Informationen zum Islam und geistliche Begleitung

Islamische Gemeinschaft Jama'at un-Nur
Neustraße 11, 51063 Köln
Tel.: (0221) 61 72 27, Fax: (0221) 6 11 03 75
E-Mail: jamaatunur@t-online.de, Internet: www.jamaatunnur.de

Islamische Gemeinschaft Milli Görüs e.V. (IGMG)
Boschstraße 61–65, 50171 Kerpen
Tel.: (02237) 6 56 0, Fax: (02237) 65 65 55
E-Mail: info@igmg.de, Internet: www.igmg.de

Islamrat für die Bundesrepublik Deutschland
Osterather Straße 7, 50739 Köln
Tel.: (0221) 17 04 90 15, Fax: (0221) 17 04 03
E-Mail: islamrat@islamrat.de, Internet: www.islamrat.de

Türkisch-Islamische Union der Anstalt für Religion (DITIB)
Venloer Straße 160, 50823 Köln
Tel: (0221) 5 79 82-0, Fax: (0221) 51 58 92
E-Mail: info@diyanet.org, Internet: www.diyanet.org

Union der Türkisch-Islamischen Kulturvereine (ATIB)
Sachsenring 20, 50677 Köln
Tel.: (0221) 31 60 10, Fax: (0221) 32 34 20
E-Mail: atib@atib.org, Internet: www.atib.org/deutsch

Verband Islamischer Kulturzentren e.V. (VIKZ)
Vogelsanger Straße 290, 50825 Köln
Tel.: (0221) 9 54 41 00, Fax: (0221) 54 26 16
E-Mail: Islam@VIKZ.de, Internet: www.vikz.de

Zentralrat der Muslime in Deutschland e.V. (ZMD)
Indestraße 93, 52249 Eschweiler
Tel.: (02403) 70 20 75, Fax: (02403) 70 20 76
E-Mail: sekretariat@zentralrat.de, Internet: www.islam.de

Islamische Zentren

Die großen islamischen Zentren in Deutschland bieten ebenfalls Sozialberatung an:

Islamisches Zentrum Aachen
Prof.-Pirlet-Straße 20, 52074 Aachen
Tel.: (0241) 8 89 06-0, Fax (0241) 8 20 35

Islamisches Zentrum Hamburg
Schöne Aussicht 36, 22085 Hamburg
Tel.: (040) 22 94 86-0, Fax (040) 2 20 43 40
E-Mail: info@islamisches-zentrum-hamburg.de,
Internet: www.islamic-centre-hamburg.de
Umfangreiche Ausbildung in klassischer islamischer Bildung (Koran, Sunna, Islamisches Recht, Tafsir etc. mit Schwerpunkt schiitische Rechtsschule). Qualifizierte Beratung in Frauenfragen durch die Islamgelehrte Halima Krausen.

Islamisches Zentrum München
Wallner Straße 1–5, 80939 München
Tel.: (089) 32 50 61, Fax: (089) 32 50 77

Migrantenorientierte Einrichtungen

Ethno-Medizinisches Zentrum Hannover e.V.
Königstraße 6, 30175 Hannover
Tel.: 0511-16 84 10-20, Fax: 0511-457215
E-Mail: ethno@onlinehome.de,
Internet: www.ethno-medizinisches-zentrum.de
Das Ethno-Medizinische Zentrum Hannover e.V. (EMZ) entwickelt einerseits Fortbildungsangebote für Fachkräfte im Gesundheitswesen, die mit Migranten arbeiten, und versteht sich andererseits auch als Ansprechpartner für betroffene Migranten, die auf der Suche nach Beratung und Behandlung sind.

Institut für transkulturelle Betreuung e.V.
Königstraße 6, 30175 Hannover
Tel.: (0511) 4 58 30 28, Fax: (0511) 2 15 28 54
E-Mail: itb.hannover@t-online.de, Internet: www.itb.de
Das Institut hat das Ziel, die Lebenssituation rechtlich betreuter Migranten zu verbessern. Es werden qualifizierte und besonders geschulte Mitarbeiter aus den verschiedensten Kultur- und Sprachgruppen eingesetzt. Weitere Angebote bestehen in Beratung zu migrationsspezifischen Fragen und der Vermittlung kultur- und sprachkundiger Gutachter.

Terre des Femmes e.V. – Menschenrechte für die Frau
Postfach 2565, 72015 Tübingen
Tel.: (07071) 79 73 0, Fax: (07071) 79 73 22
E-Mail: tdf@frauenrechte.de, Internet: http://www.frauenrechte.de

Türkischsprachige Suchtberatung im »Kodrobs«, Verein Jugend hilft Jugend
Weimarer Straße 83, Hamburg-Wilhelmsburg
Tel.: (040) 75 66 22 22
Abuzer Cevik, Sozialpädagoge, ist für türkische Jugendliche mit Drogenproblemen da und berät freitags auf Türkisch über die Hotline.

Verband binationaler Familien und Partnerschaften – iaf e.V.
Ludolfusstraße 2–4, 60487 Frankfurt am Main
Tel.: (069) 71 37 56-0
Internet: www.verband-binationaler.de
Der Verband binationaler Familien und Partnerschaften setzt sich für die Chancen und Möglichkeiten des Zusammenlebens von Menschen unterschiedlicher Kulturen ein mit Publikationen, Veranstaltungen und Fortbildungsseminaren. Ein weiterer Schwerpunkt der Arbeit liegt in der Beratung von Frauen und Männern in allen Fragen einer binationalen Beziehung.

Kliniken und Therapieeinrichtungen

Die meisten der genannten Kliniken arbeiten migrantenzentriert und haben mit dem Islam keine speziellen Berührungspunke. Dennoch ist es hier für Muslime einfacher als in vielen Krankenhäusern ohne diese Schwerpunktbildung.

Brandenburg Klinik GmbH & Co. KG BKB
Brandenburgallee 1, 16321 Bernau (Waldsiedlung)
Tel.: (033397) 3-0, Fax: (033397) 3 33 44
E-Mail: info@brandenburg-klinik.de,
Internet: www.brandenburg-klinik.de.
Psychosomatische Reha-Klinik mit einer Station für türkischsprachige Patienten mit muttersprachlicher Betreuung.

Dönüs Therapieeinrichtung
Birnthon 3 b, 90475 Nürnberg
Tel.: (09128) 20 30 oder 20 50, Fax: (09128) 20 59
E-Mail: info@doenues-drogentherapie.de,
Internet: www.doenues-drogentherapie.de
Eine Therapieeinrichtung für Drogenabhängige zwischen 18 und 40 Jahren aus dem türkisch-arabischen Kulturkreis, mit muttersprachlichen Angeboten sowie orientalischer Küche in Anlehnung an den islamischen Kalender.

Gesundheitszentrum Bad Laasphe (Emmaburg-Klinik und Klinik am Park)
Lahnstraße 28, 57334 Bad Laasphe
Tel.: (02752) 102-0
Die Kliniken bieten in ihrem integrativen Fachbereich Psychosomatik, Orthopädie und Innere Medizin ein spezifisches Behandlungskonzept für türkische Patienten an.

Internistisch-Psychosomatische Fachklinik Hochsauerland
Zu den drei Buchen 2, 57392 Schmallenberg-Bad Fredeburg
Tel.: (029 74) 73-0
Internet: www.fachklinik-hochsauerland.de
Psychosomatische Fachklinik, die zweisprachige Therapieprogramme für Migranten aus der Türkei vorhält.

Klinik für Rehabilitation Bad Oeynhausen
Am Brinkamp 15, 32545 Bad Oeynhausen
Tel: (05731) 8 65-0
Die Klinik bietet als einzige ein spezielles Behandlungskonzept, das sich an praktizierende deutsch- und türkischsprachige Muslime richtet mit türkischem Dolmetscherdienst, Halal-Speisen, Berücksichtigung der Gebetszeiten, getrenntgeschlechtliche Anwendungen, Fahrdienst zum Freitagsgebet in eine Moschee usw.

Klinik für Psychosomatische Medizin und Psychotherapie
Am Kurpark 1, 23795 Bad Segeberg,
Tel.: (04551) 8 02-48 91, Fax: (04551) 8 02-48 95
E-Mail: psychosomatik@segebergerkliniken.de,
Internet: www.segebergerkliniken.de.
Angebot stationärer psychosomatischer und psychotherapeutischer Behandlung für Migranten aus der Türkei.

Klinik für Psychiatrie und Psychotherapie Marburg-Süd
Cappeler Straße 98, 35039 Marburg
Tel.: (06421) 40 41
Stationäre Psychotherapie für türkische Migranten.

Michael-Balint-Klinik
Hermann-Voland-Straße 10, 78126 Königsfeld im Schwarzwald
Tel.: (07725) 932-0
Internet: www.michael-balint-klinik.de
Die Klinik bietet ein Behandlungskonzept für psychosomatisch erkrankte Migranten aus der Türkei.

Zentrum für interkulturelle Psychiatrie, Psychotherapie und Supervision (ZIPP) der Charité Berlin
Schumannstraße 20 / 21, 10117 Berlin
Internet: www.charite.de/psychiatrie/
Termine für die Spezialsprechstunde erhält man über die Poliklinik der Klinik für Psychiatrie und Psychotherapie, Tel.: (030) 4 50 51 70 95.

Verwendete und weiterführende Literatur

ABU SHUQQA, Abdelhalim: Die Befreiung der Frau im Zeitalter der Botschaft (arab.), Bd. VI: Kultur der Sexualität für Ehepartner, Kairo 1990.

AL GHASALI: Das Elixier der Glückseligkeit. Düsseldorf, Diedrichs 1979.

ANGENENDT, Jörg, et al.: Angststörungen, in: Berger, Mathias (Hg.): Psychiatrie und Psychotherapie. Urban & Schwarzenberg, München, Wien, Baltimore 1999, S. 569–618.

AL QARADAWI, Jusuf: Erlaubtes und Verbotenes im Islam. SKD Bavaria Verlag, München 1989.

ASAD, Muhammad: Der Weg nach Mekka. Sammlung Luchterhand, Hamburg, Zürich 1992.

ASLAM, Quazi Muhammad: Psychoanalyse und Islam, in: CONDRAU, G. (Hg.): Psychologie der Kultur, Bd. 1: Transzendenz und Religion. Beltz, Weinheim, Basel 1982, S. 206–209.

ASSION, H.J., DANA, I., HEINEMANN, F.: Volksmedizinische Praktiken bei psychiatrischen Patienten türkischer Herkunft in Deutschland, in: Fortschr. Neurol. Psychiat. 67 (1999), S. 12–20.

ASSION, H.J.: Traditionelle Heilpraktiken türkischer Migranten. Das transkulturelle Psychoforum Band 11. Verlag für Wissenschaft und Bildung. Berlin 2004.

Auszüge aus Sahih Al-Buharyy, aus dem Arabischen übertragen und kommentiert von Abu'r-Rida Muhammad Ibn Ahmad Ibn Rassoul. Islamische Bibliothek, Köln 1989.

BÄCKER, Gerhard, et al.: Sozialpolitik und soziale Lage in Deutschland. Westdeutscher Verlag, Wiesbaden 2000.

BALIC, Smail: Islam für Europa. Neue Perspektiven einer alten Religion. Böhlau, Köln 2001.

Beauftragte der Bundesregierung für Ausländerfragen: Bericht der Beauftragten der Bundesregierung für Ausländerfragen über die Lage der Ausländer in der Bundesrepublik Deutschland. Berlin, Bonn 2002.

Bundesarbeitsgemeinschaft für Rehabilitation (Hg): Arbeitshilfe für die Rehabilitation und Teilhabe psychisch kranker und behinderter Menschen, Schriftenreihe der Bundesarbeitsgemeinschaft für Rehabilitation Heft 9, Frankfurt am Main 2003.

Bundesamt für die Anerkennung ausländischer Flüchtlinge (Hg.): Migration und Asyl in Zahlen. Nürnberg 2003.

Bundesministerium für Familie, Senioren, Frauen und Jugend (Hg.): Lebenssituation, Sicherheit und Gesundheit von Frauen in Deutschland – Eine repräsentative Untersuchung zu Gewalt gegen Frauen in Deutschland. Berlin 2004, S. 27 f.

Denffer, Ahmad von (Hg.): Allahs Gesandter hat gesagt ... Haus des Islam, Lützelbach 1984.

Denffer, Ahmad von: Ein Tag mit dem Propheten. The Islamic Foundation, London 1981.

Denffer, Ahmad von: Träume und Traumdeutung im Islam. Schriftenreihe des Islamischen Zentrums München Nr. 30. Islamisches Zentrum, München 2000.

Denffer, Ahmad von: Al-Nawawi: Vierzig Hadithe. Aus dem Arabischen von Ahmad von Denffer. The Holy Koran Publishing House, Beirut, Damaskus 1980.

Der Koran: Die Bedeutung des Korans. SKD Bavaria Verlag, München 1996.

Deutsche Arbeitsgemeinschaft für Jugend- und Eheberatung e.V. (Hg.): Beratungsführer 2002/03. München 2002.

Douallal, Malika, Rüschoff, Ibrahim, S.: Ehen von Muslimen in Deutschland. Probleme, Hintergründe und Lösungsansätze, in: Denffer, Ahmad von: Die muslimische Familie in der hiesigen Gesellschaft. Schriftenreihe des Islamischen Zentrums München Nr. 38, München 2003, S. 40–60.

Falaturi, Abdoldjavad: Die Sunna des Propheten Muhammad als Grundlage des islamischen Rechts, in: Die Bedeutung der Sunna für uns. Beiträge zum 16. Treffen deutschsprachiger Muslime, Aachen 1983.

Falaturi, Abdoldjavad, Twuroschka, Udo: Der Islam im Unterricht. Beiträge zur interkulturellen Erziehung in Europa. Braunschweig 1992.

Falaturi, Abdoldjavad: Grundkonzept und Hauptideen des Islam. Hamburg 2002.

Haus des Islam (Hg.): Worte des Propheten. Lützelbach 1983.

Ilkilic, Ilhan: Der muslimische Patient. Medizinethische Aspekte des muslimischen Krankheitsverständnisses in einer wertpluralen Gesellschaft. LIT-Verlag, Münster, Hamburg, London 2001.

Innenministerium des Landes NRW (Hg.): Häusliche Gewalt und polizeiliches Handeln. Informationen für die Polizei und andere Beteiligte. Düsseldorf 2002.

Institut für transkulturelle Betreuung e.V. (Hg.): Rechtliche Betreuung von Migranten in Niedersachsen. Situationsbeschreibung, Analyse, Folgerungen. Hannover 2002.

Kriechhammer-Yagmur, Sabine, et al.: Binationaler Alltag in Deutschland. Ratgeber für Ausländerrecht, Familienrecht und interkulturelles Zusammenleben. Brandes & Apsel, Frankfurt 2001.

Lueg, Andrea: Der Islam in den Medien, in: Hippler, Jochen, Lueg, Andrea (Hg.): Feindbild Islam oder Dialog der Kulturen. Konkret Literatur Verlag, Hamburg 2002, S. 16–34.

Müller, Christian. (Hg.): Lexikon der Psychiatrie. Springer Verlag, Berlin, Heidelberg 1986.

Olbrich, Hans Michael, et al.: Schizophrenien und andere psychotische Störungen, in: Berger, Mathias (Hg.): Psychiatrie und Psychotherapie. Urban & Schwarzenberg, München, Wien, Baltimore 1999. S. 408–482.

Peters, Uwe Hendrik (Hg.): Wörterbuch der Psychiatrie und medizinischen Psychologie. Urban & Schwarzenberg, München, Wien, Baltimore 1990.

Pfeiffer, Wolfgang M.: Transkulturelle Psychiatrie. Ergebnisse und Probleme. Thieme Verlag, Stuttgart, New York 1994.

Ramadan, Tariq: Der Islam und der Westen. Von der Konfrontation zum Dialog der Zivilisationen. MSV-Verlag, Köln 2000.

Ramadan, Tariq: Muslimsein in Europa. Untersuchung der islamischen Quellen im Europäischen Kontext. MSV-Verlag, Köln 2001.

Rassoul, Muhammad Abu'r Rida: Ratgeber der muslimischen Frau. Islamische Bibliothek, Köln 1996.

Riemann, Fritz: Grundformen der Angst. Reinhardt, München 2002.

ROHNER, Robert, EROGLU, Sait, ARSLAN, Sakir: Behandlung hinter den Kulissen. Schulmedizinische Therapie und traditionelle Heiler, in: Rohner, Robert, Köpp, Werner (Hg.): Das Fremde in uns, die Fremden bei uns. Ausländer in Psychotherapie und Beratung. Asanger Verlag, Heidelberg 1993, S. 85–95.

RÜSCHOFF, Ibrahim, Islamische psychosoziale Beratungsarbeit. Ein Beitrag zur gesellschaftlichen Integration von Muslimen, in: HILDEMANN, K. (Hg.): Religion – Kirche – Islam. Eine soziale und diakonische Herausforderung. Ev. Verlagsanstalt, Leipzig 2003, S. 207–218.

RUZICKA, Lado T.: Suicide in Countries and Areas of the ESCAP Region, in: Asia-Pacific Population Journal, Vol. 13, No. 4, December 1998.

SALMAN, Ramazan: Stand und Perspektiven interkultureller Suchthilfe, in: SALMAN, R., TUNA, S., LESSING, A. (Hg.): Ratgeber interkulturelle Suchthilfe. Modelle, Konzepte und Ansätze der Prävention, Beratung und Therapie. Psychosozial-Verlag, Gießen 1999, S. 11–29.

SALMAN, Ramazan, WÖHLER, Ulrich: Rechtliche Betreuung von Migranten. Stand, Konzeption und Grundlegung transkultureller Betreuungsarbeit. ITB, Hannover 2001.

SCHMID, Martin: Migration, Drogenkonsum und Drogenhilfe. Empirische Grundlagen und Konsequenzen für die Drogenhilfe, in: Landeszentrum für Zuwanderung NRW (Hg.): Migration und Sucht. Beispielhafte Projekte und Hilfsangebote für junge Migrantinnen und Migranten. Dokumentation 4/2002, Solingen 2002, S. 130–142.

TUNA, Soner: Entwicklungskrisen und migrationsbedingte Belastungen als Suchtgefährdungspotenziale jugendlicher Migranten, in: SALMAN, R., TUNA, S., LESSING, A. (Hg.): Ratgeber interkulturelle Suchthilfe. Modelle, Konzepte und Ansätze der Prävention, Beratung und Therapie. Psychosozial-Verlag, Gießen 1999, S. 94–102.

UMM-YUSSUF, Iman: Die Ehe im Islam. Das Wichtigste im Überblick. Schriftenreihe des Islamischen Zentrums München Nr. 28. München 1998.

WOHLRAB-SAHR, Monika: Konversion zum Islam in Deutschland und den USA. Campus-Verlag, Frankfurt, New York 1999.

Yüksel, Taner: Der kulturelle Aspekt der Suchthilfe. Türkisch-islamische Grundhaltungen und ihre Auswirkungen auf das Drogenhilfesystem, in: Salman, R., Tuna, S., Lessing, A. (Hg.): Ratgeber interkulturelle Suchthilfe. Modelle, Konzepte und Ansätze der Prävention, Beratung und Therapie. Psychosozial-Verlag, Gießen 1999, S. 30–45.

Zaidan, Amir, Al-'Aqida: Einführung in die zu verinnerlichenden Inhalte des Islam. MSV, Marburg 1997.

Zimmermann, Walter: Ratgeber Betreuungsrecht. Hilfe für Betreute und Betreuer, Taschenbuch Verlag 2004, München.

Glossar

Für die nichtmuslimischen Leser dieses Ratgebers wollen wir die wichtigsten verwendeten islamischen Begriffe erläutern.

Allah

Allah ist das arabische Wort für Gott, das auch arabischsprachige Juden und Christen benutzen. Für die Muslime ist Allah der Gott Abrahams und aller anderen Propheten, also mit dem der Juden und der Christen identisch.

Hadith

Ein Hadith (Plural im Deutschen »Hadithe«, Plural arabisch »ahadith«) ist die Form der Überlieferung der Sunna (»Tradition«, Aussagen und Verhalten des Propheten Muhammad). Ob ein Hadith »echt«, also zuverlässig ist, wird dadurch bestimmt, wie lückenlos die Kette seiner Überlieferer ist und als wie zuverlässig diese eingestuft werden. Ist sie gesichert, kann man davon ausgehen, dass der Prophet das Überlieferte tatsächlich gesagt oder getan hat.

Hadsch

Die Hadsch ist die Pilgerfahrt nach Mekka, die Muslime wenigstens einmal im Leben durchführen sollen, sofern sie finanziell dazu in der Lage sind. Sie findet im 12. Monat des islamischen Kalenders statt. Während dieser Zeit halten sich gleichzeitig ca. 2,5 Mio. Muslime in Mekka auf. Mit allen Riten und dem obligatorischen Besuch der für Muslime bedeutenden Stätten, wie z. B. der Prophetenmoschee in Medina, dauert eine Reise ca. vier Wochen. Da alle Teilnehmer zumeist von einer intensiven religiösen Gefühlslage beherrscht sind, ist die Pilgerfahrt durchaus eine psychische und körperliche Anstrengung. Ein empfehlenswerter Bericht ist: »Zu den heiligen Quellen des Islam – als Pilger nach Mekka und Medina« von Ilya Trojanov, Malik-Verlag 2004.

Imam / Hodscha

Der Leiter des Gebets wird als Imam bezeichnet. Da es keine religiöse Hierarchie im Islam gibt, kann diese Funktion von jedem Muslim wahrgenommen werden, der die Durchführung des Gebetes beherrscht. Der türkische Begriff ist Hodscha, was auch Lehrer bedeutet. Die Imame / Hodschas halten auch die Freitagspredigt, geben teilweise Religionsunterricht und stehen für die seelsorgerische Betreuung der Gemeindemitglieder zur Verfügung. Hieraus hat sich auch in Deutschland in den meisten Moscheen, die islamischen Verbänden angeschlossen sind, eine hauptberufliche Tätigkeit entwickelt.

Bei den Schiiten bezeichnet »Imam« den Führer und geistigen Leiter der Muslime, der aus der Familie des Propheten stammen muss.

Iman

»Iman« ist der Glaube der Muslime an Gott, die Engel, die Offenbarungen, die Propheten, die Auferstehung und an die Vorherbestimmung der Dinge.

Koran

Es handelt sich nach muslimischem Verständnis um Gottes unmittelbares Wort, für das Muhammad als Prophet nur Sprachrohr war. Der Koran wurde in einem Zeitraum von 23 Jahren sukzessive in einzelnen Versen und Abschnitten offenbart. Im Gegensatz zur Bibel, die einen breiten Erzählstil aufweist, behandelt der Koran seine Themen eher schlaglichtartig an verschiedenen Stellen und in unterschiedlichen Zusammenhängen mit immer wieder kleinen Akzentverschiebungen, die in der Übersetzung oft nur schwer deutlich gemacht werden können und den Koran in einem gewissen Sinne schwer lesbar machen.

Zum Verständnis und zur Interpretation des Korans ist die Kenntnis der Begebenheiten unerlässlich, zu denen die einzelnen Verse offenbart wurden. Es ist die Aufgabe der Gelehrten (nicht die von Laien und schon gar nicht die von Nichtmuslimen), den Koran vor dem Hintergrund der Erfordernisse der jeweiligen Zeiten und Gesellschaften zu interpretieren und den Gläubigen damit Hilfestellung zur Alltagsbewältigung zu geben.

Moschee

Die Moschee (arab. »masdschid«, Ort der Niederwerfung zum Gebet) ist der Bet- und Versammlungsort der Muslime. Sie ist mit ihrer Gebetsnische nach Mekka ausgerichtet. Sie ist Zentrum des gesellschaftlichen Lebens und beherbergt in ihrem Komplex neben dem eigentlichen Gebetsraum oft auch Geschäfte (z. B. Friseur, Lebensmittel), Schulen, Verwaltungsbüros oder Sozialeinrichtungen.

Prophet

Nach islamischer Auffassung hat Gott die Menschen nie ohne seine Rechtleitung gelassen. So sandte er Propheten zu ihnen, die sie entweder an die Botschaft erinnern sollten wie z. B. Jonas / Yunus oder die eine Offenbarung Gottes für die Menschen brachten wie z. B. Moses die Thora oder Jesus Christus das Evangelium. Muhammad brachte mit dem Koran die Offenbarungen zum Abschluss und wird daher als »Siegel der Propheten« bezeichnet. Die Fähigkeit zur Voraussage von Ereignissen, mit der Prophetie oft verbunden wird, fehlt im islamischen Verständnis allerdings völlig.

Ramadan

Der Ramadan ist der neunte Monat des islamischen Kalenders, in dem den Muslimen zwischen Morgengrauen (Frühgebet) und Sonnenuntergang (Abendgebet) das Essen, Trinken, Rauchen und der Geschlechtsverkehr verboten ist. Kranke, Alte und Schwangere sind davon ausgenommen. Da der islamische Mondkalender gegenüber dem Sonnenkalender um ca. 11 Tage / Jahr nach vorne wandert, verschiebt sich der Ramadan jedes Jahr. Am Ende steht das Ramadanfest (arab. »Id-ul fitr«), außerdem wird dann die Sozialabgabe entrichtet (arab. »zakat«)
In der Fastenzeit geht es um eine bewusste Umkehr des ganzen Menschen (»Wer im Ramadan lügt, der hat nur gehungert«, sagte der Prophet). Der Aspekt der Buße fehlt allerdings beim islamischen Fasten.

Sabr

Das arabische Wort »Sabr« trägt so viele Bedeutungen und feine Schattierungen in sich, dass diese sich unmöglich in einem deutschen Wort zusammenfassen lassen. Es bedeutet 1. Geduld im Sinne von Gründlichkeit, dem Gegenteil von Hast; 2. geduldige Beharrlichkeit, Ausdauer, Standhaftigkeit, Entschlossenheit in den Absichten; 3. systematisches im Gegensatz zu sprunghaftem oder rein zufälligem Vorgehen; 4. gefasste und einsichtige Annahme von Kummer, Misserfolg oder Leiden, im Gegensatz zu Aufbegehren und Widerspenstigkeit, wobei völlige Passivität oder Gleichgültigkeit wegen der gleichzeitig angedeuteten Ausdauer und Standhaftigkeit ausgeschlossen ist.

Sunna

Sunna bezeichnet alles, was der Prophet Muhammad durch Wort, Tat oder durch seine Zustimmung (des bereits Bestehenden) in den Rang einer verbindlichen Vorschrift erhoben hat. Mit anderen Worten: alles, was er als Prophet und nicht als Privatmann mit dem Auftrag, neue Regeln und Vorschriften aufzustellen, gesagt, getan oder dem er zugestimmt hat. Somit wird Sunna als Terminus seiner wörtlichen Bedeutung gerecht, die im verbalen Sinne vorschreiben, bestimmen usw. bedeutet.

Sure

Der Koran ist in 114 Suren eingeteilt, diese wiederum in Verse (»ayat«).

Umra

So wird die so genannte »kleine Pilgerfahrt« bezeichnet, die zu jeder Zeit ausgeführt werden kann und nur einen Teil der Riten des Hadsch umfasst. Im Gegensatz zur Hadsch ist sie freiwillig und jederzeit möglich. Sie kann deren Durchführung jedoch nicht ersetzen.

Zakat

Zakat (wörtl. Reinigung, Läuterung), die dritte der fünf Säulen des Islam. Man versteht darunter als Fachbegriff die Abgabe eines vorgeschriebenen Anteils bestimmter Güter an bestimmte empfangsberechtigte Personen. Wer mehr hat, als er für sich und seine Familie braucht, ist verpflichtet, einen Teil davon für Bedürftige zu spenden.

Autorin und Autor

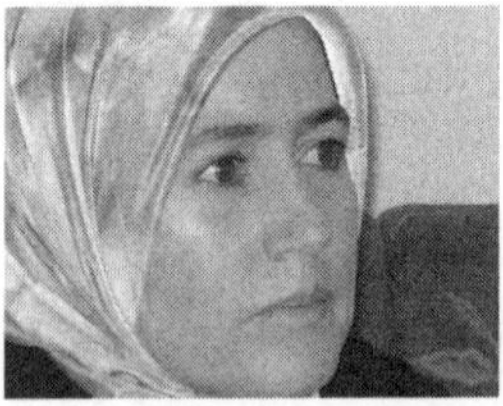

Malika Laabdallaoui ist Diplom-Psychologin und systemische Paar- und Familientherapeutin. Besonders viel Erfahrung hat sie in der Beratung und Therapie von muslimischen Migranten.

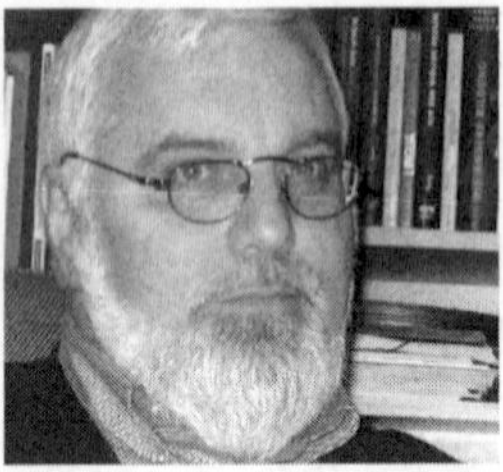

Dr. S. Ibrahim Rüschoff ist Oberarzt für Neurologie und Psychiatrie-Psychotherapie in einer psychiatrischen Klinik. Er hat die islamische Arbeitsgemeinschaft für Sozial- und Erziehungsberufe gegründet und bereits zum Thema psychosoziale Versorgung von Muslimen in Fachzeitschriften publiziert.

Beide verfügen über langjährige Berufserfahrung.

Mitautorinnen

Vanessa Steinmayer, Dr. oec., Studium der Volkswirtschaftslehre und Islam- und Politikwissenschaft, derzeit tätig als Ökonomin bei der Economic Commission for Africa der Vereinten Nationen in Addis Abeba. Arbeitsschwerpunkte: Frauenrechte im Islam, islamische Theologie aus Frauensicht, islamische Ökonomie.
Tahira Beg, Dipl.-Sozialarbeiterin, tätig im Jugendamt der Stadt Troisdorf.